Kohlhammer

Die Autorinnen

Prof. Dr. med. Gerhard Längle: Psychiater und Psychotherapeut. Regionaldirektor Alb-Neckar im ZfP Südwürttemberg sowie Geschäftsführer der Klinik für Psychiatrie und Psychosomatik (PP.rt) und der Gesellschaft für Gemeindepsychiatrie (GP.rt) Reutlingen; Beteiligung an der Verhandlung der Rahmenvereinbarung auf Seiten der DKG, Sprecher der AG StäB der DGPPN; Verantwortlich für die Einführung und Umsetzung der stationsäquivalenten Behandlung im ZfP Südwürttemberg und der PP.rt.

Martin Holzke: Pflegewissenschaftler, Pflegedirektor Klinik für Psychiatrie und Psychotherapie I Universität Ulm, Weissenau im ZfP Südwürttemberg; Koordinator der beiden Erprobungsprojekte sowie Mitglied der übergeordneten Arbeitsgruppe StäB; Koordinator der Arbeitsgruppe StäB der Deutschen Fachgesellschaft für psychiatrische Pflege (DFPP).

Melanie Gottlob: Magister Artium (M. A.) Pädagogik, Psychologie und Soziologie, Master of Arts (M. A.) Management von Gesundheits- und Sozialeinrichtungen, Koordination StäB und Stabstelle BTHG im ZfP Südwürttemberg, Mitglied der übergeordneten Arbeitsgruppe StäB.

Svenja Raschmann: Psychologin (M. Sc.), Wiss. Mitarbeiterin und Projektkoordinatorin der südlichen Studienzentren der AKtiV-Studie, Assistentin der Regionaldirektion Alb-Neckar sowie des Zentralbereichs Pflege und Medizin ZfP Südwürttemberg, Mitglied der übergeordneten Arbeitsgruppe StäB.

Mit Gastbeiträgen von Frau Dr. Johanna Baumgardt, Prof. Dr. Andreas Bechdolf, Prof. Dr. Isabel Böge, Dr. Raoul Borbé, A. D., Dr. Dieter Grupp und Rainer Höflacher.

Gerhard Längle
Martin Holzke
Melanie Gottlob
Svenja Raschmann

Psychisch Kranke zu Hause versorgen

Handbuch zur
Stationsäquivalenten Behandlung (StäB)

2., erweiterte und überarbeitete Auflage

Verlag W. Kohlhammer

Dieses Werk einschließlich aller seiner Teile ist urheberrechtlich geschützt. Jede Verwendung außerhalb der engen Grenzen des Urheberrechts ist ohne Zustimmung des Verlags unzulässig und strafbar. Das gilt insbesondere für Vervielfältigungen, Übersetzungen, Mikroverfilmungen und für die Einspeicherung und Verarbeitung in elektronischen Systemen.

Pharmakologische Daten, d. h. u. a. Angaben von Medikamenten, ihren Dosierungen und Applikationen, verändern sich fortlaufend durch klinische Erfahrung, pharmakologische Forschung und Änderung von Produktionsverfahren. Verlag und Autoren haben große Sorgfalt darauf gelegt, dass alle in diesem Buch gemachten Angaben dem derzeitigen Wissensstand entsprechen. Da jedoch die Medizin als Wissenschaft ständig im Fluss ist, da menschliche Irrtümer und Druckfehler nie völlig auszuschließen sind, können Verlag und Autoren hierfür jedoch keine Gewähr und Haftung übernehmen. Jeder Benutzer ist daher dringend angehalten, die gemachten Angaben, insbesondere in Hinsicht auf Arzneimittelnamen, enthaltene Wirkstoffe, spezifische Anwendungsbereiche und Dosierungen anhand des Medikamentenbeipackzettels und der entsprechenden Fachinformationen zu überprüfen und in eigener Verantwortung im Bereich der Patientenversorgung zu handeln. Aufgrund der Auswahl häufig angewendeter Arzneimittel besteht kein Anspruch auf Vollständigkeit.

Die Wiedergabe von Warenbezeichnungen, Handelsnamen und sonstigen Kennzeichen in diesem Buch berechtigt nicht zu der Annahme, dass diese von jedermann frei benutzt werden dürfen. Vielmehr kann es sich auch dann um eingetragene Warenzeichen oder sonstige geschützte Kennzeichen handeln, wenn sie nicht eigens als solche gekennzeichnet sind.

Es konnten nicht alle Rechtsinhaber von Abbildungen ermittelt werden. Sollte dem Verlag gegenüber der Nachweis der Rechtsinhaberschaft geführt werden, wird das branchenübliche Honorar nachträglich gezahlt.

Dieses Werk enthält Hinweise/Links zu externen Websites Dritter, auf deren Inhalt der Verlag keinen Einfluss hat und die der Haftung der jeweiligen Seitenanbieter oder -betreiber unterliegen. Zum Zeitpunkt der Verlinkung wurden die externen Websites auf mögliche Rechtsverstöße überprüft und dabei keine Rechtsverletzung festgestellt. Ohne konkrete Hinweise auf eine solche Rechtsverletzung ist eine permanente inhaltliche Kontrolle der verlinkten Seiten nicht zumutbar. Sollten jedoch Rechtsverletzungen bekannt werden, werden die betroffenen externen Links soweit möglich unverzüglich entfernt.

2., erweiterte und überarbeitete Auflage 2022

Alle Rechte vorbehalten
© W. Kohlhammer GmbH, Stuttgart
Gesamtherstellung: W. Kohlhammer GmbH, Heßbrühlstr. 69, 70565 Stuttgart
produktsicherheit@kohlhammer.de

Print:
ISBN 978-3-17-041142-5

E-Book-Formate:
pdf: ISBN 978-3-17-041143-2
epub: ISBN 978-3-17-041144-9

Geleitwort zur 1. Auflage

Seit vielen Jahren wird von Betroffenen, Angehörigen und Experten die Behandlung von Menschen mit psychischen Erkrankungen im häuslichen Umfeld gefordert. Auch die Psychiatrie-Enquête 1975 fokussierte auf den Leitgedanken, dass ambulante Behandlung auf jeden Fall den Vorrang vor der stationären Behandlung habe.

Die internationale Studienlage belegt, dass Behandlungsformen im häuslichen Umfeld, wie Hometreatment oder Assertive Community Treatment, evidente Wirksamkeitsnachweise im Vergleich mit der stationären Behandlung auf die Behandlungsbereitschaft sowie die Patienten- und Angehörigenzufriedenheit haben. Hinsichtlich Symptomreduktion und sozialer Funktionsfähigkeit sind sie mindestens gleichwertig gegenüber einer herkömmlichen stationären Behandlung. Aufsuchende Behandlungsformen ermöglichen darüber hinaus ein besseres Verständnis für den Einzelnen hinsichtlich Symptomatik, Verlauf, soziale Bedingungen und individuelle Bedürfnisse, da die Behandlung im unmittelbaren Lebensumfeld der Betroffenen stattfindet. Die unmittelbare Unterstützung im häuslichen Kontext scheint einen selbstverständlicheren Umgang mit der Krise zu ermöglichen, Patienten und ihren Angehörigen Sicherheit zu geben und deren Fertigkeiten im Umgang mit Problemen zu stärken.

Die S3-Leitlinie »Psychosoziale Therapien bei schweren psychischen Störungen« der Deutschen Gesellschaft für Psychiatrie und Psychotherapie, Psychosomatik und Nervenheilkunde (DGPPN) basierend auf der internationalen Studienlage empfiehlt ebenfalls eine Behandlung zu Hause mit hohem Evidenzgrad.

Mit dem Gesetz zur Weiterentwicklung der Versorgung und Vergütung für psychiatrische und psychosomatische Leistungen (PsychVVG) hat der Gesetzgeber mit dem §115d SGB V Kliniken mit regionaler Pflichtversorgung die Möglichkeit gegeben, anstelle der vollstationären Behandlung eine neue Versorgungsform, die stationsäquivalente psychiatrische Behandlung erbringen zu können. Zugleich eröffnet er die Chance, in geeigneten Fällen, insbesondere, wenn dies der Behandlungskontinuität dient oder aus Gründen der Wohnortnähe sachgerecht ist, Leistungen an ambulante Träger zu delegieren.

Mit der stationsäquivalenten Behandlung hat der Gesetzgeber eine erste Tür geöffnet, die Krankenhausbehandlung weiter zu »ambulantisieren« und Behandlungsmöglichkeiten flexibler, je nach Krankheitsverlauf der Patient*innen, auszurichten.

Mit der Möglichkeit, ambulante Leistungserbringer in die stationsäquivalente Behandlung mit einzubeziehen, ist ein erster Schritt in eine verbindliche, strukturierte, sektorübergreifende Kooperation möglich.

Geleitwort zur 1. Auflage

Trotz der offensichtlichen Vorteile dieser neuen Behandlungsform, die Kliniken mit regionaler Versorgungsverpflichtung seit dem 1. Januar 2018 umsetzen können, gibt es bei vielen Kliniken zahlreiche Fragen und Unsicherheiten bezüglich der Zielgruppen, der Umsetzung im eigenen Haus und der Finanzierung durch die Krankenkassen.

Die Leistungserbringer im ambulanten Sektor, Nervenärzte, Fachärzte für Psychiatrie und Psychotherapie, psychologische Psychotherapeuten, ambulante psychiatrische Pflege, ambulante Soziotherapie sowie Leistungserbringer aus dem SGB XII Bereich erleben darüber hinaus die Möglichkeit der stationsäquivalenten Behandlung als unnötige Kompetenzerweiterung des Krankenhauses in den ambulanten Sektor hinein, da sie selbst mit hoher Professionalität aufsuchende Angebote in Kontinuität der Betreuung und Koordination der Maßnahmen umsetzen.

Die DGPPN hat im Juni 2017 gemeinsam mit BDK, ackpa, LIPPs, DGGPP, BFLK und DFPP ein erstes Positionspapier zur Leistungsbeschreibung herausgegeben. Eine Arbeitsgruppe der Fachgesellschaften und Klinikverbände hat gemeinsam mit den Leistungserbringern aus dem ambulanten Bereich Empfehlungen erarbeitet, wie die Kooperation der Kliniken mit den ambulanten Leistungserbringern bei der stationsäquivalenten Behandlung umgesetzt werden kann. Dieses wurde im Mai 2018 veröffentlicht (▶ Anhang 1).

Vor dem Hintergrund der großen Chance, die StäB für die Verbesserung der Versorgung psychisch erkrankter Menschen bringen kann, und der gleichzeitigen Verunsicherung der Leistungserbringer ist das Handbuch zur stationsäquivalenten Behandlung eine hervorragende Initiative, ein kompaktes Nachschlagewerk mit sehr konkreten Anleitungen zur Umsetzung.

Den Autor*innen und Herausgeber*innen gilt Dank, dass sie die vielen Fragen, die in den motivierten Kliniken, die alsbald StäB umsetzen wollen, immer wieder gestellt werden, mit ihren internationalen und nationalen Erfahrungen anschaulich beantworten.

Gesetzliche Grundlagen, Vereinbarung der Selbstverwaltung, Beschreibung der Zielgruppe und vor allem eine sehr konkrete Anleitung zur Umsetzung, machen dieses Handbuch zu einem Grundlagenwerk stationsäquivalenter Behandlung. Die eigenen jahrelangen Erfahrungen aus den Zentren für Psychiatrie Südwürttemberg machen beim Lesen Mut, in den eigenen Kliniken das Projekt stationsäquivalente Behandlung umzusetzen.

Allen Autor*innen und Herausgeber*innen sei für diese Initiative gedankt, verbunden mit dem Wunsch, dass die Leser des Handbuchs motiviert werden, die Chance, die der Gesetzgeber uns mit den stationsäquivalenten Leistungen eröffnet hat, zeitnah umzusetzen, um die Versorgung für Menschen mit psychischen Erkrankungen um eine wesentliche Behandlungsform im häuslichen Umfeld zu ergänzen.

Dr. med. Iris Hauth
Geschäftsführerin und Ärztliche Direktorin der Alexianer St. Josephs Krankenhaus Berlin-Weißensee GmbH; als Past President Mitglied des Vorstandes der DGPPN

Vorwort zur 2. Auflage

Liebe Leserinnen,

im Jahr 2018 wurde die 1. Auflage dieses Handbuchs erarbeitet und veröffentlicht. Damals war die stationsäquivalente Behandlung (StäB) in Deutschland noch weitgehend Neuland. Wir hatten aus den Modellprojekten einige Vorerfahrung gesammelt und gründeten darauf basierend unsere Konzepte. Aber erst wenige Monate später konnten wir auch konkrete Umsetzungserfahrung vorweisen. StäB wurde von vielen noch als ein sehr zartes Pflänzchen mit ungewisser Zukunft betrachtet.

Mittlerweile sind knapp drei Jahre vergangen und es ist, darin waren sich Autoren und Verlag einig, dringend notwendig, eine 2., stark überarbeitete Auflage herauszugeben. Denn wir wollen mit diesem Handbuch am Puls der Zeit sein, Sie mit den aktuellen Entwicklungen vertraut machen und der Umsetzung von StäB in Deutschland weiterhin neue Impulse geben.

In unseren Einrichtungen in Südwürttemberg können wir mittlerweile auf weit über 1.500 Behandlungen in dieser neuen aufsuchenden Form der Akutbehandlung zu Hause zurückschauen. Wir verfügen über persönliche Erfahrungen, über Zahlen und Fakten und auch über wissenschaftlich erhobene Rückmeldungen unserer Patientinnen. Aus dem Pflänzchen ist ein Baum mit tragfähigem Stamm und stabilen Ästen geworden.

Auf Bundesebene hat sich die anfangs kleine Interessengruppe StäB etabliert und führt als Facharbeitsgruppe der DGPPN eine lebhafte Diskussion um die beste Umsetzung von StäB und tauscht Erfahrungen und Konzepte aus.

Im Rahmen des Innovationsfonds des GBA wird die sogenannte AKtiV-Studie als multizentrische Studie zur umfassenden Erforschung der Implementierung und der Wirksamkeit von StäB durchgeführt. Studienbeginn war im Sommer 2020, erste Ergebnisse werden 2022 vorliegen (Baumgardt et al. 2020, 2021). Auch in den wissenschaftlichen Fachzeitschriften wurde StäB durch eine Reihe von Veröffentlichungen in den letzten beiden Jahren viel Aufmerksamkeit gewidmet. Die neueste Literatur ist in den Verweisen zu den einzelnen Kapiteln entsprechend eingearbeitet.

Manche Bundesländer haben sich in ihrer Landeskrankenhausplanung mit StäB befasst und in dem einen oder anderen Bundesland wurden klare und verlässliche Strukturen zur planerischen Umsetzung von StäB geschaffen.

Parallel zu diesen Entwicklungen wurde die neue Behandlungsform schon in ihren ersten beiden Umsetzungsjahren einem maximalen Stresstest ausgesetzt: Die Corona-Pandemie war auch für die Einführung und Entwicklung von StäB eine Herausforderung. Zum einen hatten die Kliniken plötzlich ganz andere und grundsätzliche Probleme und Sorgen, zum anderen war die Frage zu beantworten, ob StäB unter Corona-Bedingungen möglich – oder vielleicht sogar geboten – ist.

Da sich all dies in den vergangenen drei Jahren entwickelt und ergeben hat, haben wir uns zu dieser 2. Auflage entschlossen.

Wir wollen weiterhin ein überschaubares, handhabbares und leicht zu lesendes Handbuch vorlegen. Aus diesem Grund haben wir an Stellen, wo neue Kapitel notwendig waren, alte Kapitel gestrichen oder ersetzt. Strategien und Konzepte wichen der Beschreibung von Umsetzungserfahrungen und bewährten Prozessen. Die o. g. neuen Themen wurden als eigene Kapitel aufgenommen. Gestärkt wurde auch der uns sehr wichtige Blickwinkel der Betroffenen, einerseits durch entsprechende Statements von Vertretern entsprechender Organisationen, andererseits durch die Darstellung von neuesten Forschungsergebnissen.

Wir hoffen, dass wir auch mit dieser Auflage Ihr Interesse getroffen haben und dass wir mit Ihnen gemeinsam der stationsäquivalenten Behandlung zu einer weiteren Verbreitung helfen können. Wir sind überzeugt, dass dies für unsere Patientinnen von hoher Bedeutung ist. Zudem haben wir die Erfahrung gemacht, dass der Arbeitsplatz psychiatrisches Krankenhaus durch StäB eine neue Attraktivität gewinnt.

Im Folgenden wird zur Bezeichnung gemischtgeschlechtlicher Personen und Gruppen aus Gründen der Lesbarkeit abwechselnd pro Sinnabschnitt die männliche und weibliche Form verwendet. Gemeint sind stets alle Geschlechter.

Südwürttemberg, im Herbst 2021
Die Autorinnen

Literatur

Baumgardt J, Schwarz J, Bechdolf A et al. (2021) Implementation, efficacy, costs and processes of inpatient equivalent home-treatment in German mental health care (AKtiV): protocol of a mixed-method, participatory, quasi-experimental trial. BMC Psychiatry 21(1): 173.

Baumgardt J, Schwarz J, von Peter S et al. (2020) Aufsuchende Krisenbehandlung mit teambasierter und integrierter Versorgung (AKtiV). Nervenheilkunde 39(11): 739–745.

Die Gastbeiträger

Dr. phil. Johanna Baumgardt: Sozialwissenschaftlerin (M. A.), Wissenschaftlerin und Forschungskoordinatorin an den Kliniken für Psychiatrie, Psychotherapie und Psychosomatik mit Vivantes Klinikum Am Urban und Vivantes Klinikum im Friedrichshain, Akademische Lehrkrankenhäuser Charité – Universitätsmedizin Berlin, wissenschaftliche Mitarbeiterin der AG Sozialpsychiatrische & partizipative Forschung am Universitätsklinikum Hamburg-Eppendorf.

Prof. Dr. med. Andreas Bechdolf: M. Sc. Gesundheitsökonomie und Krankenhausmanagement, Psychiater und Psychotherapeut. Chefarzt an den Kliniken für Psychiatrie, Psychotherapie und Psychosomatik mit Vivantes Klinikum am Urban und Vivantes Klinikum im Friedrichshain, Akademische Lehrkrankenhäuser Charité – Universitätsmedizin Berlin.

Prof. Dr. med. Isabel Böge: Fachärztin für Kinder- und Jugendpsychiatrie und -psychotherapie. Chefärztin der Abteilung für Psychiatrie und Psychotherapie des Kindes- und Jugendalters, ZfP Südwürttemberg.

Dr. med. Raoul Borbé: MHBA, Psychiater und Psychotherapeut. Leitet den Regionalen Geschäftsbereich Arbeit und Wohnen Ravensburg-Bodensee, ZfP Südwürttemberg.

A. D.: StäB-Erfahrene

Dr. med. Dieter Grupp: MBA, Dipl. Psychologe, Psychiater und Psychotherapeut. Geschäftsführer ZfP Südwürttemberg und ZfP Reichenau.

Rainer Höflacher: Vorsitzender des Landesverbands Psychiatrie-Erfahrener Baden-Württemberg (LVPEBW) e. V. Mitglied im Landesarbeitskreis Psychiatrie des Landes Baden-Württemberg, Ausschussmitglied im Hilfsverein für seelische Gesundheit BW.

Inhaltsverzeichnis

Geleitwort zur 1. Auflage 5

Vorwort zur 2. Auflage 7

Die Gastbeiträger 9

1   Einleitung 15

2   Gesetzliche Grundlagen und Vereinbarungen der
       Selbstverwaltung 20
       2.1   PsychVVG – Gesetz und Begründung 20
       2.2   Rahmenvereinbarung zwischen DKG und
             GKV-Spitzenverband 32
       2.3   Umsetzungsempfehlungen der Deutschen
             Krankenhausgesellschaft (DKG) 37
       2.4   OPS 49
       2.5   Krankenhausplanerischer Umgang mit StäB 53

3   Kritische Einordnung 57
       3.1   Politische Einordnung 57
             Dieter Grupp
       3.2   Einordnung in nationale und internationale Ansätze
             der aufsuchenden Behandlung 60
             Raoul Borbé
             3.2.1   Historische Entwicklung: die Klinik als Ort
                      der Behandlung 60
             3.2.2   Aufsuchende Behandlung in Deutschland 61
             3.2.3   Internationale Ansätze aufsuchender Behandlung 62
             3.2.4   Zusammenfassende Einordnung 64
       3.3   Einordnung der StäB aus der Perspektive der Betroffenen ... 65
             3.3.1   StäB und weitere Aspekte von aufsuchender Hilfe aus
                      Sicht des Landesverbandes Psychiatrie-Erfahrener
                      Baden-Württemberg 65
                      Rainer Höflacher
             3.3.2   Erfahrungsbericht einer Psychiatrie-Erfahrenen
                      mit StäB 69
                      A. D. im April 2021

	3.4		Einordnung der StäB aus der Perspektive der Angehörigen	70
		3.4.1	Bezug zu Fallbeispielen	70
		3.4.2	Daten aus einer Zufriedenheitsbefragung	72
4	**Beschreibung der Zielgruppe**			**74**
	4.1		Allgemeine Grundlagen	74
		4.1.1	F00-F09 Organische, einschließlich symptomatischer psychischer Störungen	76
		4.1.2	F10-F19 Psychische und Verhaltensstörungen durch psychotrope Substanzen	79
		4.1.3	F20-F29 Schizophrenie, schizotype und wahnhafte Störungen	81
		4.1.4	F30-F39 Affektive Störungen	83
		4.1.5	F40-F48 Neurotische, Belastungs- und somatoforme Störungen	86
		4.1.6	F60-F69 Persönlichkeits- und Verhaltensstörungen	88
		4.1.7	F70-F79 Intelligenzstörung	90
	4.2		Indikationsstellung und Therapiezielplanung	91
		4.2.1	Indikation zur stationären Behandlung	91
		4.2.2	Indikationsstellung zur stationsäquivalenten Behandlung (StäB) bei Vorliegen der stationären Behandlungsbedürftigkeit	95
		4.2.3	Therapiezielplanung	97
	4.3		StäB in der Kinder- und Jugendpsychiatrie *Isabel Böge*	99
		4.3.1	Beschreibung der Zielgruppe	99
		4.3.2	Indikationsstellung und Therapiezielplanung	107
5	**Einführung und Umsetzung der StäB**			**112**
	5.1		Budgetierung und Ressourcenplanung	112
		5.1.1	Personalbedarf und Kalkulation des Personalaufwandes	112
		5.1.2	Technische Ausstattung	114
		5.1.3	Verwaltung, Organisation und Logistik	116
	5.2		Personalgewinnung	117
	5.3		Personalorganisation	120
	5.4		Dokumentation	123
	5.5		Krisenplanung	125
	5.6		MDK-Strategie	128
	5.7		Finanzierungsstrukturen	130
	5.8		Kooperation mit Niedergelassenen und Institutionen der Sozialpsychiatrie	132
	5.9		Häufig gestellte Fragen	133

6		Erfahrungen aus der Praxis sowie erste Forschungsergebnisse und Behandlungsdaten	139
	6.1	Beispielhafte Organisation und Aufbau eines StäB-Teams in Südwürttemberg	139
	6.2	Routinedaten der bis Ende 2020 behandelten 1.000 Fälle in der Erwachsenenpsychiatrie am ZfP Südwürttemberg und der PP.rt Reutlingen	142
	6.3	Ergebnisse aus ersten Patientenbefragungen zur Behandlungszufriedenheit in StäB	147
	6.4	Aufsuchende Krisenbehandlung mit teambasierter und integrierter Versorgung (AKtiV) – Eine multizentrische kontrollierte Beobachtungsstudie zur Evaluierung stationsäquivalenter psychiatrischer Behandlung *Johanna Baumgardt und Andreas Bechdolf stellvertretend für die AKtiV-Forschungsgruppe*	149
	6.5	StäB in Zeiten der Corona-Pandemie	154
7		Zusammenfassung und Ausblick	158

Anhang

Anhang 1: Gemeinsames Eckpunktepapier zur stationsäquivalenten Behandlung (StäB) 163

Anhang 2: Kriterienkatalog 171

Anhang 3: Fragebogen zur Patientenzufriedenheit in StäB 176

1   Einleitung

Der Erfolg hat bekanntlich viele Mütter und Väter. Dies gilt auch für die Einführung der stationsäquivalenten Behandlung (StäB). Im Rahmen des Gesetzes zur Weiterentwicklung der Versorgung und der Vergütung für psychiatrische und psychosomatische Leistungen (PsychVVG) kann sie seit dem 01.01.2018 durch psychiatrische Kliniken und psychiatrische Abteilungen mit Versorgungsverpflichtung in Deutschland durchgeführt werden.

Die Grundidee kann man bereits dem Bericht der Psychiatrie-Enquête von 1975 (Deutscher Bundestag 1975) entnehmen. Die Grundsätze der gemeindenahen Versorgung und der Leitgedanke »ambulant vor stationär« sind bereits dort zu finden, wenngleich eine Akutbehandlung im häuslichen Umfeld die Vorstellungskraft der Autorinnen zum damaligen Zeitpunkt noch überstiegen hat. Über die Einrichtung von Tageskliniken und psychiatrischen Institutsambulanzen wurde seitdem jedoch der Weg gebahnt in Richtung einer gemeindeintegrierten Versorgung psychisch kranker Menschen, unterstützt durch flankierende Maßnahmen in der Eingliederungshilfe und Pflege. Seit Beginn des dritten Jahrtausends war es im Rahmen von Modellprojekten nach § 140 SGB V (Integrierte Versorgung) und später nach § 64 b SGB V möglich, eine aufsuchende Behandlung zu Hause zu erproben und darin Erfahrungen zu sammeln. Die Intensität der Behandlung im häuslichen Umfeld sollte dabei immer deutlich höher sein, als dies durch die psychiatrischen Institutsambulanzen möglich war. In einzelnen Regionen konnten sogenannte Regionalbudgets vereinbart werden, die eine umfassende Erprobung solcher Strukturen mit fließendem Übergang zur stationären Behandlung ermöglichten (Faulbaum-Decke und Zechert 2010; Nolting und Hackmann 2012; König et al. 2010; Deister und Wilms 2014; von Peter et al. 2019; Schwarz et al. 2021).

Unterstützt wurden die positiven Erfahrungen aus den deutschen Modellprojekten durch die praktischen Erkenntnisse und die Forschungsergebnisse aus verschiedenen Formen des Hometreatment in den angloamerikanischen Ländern. Innerhalb des dortigen Gesundheitssystems sind aufsuchende Akutbehandlungsteams schon längere Zeit nachweislich erfolgreich im Einsatz (Johnson et al. 2008; Smith et al. 2008).

Viele in der Psychiatrie Tätige haben gemeinsam mit den Wohlfahrtsverbänden, den Verbänden der Angehörigen und der Betroffenen sowie manchen Gesundheitspolitikern seit langem darauf hingearbeitet, dass auch in Deutschland flächendeckend eine Akutbehandlung zu Hause ermöglicht wird. Dies ist nun mit dem PsychVVG und der darin beschriebenen Möglichkeit zur Einführung der StäB nach § 115 d SGB V umgesetzt. Die Details des Gesetzestextes waren heftig umstritten – und auch heute sind nicht alle mit der endgültigen Version des Gesetzes zufrieden, da nicht alle Hoffnungen erfüllt werden konnten. StäB ermöglicht einen neuen, nach Ansicht der Autoren dieses Buches revolutionären, Schritt in der Versorgung psychisch Kranker (Längle 2018). Dennoch sind wir uns alle im Klaren darüber, dass dies noch nicht der letzte Schritt in der Überwindung der strukturellen Trennung zwischen ambulanter und stationärer Behandlung, stationärer und häuslicher Versorgung sein kann.

Der Weg vom Gesetz in die klinische Praxis ist weit. Die Erfahrenen wissen dies aus der Umsetzung von Gesetzen zur Trennung von Behandlungs- und Pflegefällen, zur Einrichtung der psychiatrischen Institutsambulanzen, der Erneuerung des Entgeltsystems (»PEPP« und »PPP-RL«) und anderen Gesetzen zur psychiatrischen Versorgung, zuletzt dem Bundesteilhabegesetz.

Es zeichnet sich ab, dass dies auch für StäB gilt. Viele psychiatrisch Tätige, viele Klinikträger und auch manche Fachverbände waren und sind zögerlich in der Umsetzung der neuen gesetzlichen Behandlungsmöglichkeit und dies aus verschiedenen Gründen: Es sind rechtliche, personelle, organisatorische und nicht zuletzt budgetäre Fragen zu berücksichtigen. Behandlungskonzepte müssen entwickelt und erprobt werden und auf die jeweilige Versorgungssituation zugeschnitten werden. Für viele ist die Arbeit im ambulanten Kontext, im häuslichen Umfeld und damit die aufsuchende ambulante Behandlung in der Gemeinde Neuland, das erobert werden will. Inzwischen gibt es über drei Jahre Erfahrungswerte aus dem klinischen Alltag von StäB, die Mut machen und zeigen, dass dies gut gelingen kann (Gottlob et al. 2021; Boyens et al. 2020).

Dieses Handbuch soll dazu beitragen, dass die Einführung und Umsetzung von StäB in der eigenen Einrichtung möglichst reibungslos funktionieren kann. Es will darüber hinaus Mut machen, diese Behandlungsform den Patientinnen zur Verfügung zu stellen und so einen weiteren Fortschritt in der Behandlung psychisch kranker Menschen zu ermöglichen.

Das Buch ist so aufgebaut, dass es den Weg vom Rahmen, den das Gesetz vorgibt, über die entsprechenden auf Bundesebene getroffenen verbindlichen Vereinbarungen bis hin zu den ganz konkreten Fragen der Organisation, der Budgetermittlung und der fachlichen Konzeption in der einzelnen Klinik nachzeichnet und nachvollziehbar macht. Wir stützen uns dabei zunächst auf die Gesetzestexte und auf die von den Organen der Selbstverwaltung ausgehandelten Rahmenvereinbarungen und Abrechnungsmodalitäten, auf ausgewählte Kommentierungen von Organen und Verbänden und auf die eigenen Erkenntnisse aus der Beteiligung an den entsprechenden Verhandlungen und Gesprächen.

Zur Umsetzung der stationsäquivalenten Behandlung im klinischen Alltag können wir uns auf eigene jahrelange Erfahrungen mit einem IV-Modell in den Südwürttembergischen Zentren für Psychiatrie (ZfP Südwürttemberg) und der Klinik für Psychiatrie und Psychotherapie Reutlingen (PP.rt) stützen. Darüber hinaus wurden im ZfP Südwürttemberg im Vorgriff auf die Umsetzung von StäB ab Herbst 2016 Erprobungsprojekte nach den Konditionen der heutigen StäB-Behandlung an zwei Standorten, einmal im ländlichen, einmal im städtischen Raum, durchgeführt. Dies geschah im Rahmen eines umfassenden Change-Management-Projektes, in dem unter Projektleitung der Autoren das ZfP Südwürttemberg und die PP.rt auf die Umsetzung der StäB-Behandlung ab 01.01.2018 vorbereitet wurden. Darauf aufbauend konnte im ersten Quartal 2018 an fünf unserer Klinikstandorte und damit in vier Landkreisen in Baden-Württemberg mit StäB begonnen werden. Inzwischen wurden in unseren Häusern weit über 1.500 Patienten in StäB behandelt. Dabei waren zunächst vielfältige konzeptionelle, organisatorische und personelle, aber auch rechtliche und finanzielle Fragen zu klären. Dies ist mittlerweile gut gelungen, die StäB ist längst in die Routine übergegangen. Dennoch gibt es immer wieder neue Situationen, Fragen, die erstmalig auftreten, und Problemlagen, die mit administrativer Fantasie und therapeutischer Kompetenz gelöst werden müssen. Dies gilt für alle Bereiche des Klinikapparates vom therapeutischen Team über das Controlling und das Personaldatenmanagement bis hin zu den Verantwortlichen für den Fuhrpark und die IT. Einen Einblick in unsere Routinedaten und einzelne Forschungsdaten finden Sie in Kapitel 6 (▶ Kap. 6). Die Schritte zur Planung und Einführung von StäB in einer Klinik werden auf diesem Hiintergrund in Kapitel 5 systematisch dargestellt (▶ Kap. 5). Auch in einem Sonderheft der Nervenheilkunde und einem weiteren Praxisbuch wurden hierzu aktuelle Beiträge veröffentlicht (Weinmann et al. 2020; Brieger und Bechdolf 2020). Auch dieses Kapitel wurde anhand der neuen Erkenntnisse u. a. zu Finanzierungsmodellen und der MDK-Thematik aus unseren Kliniken und anderen Häusern in Deutschland umfassend überarbeitet und aktualisiert.

Der relativ enge gesetzlich vorgegebene Rahmen für StäB mit einer Beschränkung auf die akut erkrankten und stationär behandlungsbedürftigen Patienten erfordert eine genaue Prüfung, was zum Leistungsspektrum der StäB gehören muss – und gehören kann. Nicht alle Erfahrungen oder Vorgehensweisen aus Hometreatment-Modellen können deshalb in StäB umgesetzt werden (Längle 2018; Becker et al. 2017; Lambert et al. 2017). Aber es ist ein sehr breites Behandlungsangebot für eine Vielzahl unserer Patienten möglich – und sollte diesen auch angeboten werden.

Der Schwerpunkt dieses Buches, wie auch der Rahmenvereinbarungen und der offiziellen Texte der Verbände, liegt in der stationsäquivalenten Behandlung erwachsener psychisch kranker Menschen. Viele Überlegungen und Regelungen gelten in gleicher Weise für den Kinder- und Jugendbereich, Besonderheiten sind jedoch zu beachten. Diese werden deshalb in einem gesonderten, völlig neu bearbeiteten und erweiterten Kapitel erläutert. Der Text baut auch hier auf jahrelangen Erfahrungen mit einem entsprechenden Forschungsprojekt und nun der dreijährigen Umsetzungserfahrung von StäB im Routinebetrieb bei Kindern und Jugendlichen auf (Boege et al. 2014; Corpus et al. 2014; Boege et al. 2015).

In einem Sonderkapitel (▶ Kap. 3) stellen befreundete Autorinnen einzelne Aspekte zu StäB aus ihrer speziellen Kompetenz und ihrem besonderen Blickwinkel dar. Hier ist auch die Stellungnahme des Vertreters des Betroffenenverbandes aus Baden-Württemberg enthalten.

In die Gestaltung des Buches wurden und werden weiterhin viele Fragen von Teilnehmern an Tagungen, Kongressen, Seminaren und Vorträgen einbezogen, die uns in den letzten Monaten und Jahren gestellt wurden und die zeigen, wo die grundsätzlichen, aber auch die ganz praktischen, alltäglichen Probleme bei der Implementierung von StäB in anderen Häusern liegen.

Im Rahmen der Befassung mit der Umsetzung der StäB entstanden viele kollegiale Kontakte zu Verantwortlichen in psychiatrischen Kliniken bundesweit. Wir danken für die interessanten Diskussionen und hoffen, dass diese auch mit den Leserinnen dieses Buches fortgeführt werden können. In der dazu gegründeten AG StäB der DGPPN wollen wir die Erkenntnisse aus der Umsetzung dieser neuen Behandlungsform auch weiterhin zusammentragen und ein Diskussionsforum für alle Interessierten anbieten.

Literatur

Becker T (2009) Mobiles Krisenteam (Home Treatment). Projektbericht. Bezirkskrankenhaus Günzburg.
Becker T, Claus S, Deister A et al. (2017) Positionspapier zur Leistungsbeschreibung der stationsäquivalenten Behandlung bei Erwachsenen. (https://www.dgppn.de/_Resources/Persistent/6a32b1531f474c898fc8ec49c7bf6614cb95ac15/2017-06-13_STN_DGPPN_ST%C3%84B_fin.pdf, Zugriff am 14.07.2021).
Boege I, Corpus N, Schepker R (2014) Behandelt zu Hause Gesund werden. Hometreatment in Verzahnung mit Klinikelementen, Chancen und Herausforderungen. Zeitschrift für Kinder und Jugendpsychiatrie und Psychotherapie 42(1): 27–37.
Boege I, Corpus N, Schepker R et al. (2015) Cost-effectiveness of intensive home treatment enhanced by inpatient treatment elements in child and adolescent psychiatry. Europ. Psychiatr 30 (5): 583–58.
Boyens J, Hamann J, Ketisch E et al. (2020) Vom Reißbrett in die Praxis – Wie funktioniert stationsäquivalente Behandlung in München? Psychiatrische Praxis, eFirst, 24.11.2020.
Brieger P, Bechdolf A (2020) Stationsäquivalente Behandlung: Konzepte, Erfahrungen und Perspektiven. Sonderheft Nervenheilkunde, 39(11): 704–739.
Corpus N, Schepker R, Fegert JM et al. (2014) Eltern und Patienten als Subjekt der Behandlung. Psychotherapeut, 59: 378–384.
Deutscher Bundestag (1975) Bericht über die Lage der Psychiatrie in der Bundesrepublik Deutschland – zur psychiatrischen und psychotherapeutisch/psychosomatischen Versorgung der Bevölkerung. Bundestagsdrucksache 7/4200 25.11.1975.
Deister A, Wilms B (Hrsg.) (2014) Regionale Verantwortung übernehmen. Modellprojekte in Psychiatrie und Psychotherapie nach § 64b SGB V. Bonn: Psychiatrie-Verlag.
Faulbaum-Decke W, Zechert C (Hrsg.) (2010) Ambulant statt stationär: Psychiatrische Behandlung durch integrierte Versorgung. Bonn: Psychiatrie-Verlag.
Gottlob M, Holzke M, Raschmann S et al. (2021) Stationsäquivalente Behandlung – Wie geht das? Umsetzungsstrategien aus acht psychiatrischen Fachkliniken und –abteilungen in Deutschland. Psychiat Prax. eFirst, 20.05.2021.
Gouzoulis-Mayfrank E, Längle G, Koch-Stoecker S (2016) Kriterien stationärer psychiatrischer Behandlung. Leitfaden für die klinische Praxis. Stuttgart: Kohlhammer.
Johnson S, Needle J, Bindman JP et al. (2008) Crisis Resolution and Home Treatment in Mental Health. Cambridge: Cambridge University Press.
König H-H, Heinrich S, Heider D et al. (2010) Das Regionale Psychiatriebudget (RPB): Ein Modell für das neue pauschalierende Entgeltsystem psychiatrischer Krankenhausleistungen? Analyse der Kosten und Effekte des RPB nach 3,5 Jahren Laufzeit. Psychiatrische Praxis 37: 34–42.
Längle G (2018) Stationsäquivalente Behandlung (StäB) – ein großer Schritt in die richtige Richtung. Debatte – Pro. Psychiatrische Praxis 45(03): 122–123.
Lambert M, Karow A, Gallinat J et al. (2017) Evidenzbasierte Implementierung von stationsäquivalenter Behandlung in Deutschland. Psychiatrische Praxis 44(02): 62–64.

Nolting H-D, Hackmann T (2012) Bestandsaufnahme von komplexen lokalen, regionalen und überregionalen sektorübergreifenden Modellprojekten zur Versorgung von Menschen mit psychischen Erkrankungen. 2012. (https://www.gkv-spitzenverband.de/media/dokumente/krankenversicherung_1/krankenhaeuser/psychiatrie/KH_IGES-Gutachten_Modellprojekte_nach__64_b_2012_03.pdf, Zugriff am 14.07.2021).

Schwarz J, Schmid C, Neumann A et al. (2021) Implementierung eines globalen Behandlungsbudgets in der Psychiatrie–Welche Anreize, Voraussetzungen und Herausforderungen gibt es? Psychiatrische Praxis. eFirst, 26.04.2021.

Smith M, Hefferman K, Rowland A (2008) Crisis Resolution and Home Treatment. National Institute for Mental Health England, NIMHE West Midlands. (http://bcu.ac.uk/Download/Asset/50450b3b-d18c-4900-b985-5218b3b13afb, Zugriff am 14.07.2021).

von Peter S, Schwarz J, Bechdolf A et al. (2019) Analyse von Implementierungsmerkmalen psychiatrischer Modellvorhaben (nach § 64b SGB V) in Schleswig-Holstein im Vergleich zum Bundesgebiet. Das Gesundheitswesen 83(01): 33–39.

Weinmann S, Bechdolf A, Greve N (Hrsg.) (2020) Psychiatrische Krisenintervention zuhause – Das Praxisbuch zu StäB & Co. Köln: Psychiatrie-Verlag.

2 Gesetzliche Grundlagen und Vereinbarungen der Selbstverwaltung

Die gesetzlichen Rahmenbedingungen sind im Gesetz zur Weiterentwicklung der Versorgung und Vergütung für psychiatrische und psychosomatische Leistungen (PsychVVG) verankert, welches zum 01.01.2017 in Kraft trat. Darin war unter anderem geregelt, dass der Spitzenverband Bund der Krankenkassen, der Verband der Privaten Krankenversicherung und die Deutsche Krankenhausgesellschaft Regelungen im Hinblick auf die Qualität, die Dokumentation sowie die Beauftragung an der ambulanten Behandlung beteiligter Leistungserbringer ausarbeiten. Der vom Gesetzgeber dafür vorgegebene Zeitrahmen war sehr eng gefasst, um eine rasche Realisierung von StäB zu ermöglichen. Dieselben Vertragsparteien sollten weiterhin eine Leistungsbeschreibung als Grundlage für die Entwicklung eines Operationen- und Prozedurenschlüssels (OPS) vereinbaren. Die in einem aufwendigen und zeitweise höchst kontroversen Beratungs- und Verhandlungsprozess entstandene Rahmenvereinbarung sowie der OPS-Kode werden, ebenso wie die relevanten Stellen aus dem PsychVVG, in den folgenden Kapiteln dargestellt.

2.1 PsychVVG – Gesetz und Begründung

Im Folgenden werden aus dem »Gesetz zur Weiterentwicklung der Versorgung und Vergütung der psychiatrischen und psychosomatischen Leistungen« (PsychVVG) die für StäB relevanten Textstellen aus dem Gesetzestext sowie der Begründung dargestellt. Die Textstellen sind dem PsychVVG gemäß den Drucksachen 18/9528 (Deutscher Bundestag 2018a) und 18/10289 (Deutscher Bundestag 2018b) beziehungsweise dem SGB V sowie dem Gesetz zur Sicherung der Krankenhäuser und zur Regelung der Krankenhauspflegesätze (Krankenhausfinanzierungsgesetz – KHG) entnommen.

> **§ 39 Absatz 1 SGB V**
>
> Die Krankenhausbehandlung wird vollstationär, stationsäquivalent, teilstationär, vor- und nachstationär sowie ambulant erbracht. Versicherte haben Anspruch auf vollstationäre oder stationsäquivalente Behandlung durch ein nach

§ 108 zugelassenes Krankenhaus, wenn die Aufnahme oder die Behandlung im häuslichen Umfeld nach Prüfung durch das Krankenhaus erforderlich ist, weil das Behandlungsziel nicht durch teilstationäre, vor- und nachstationäre oder ambulante Behandlung einschließlich häuslicher Krankenpflege erreicht werden kann. Die Krankenhausbehandlung umfasst im Rahmen des Versorgungsauftrags des Krankenhauses alle Leistungen, die im Einzelfall nach Art und Schwere der Krankheit für die medizinische Versorgung der Versicherten im Krankenhaus notwendig sind, insbesondere ärztliche Behandlung (§ 28 Abs. 1), Krankenpflege, Versorgung mit Arznei-, Heil- und Hilfsmitteln, Unterkunft und Verpflegung; die akutstationäre Behandlung umfasst auch die im Einzelfall erforderlichen und zum frühestmöglichen Zeitpunkt einsetzenden Leistungen zur Frührehabilitation. Die stationsäquivalente Behandlung umfasst eine psychiatrische Behandlung im häuslichen Umfeld durch mobile ärztlich geleitete multiprofessionelle Behandlungsteams. Sie entspricht hinsichtlich der Inhalte sowie der Flexibilität und Komplexität der Behandlung einer vollstationären Behandlung.

Im Gesetzentwurf der Bundesregierung wurde in der Begründung die Änderung des §39 wie folgt erläutert:

Gesetzentwurf der Bundesregierung – Drucksache 18/9528 vom 05.09.2016, S. 46f (Auszug aus der Begründung)

Durch die Änderung in Satz 1 wird eine stationsäquivalente psychiatrische Behandlung im häuslichen Umfeld als neue Behandlungsform der Krankenhausbehandlung eingeführt. Die leistungs- und leistungserbringerrechtlichen Einzelheiten dieser Behandlungsform sind in den neuen Sätzen 4 und 5 und im neuen § 115d geregelt.

Satz 2 regelt, dass die stationsäquivalente Krankenhausbehandlung als alternative Behandlungsform gleichwertig neben der vollstationären Aufnahme in das Krankenhaus steht. Bei Vorliegen der leistungsrechtlichen Voraussetzungen entscheidet das Krankenhaus, ob es die Krankenhausbehandlung vollstationär oder stationsäquivalent durchführt. Ein Vorrangverhältnis besteht insoweit nicht. (…)

Die neuen Sätze 4 und 5 enthalten die leistungsrechtliche Regelung der Behandlungsform einer stationsäquivalenten psychiatrischen Behandlung im häuslichen Umfeld. Durch die Einführung dieser Behandlungsform wird eine Lücke geschlossen, die bei der Behandlung psychisch schwer kranker Menschen besteht. Sofern die Betroffenen im Rahmen einer ambulanten oder teilstationären Behandlung in einer Tages- oder Nachtklinik nicht angemessen versorgt werden können, besteht bisher nur die Möglichkeit, sie stationär aufzunehmen, da insbesondere Patienten mit kompliziertem Krankheitsverlauf und psychosozialen Beeinträchtigungen häufig nicht in der Lage sind, die vorhandenen Behandlungsangebote aktiv aufzusuchen. Versorgungsangebote für Menschen mit schweren psychischen Erkrankungen sollten jedoch möglichst dicht an ihrer Lebenswelt angesiedelt sein. Wenn die Betroffenen bei Vorliegen einer stationären Behandlungsnotwendigkeit in akuten Krankheitsphasen während der Behandlung in ihrem gewohnten Lebensumfeld bleiben können, führt dies zu geringeren Einschnitten in ihrem Alltagsleben und ermöglicht eine stärkere individuelle Ausrichtung der Behandlung auf den persönlichen Lebenskontext der Patienten. Dies kann den Betroffenen helfen, Trennungen und Beziehungsabbrüche zu vermeiden, Bindungen aufrechtzuerhalten und Familienkompetenzen zu erhalten oder zu verbessern und dadurch die Nachhaltigkeit der Behandlung zu stärken. Dadurch ist die stationsäquivalente psychiatrische Behandlung insbesondere auch für psychisch kranke Menschen geeignet, die Kinder zu versorgen haben. Durch die Behandlung im häuslichen Kontext können die Erziehungskompetenz des betroffenen Elternteils erhalten und verbessert und somit die familiären Verhältnisse stabilisiert werden. Dies kommt insbesondere den Kindern psychisch kranker Eltern zugute. Außerdem ist diese Behandlung auch für psychisch kranke Kinder und Jugendliche geeignet; psychisch kranke Kinder und Jugendliche sind in besonderem Maße auf die sie umgebenden Systeme, wie beispielsweise das System Familie, angewiesen. Zugleich wird hierdurch eine konstante therapeutische Beziehung unter Einbeziehung des sozialen Umfelds gefördert, etwa wenn die Krankenhausbehandlung im häuslichen Umfeld fortgesetzt wird. Die Kontinuität einer therapeutischen Beziehung ist einer der effektstärksten Wirkfaktoren in der Therapie psychisch kranker Menschen. Da die Behandlung im häuslichen Umfeld erfolgt und für eine Patientin oder einen Patienten immer das gleiche Behandlungsteam zuständig ist, können Orts-, Arzt- und Therapeutenwechsel weitestgehend vermieden und ein gleitender Übergang von der stationären in die ambulante Versorgung ermöglicht werden.

Nach der Rechtsprechung des Bundessozialgerichts ist bei schweren psychiatrischen Leiden eine stationäre Behandlung erforderlich im Sinne des § 39 Absatz 1 Satz 2, wenn nur auf diese Weise ein notwendiger komplexer Behandlungsansatz erfolgversprechend verwirklicht werden kann, weil es auf das Zusammenwirken eines multiprofessionellen Teams aus z. B. Diplom-Psychologen, Sozialpädagogen, Ergo-, Bewegungs- und sonstigen Therapeuten sowie psychiatrisch geschultem Pflegepersonal unter fachärztlicher Leitung ankommt. Bei einer stationsäquivalenten psychiatrischen Behandlung im häuslichen Umfeld, die einen intensiven, in Inhalt, Flexibilität und Komplexität der vollstationären Behandlung vergleichbaren psychiatrischen Behandlungsansatz umfasst, werden die Patienten bei stationärer Behandlungsnotwendigkeit in akuten Krankheitsphasen durch mobile, ebenfalls fachärztlich geleitete und multiprofessionelle Behandlungsteams aus den vorhandenen Klinikressourcen in ihrem gewohnten Lebensumfeld versorgt. Wenn im häuslichen Bereich der kranken Person Kinder leben, fällt gleichzeitig auch das Wohl der Kinder verstärkt in den Blick. Im Bereich der Gerontopsychiatrie kann bei Patientinnen und Patienten, die in einem Alten-oder Pflegeheim leben, die stationsäquivalente Behandlung in diesem Heim erfolgen. Neben täglichen Therapiekontakten und einer integrierten multimodalen psychiatrischen Behandlung werden durch die permanente und rasche Verfügbarkeit der Mitarbeiter eine 24-stündige klinische Therapieverantwortung und individuelle Hilfeleistungen an sieben Tagen der Woche gewährleistet. Voraussetzung für eine stationsäquivalente psychiatrische Behandlung im häuslichen Umfeld ist, dass die Krankenhausbehandlungsbedürftigkeit während der gesamten Behandlungsdauer fortbesteht. Bei dieser Behandlungsform handelt es sich daher nicht um eine Behandlung, die nach Art und Intensität auch durch sonstige aufsuchende Behandlungsformen erbracht werden kann. Es handelt sich vielmehr um eine komplexe Behandlungsform des Krankenhauses, die patientenorientiert und medizinisch indiziert nicht an ein stationäres Bett gebunden ist. Stationäre Aufenthalte können hierdurch verkürzt oder ganz vermieden werden. Es ist daher zu erwarten, dass diese »Krankenhausbehandlung ohne Bett« im häuslichen Umfeld auch zu einem Abbau nicht mehr benötigter Krankenhausbetten führen wird.

Die neue Behandlungsform der stationsäquivalenten psychiatrischen Behandlung im häuslichen Umfeld greift bestehende Versorgungsansätze zur Versorgung psychisch schwer kranker Menschen auf und leitet sie in die Regelversorgung über. Modellvorhaben nach § 64b Absatz 1 Satz 1, die eine komplexe psychiatrische Behandlung im häuslichen Umfeld zum Gegenstand haben, bleiben unberührt.

Zu §39 Absatz 1 Satz 4 SGB V wurde im Laufe der Verhandlungen des PsychVVG der Hinweis »während akuter Krankheitsphasen« gelöscht. Auf diese Änderung bezieht sich der folgende Hinweis in der Begründung:

Beschlussempfehlung und Bericht des Ausschusses für Gesundheit – Drucksache 18/10289 vom 09.11.2017 S. 51 (Auszug aus der Begründung)

Durch die Änderung wird auf eine einschränkende Voraussetzung für die Durchführung der stationsäquivalenten Behandlung verzichtet mit dem Ziel, die stationsäquivalente Behandlung zu erleichtern. Die stationsäquivalente Behandlung soll eine kontinuierliche Begleitung von Patientinnen und Patienten während einer Krankheitsphase ermöglichen, um stationäre Aufnahmen zu vermeiden. Eine stationsäquivalente Behandlung nur während einer akuten Krankheitsphase könnte dagegen dazu führen, dass sie vorrangig bei Spontaninterventionen zur Anwendung kommt.

Zur Beschreibung der StäB wird durch das PsychVVG der neue § 115d SGB V eingeführt:

§ 115d SGB V Stationsäquivalente psychiatrische Behandlung

(1) Psychiatrische Krankenhäuser mit regionaler Versorgungsverpflichtung sowie Allgemeinkrankenhäuser mit selbständigen, fachärztlich geleiteten psychiatrischen Abteilungen mit regionaler Versorgungsverpflichtung können in medizinisch geeigneten Fällen, wenn eine Indikation für eine stationäre psychiatrische Behandlung vorliegt, anstelle einer vollstationären Behandlung eine stationsäquivalente psychiatrische Behandlung im häuslichen Umfeld erbringen. Der Krankenhausträger stellt sicher, dass die erforderlichen Ärzte und nichtärztlichen Fachkräfte und die notwendigen Einrichtungen für eine stationsäquivalente Behandlung bei Bedarf zur Verfügung stehen. In geeigneten Fällen, insbesondere wenn dies der Behandlungskontinuität dient oder aus Gründen der Wohnortnähe sachgerecht ist, kann das Krankenhaus an der ambulanten psychiatrischen Versorgung teilnehmende Leistungserbringer oder ein anderes zur Erbringung der stationsäquivalenten Behandlung berechtigtes Krankenhaus mit der Durchführung von Teilen der Behandlung beauftragen.

(2) Der Spitzenverband Bund der Krankenkassen, der Verband der Privaten Krankenversicherung und die Deutsche Krankenhausgesellschaft vereinbaren im Benehmen mit der Kassenärztlichen Bundesvereinigung bis zum 30. Juni 2017

1. die Anforderungen an die Dokumentation; dabei ist sicherzustellen, dass für die stationsäquivalente psychiatrische Behandlung die Krankenhausbehandlungsbedürftigkeit dokumentiert wird,
2. die Anforderungen an die Qualität der Leistungserbringung,
3. die Anforderungen an die Beauftragung von an der ambulanten psychiatrischen Behandlung teilnehmenden Leistungserbringern oder anderen, zur Erbringung der stationsäquivalenten Behandlung berechtigten Krankenhäusern.

Kommt eine Vereinbarung nach Satz 1 ganz oder teilweise nicht fristgerecht zustande, entscheidet die Schiedsstelle nach § 18a Absatz 6 des Krankenhausfinanzierungsgesetzes ohne Antrag einer Vertragspartei innerhalb von sechs Wochen.

(3) Die Vertragsparteien nach Absatz 2 Satz 1 vereinbaren bis zum 28. Februar 2017 im Benehmen mit den maßgeblichen medizinischen Fachgesellschaften die Leistungsbeschreibung der stationsäquivalenten psychiatrischen Behandlung als Grundlage für die Verschlüsselung der Leistungen nach § 301 Absatz 2 Satz 2.

(4) Der Spitzenverband Bund der Krankenkassen, der Verband der Privaten Krankenversicherung und die Deutsche Krankenhausgesellschaft legen dem Bundesministerium für Gesundheit bis zum 31. Dezember 2021 einen gemeinsamen Bericht über die Auswirkungen der stationsäquivalenten psychiatrischen Behandlung im häuslichen Umfeld auf die Versorgung der Patientin-

nen und Patienten einschließlich der finanziellen Auswirkungen vor. Die für den Bericht erforderlichen Daten sind ihnen von den Krankenkassen, den Unternehmen der privaten Krankenversicherung und den Krankenhäusern in anonymisierter Form zu übermitteln.

Im Hinblick auf diesen neuen § 115d wird in der Begründung zum Gesetzentwurf Folgendes erläutert:

Gesetzentwurf der Bundesregierung – Drucksache 18/9528 vom 05.09.2016, S. 48f (Auszug aus der Begründung)

Zu Absatz 1

Absatz 1 Satz 1 begrenzt die Berechtigung zur Erbringung stationsäquivalenter psychiatrischer Behandlung im häuslichen Umfeld auf psychiatrische Krankenhäuser mit regionaler Versorgungsverpflichtung und auf Allgemeinkrankenhäuser mit selbständigen, fachärztlich geleiteten psychiatrischen Abteilungen mit regionaler Versorgungsverpflichtung und beschreibt die an die Leistungserbringung gestellten Voraussetzungen. Berechtigt sind danach die Einrichtungen, die aufgrund der Regelungen des Betreuungsrechts und der Landesunterbringungsgesetze verpflichtet sind, die dort genannten psychisch kranken Personen aufzunehmen. Diese Beschränkung ist sachgerecht, da die Behandlungsform der stationsäquivalenten psychiatrischen Behandlung im häuslichen Umfeld besondere Anforderungen an die Qualifikation des Personals und die Flexibilität der Organisation des Krankenhauses stellt. Diese Voraussetzungen sind typischerweise in Krankenhäusern mit regionaler Versorgungsverpflichtung – unabhängig von deren rechtlicher Ausgestaltung – erfüllt, da diese in der Lage sein müssen, auch sehr kurzfristig auf wechselnde Bedarfslagen zu reagieren. Die Entscheidung über die Erbringung der stationsäquivalenten psychiatrischen Behandlung unterliegt der therapeutischen und organisatorischen Entscheidung des Krankenhauses, das hierbei auch die Belange der Angehörigen der kranken Person zu berücksichtigen hat. Dieses kann in medizinisch geeigneten Fällen die Leistung anordnen, wenn die Krankenhausbehandlungsnotwendigkeit während der gesamten Behandlungsdauer fortbesteht, eine stationäre Aufnahme aber nicht erforderlich ist. Ferner ist die neue Behandlungsform eine psychiatrische Akutbehandlung. Das heißt, dass sie – ebenso wie eine vollstationäre Behandlung – nur in akuten Krankheitsphasen erbracht werden kann, in denen diese Form der komplexen Intensivbehandlung erforderlich ist. In Bezug auf den Inhalt der neuen Behandlungsform wird auf die Begründung zu § 39 Absatz 1 Satz 4 und 5 verwiesen.

In Absatz 1 Satz 2 wird festgestellt, dass die Verantwortung für die Bereitstellung des erforderlichen Personals und der notwendigen Einrichtungen für eine stationsäquivalente Behandlung bei den Krankenhausträgern liegt. Das betrifft insbesondere die Rufbereitschaft des Behandlungsteams sowie die jederzeitige ärztliche Eingriffsmöglichkeit. Im Rahmen seiner Therapieverantwortung muss das Krankenhaus außerdem dafür Sorge tragen, dass es auf kurzfristige Verschlechterungen des Gesundheitszustands der Betroffenen mit einer vollstationären Aufnahme reagieren kann.

Angesichts der Komplexität der stationsäquivalenten Behandlung und der Notwendigkeit, in deren Rahmen auch kurzfristig auf die Infrastruktur des Krankenhauses zurückgreifen zu können, ist die Erbringung der stationsäquivalenten psychiatrischen Behandlung auf Krankenhäuser beschränkt. Insoweit geht die stationsäquivalente Behandlung im häuslichen Umfeld strukturell über die aufsuchende Behandlung hinaus, die an der ambulanten Versorgung teilnehmende Leistungserbringer, wie etwa niedergelassene Vertragsärzte, medizinische Versorgungszentren oder psychiatrische Institutsambulanzen ausüben. Allerdings schließt dies nicht aus, dass das Krankenhaus diese Leistungserbringer oder ein anderes zur Erbringung der stationsäquivalenten Behandlung berechtigtes Krankenhaus in geeigneten Fällen, beispielsweise unter den Gesichtspunkten der Wohnortnähe oder der Behandlungskontinuität, mit der Durchführung von Teilen der Behandlung beauftragen kann, sofern die Qualität der stationsäquivalenten Gesamtbehandlung gewährleistet ist. In geeigneten Fällen kann die Behandlung auch in Kooperation mit den kommunalen sozialpsychiatrischen Diensten erfolgen. Allerdings soll die Tätigkeit dieser Dienste durch die stationsäquivalente psychiatrische Behandlung nicht eingeschränkt oder ersetzt werden. Die Vergütung hat auch in diesen Fällen ausschließlich nach Krankenhausfinanzierungsrecht gegenüber dem Krankenhaus zu erfolgen. Die Weiterleitung der Vergütung ist im Innenverhältnis zwischen Auftraggeber und Auftragnehmer zu regeln.

Zu Absatz 2

In Satz 1 werden der GKV-Spitzenverband, der Verband der privaten Krankenversicherung und die DKG verpflichtet, im Benehmen mit der Kassenärztlichen Bundesvereinigung Regelungen zur Ausgestaltung der stationsäquivalenten psychiatrischen Behandlung im häuslichen Umfeld zu vereinbaren.

Mit Nummer 1 wird klargestellt, dass für die stationsäquivalente psychiatrische Behandlung die Krankenhausbehandlungsbedürftigkeit dokumentiert werden muss (z. B. durch eine Krankenhauseinweisung).

Mit Nummer 2 werden die Vertragsparteien beauftragt, die Anforderungen an die Qualität der Leistungserbringung zu vereinbaren. Da es sich bei der stationsäquivalenten psychiatrischen Behandlung im häuslichen Umfeld um eine Krankenhausleistung handelt, gelten zunächst die vom G-BA festgelegten Anforderungen an die Qualitätssicherung im Krankenhaus. Soweit darüber hinaus noch besondere Anforderungen an die Qualität der Leistungserbringung erforderlich sind, sind diese vertraglich zu vereinbaren.

Hinsichtlich des in Nummer 3 enthaltenen Auftrags an die Vertragsparteien, die Anforderungen an die Beauftragung von an der ambulanten Versorgung teilnehmenden Leistungserbringern zu vereinbaren, wird auf die Begründung zu Absatz 1 Satz 3 verwiesen.

Da zu erwarten ist, dass die stationsäquivalente psychiatrische Behandlung im häuslichen Umfeld zu einem Abbau nicht mehr benötigter Krankenhausbetten führen wird, enthält Nummer 4 den Auftrag an die Vertragsparteien, Grundsätze für den Abbau nicht mehr erforderlicher Betten zu vereinbaren. Die Umsetzung erfolgt in den Versorgungsverträgen nach § 109.

Um die Leistungserbringung der stationsäquivalenten psychiatrischen Behandlung im häuslichen Umfeld zu ermöglichen, ist in Satz 2 eine Schiedsstellenlösung für den Fall vorgesehen, dass die Vertragsparteien sich nicht innerhalb von sechs Monaten nach dem Inkrafttreten über die in § 115d Absatz 2 Satz 1 Nummer 1 bis 4 vorgesehenen Regelungen zur Ausgestaltung der neuen Behandlungsform einigen können. Zur Beschleunigung eines etwaigen Schiedsverfahrens wird von einem Antragserfordernis abgesehen. Die Schiedsstelle trifft ihre Entscheidung auf der Grundlage vorliegender Vorschläge.

Die Schiedsstelle trifft keine Entscheidung über die nach § 115d Absatz 3 zu vereinbarende Leistungsbeschreibung der stationsäquivalenten psychiatrischen Behandlung im häuslichen Umfeld. Unterschiedliche Auffassungen in diesem Zusammenhang sind – wie sonst auch – im Rahmen des Verfahrens zur Weiterentwicklung der medizinischen Klassifikationen beim DIMDI zu klären.

Zu Absatz 3

In Absatz 3 werden der GKV-Spitzenverband, der Verband der Privaten Krankenversicherung und die DKG beauftragt, im Benehmen mit den maßgeblichen medizinischen Fachgesellschaften die erforderlichen Kriterien für eine Leistungsbeschreibung als Grundlage zur Einführung eines entsprechenden Operationen- und Prozedurenschlüssels zu entwickeln, damit die stationsäquivalente psychiatrische Behandlung im häuslichen Umfeld möglichst frühzeitig in die empirische Kalkulation einbezogen werden kann. Die Vereinbarung ist bis zum 28. Februar 2017 zu treffen, damit fristgerecht ein diesbezüglicher Antrag zur Weiterentwicklung der medizinischen Klassifikationen beim DIMDI gestellt werden kann. Auf der Grundlage der Leistungsbeschreibung können psychiatrische Einrichtungen dann für das Jahr 2018 eine krankenhausindividuelle Vergütung für die stationsäquivalente psychiatrische Behandlung im häuslichen Umfeld vereinbaren. Die krankenhausindividuellen Vergütungen sollen durch auf Bundesebene kalkulierte Entgelte abgelöst werden, sobald eine Kalkulation der Leistung auf der Grundlage von Kosten- und Leistungsdaten von psychiatrischen Einrichtungen möglich ist.

Zu Absatz 4

Da bisher keine flächendeckenden Erfahrungen zu den Auswirkungen der stationsäquivalenten psychiatrischen Behandlung im häuslichen Umfeld vorliegen, sollen die Auswirkungen dieser neuen Behandlungsform auf die Versorgung der Patientinnen und Patienten sowie ihre finanziellen Auswirkungen in einem Zeitraum von fünf Jahren evaluiert werden. Zu diesem Zweck werden der GKV-Spitzenverband, die DKG und der Verband der privaten Krankenversicherung verpflichtet, dem Bundesministerium für Gesundheit einen entsprechenden Bericht vorzulegen. Aufgrund dieses Berichts kann dann etwa die Entscheidung getroffen werden, ob und in welcher Form z. B. Netzwerke ambulanter Leistungserbringer die stationsäquivalente Behandlung selbständig, das heißt nicht nur im Wege der Beauftragung, durchführen können.

Der in der Begründung der Drucksache 18/9528 beschriebene Bettenabbau wurde im beschlossenen Gesetz gelöscht. Im Allgemeinen Teil Kapitel IV der Drucksache 18/10289 wird dies wie folgt erläutert:

Beschlussempfehlung und Bericht des Ausschusses für Gesundheit – Drucksache 18/10289 vom 09.11.2017, S. 43 (Allgemeiner Teil)

Bei der Umsetzung der stationsäquivalenten psychiatrischen Behandlung wird auf den vorgesehenen obligatorischen Bettenabbau verzichtet. Daneben wird die bisherige Eingrenzung der stationsäquivalenten Behandlung auf akute Krankheitsphasen gestrichen, um eine kontinuierliche Begleitung von Patientinnen und Patienten während einer Krankheitsphase zu ermöglichen. Zudem wird die neue Behandlungsform in die Regelungen zur Vereinbarung wahlärztlicher Leistungen einbezogen.

In der Begründung der Drucksache 18/10289 wird Folgendes hierzu ausgeführt:

Beschlussempfehlung und Bericht des Ausschusses für Gesundheit – Drucksache 18/10289 vom 09.11.2017, S. 54 (Auszug aus der Begründung)

Durch die Änderung wird vermieden, dass die Krankenhäuser, die stationsäquivalente Behandlung durchführen, hinsichtlich ihrer Bettenkapazität einem verpflichtenden Bettenabbau unterliegen. Ein verpflichtender Abbau von Betten als Folge der Durchführung stationsäquivalenter Behandlung könnte sich negativ auf die Bereitschaft der Krankenhäuser auswirken, sich für die Durchführung dieser neuen Behandlungsform zu entscheiden. Hinzu kommt, dass auch bei Patienten, die stationsäquivalent behandelt werden, ein Rückgriff auf die Krankenhausstrukturen erforderlich sein kann, wenn kurzfristige Verschlechterungen des Gesundheitszustandes der Betroffenen eine stationäre Aufnahme erforderlich machen. Derzeit liegen auch noch keine gesicherten Erkenntnisse vor, in welchem Umfang Bettenkapazitäten auf Grund der stationsäquivalenten Behandlung entbehrlich werden. Dies wird im Rahmen der vorgesehenen Evaluation der stationsäquivalenten Behandlung zu untersuchen sein.

2.1 PsychVVG – Gesetz und Begründung

Durch die Änderung des § 17d Absatz 2 KHG wird die Vergütung der StäB geregelt:

> Mit den Entgelten nach Absatz 1 werden die voll- und teilstationären sowie stationsäquivalenten allgemeinen Krankenhausleistungen vergütet. Soweit dies zur Ergänzung der Entgelte in eng begrenzten Ausnahmefällen erforderlich ist, können die Vertragsparteien nach Absatz 3 Zusatzentgelte und deren Höhe vereinbaren. Entgelte für Leistungen, die auf Bundesebene nicht bewertet worden sind, werden durch die Vertragsparteien nach § 18 Abs. 2 vereinbart. Die Vorgaben des § 17b Absatz 1a für Zu- und Abschläge gelten entsprechend. Für die Finanzierung der Sicherstellung einer für die Versorgung der Bevölkerung notwendigen Vorhaltung von Leistungen gelten § 17b Absatz 1a Nummer 6 und § 5 Abs. 2 des Krankenhausentgeltgesetzes entsprechend. Im Rahmen von Satz 4 ist auch die Vereinbarung von Regelungen für Zu- oder Abschläge für die Teilnahme an der regionalen Versorgungsverpflichtung zu prüfen.

In der Begründung des Gesetzesentwurfs des PsychVVG wird zur Änderung des § 17d Absatz 2 KHG Folgendes ausgeführt:

> **Gesetzentwurf der Bundesregierung – Drucksache 18/9528 vom 05.09.2016, S. 32 (Auszug aus der Begründung)**
>
> Die Änderung stellt klar, dass die Vergütung der neuen stationsäquivalenten psychiatrischen Behandlung im häuslichen Umfeld nach § 115d SGB V-E den gleichen Regeln folgt wie die Vergütung der voll- und teilstationären Krankenhausleistungen. Solange eine Kalkulation der Entgelte für diese Leistungen auf empirischer Grundlage noch nicht möglich ist, werden die Entgelte daher nach § 17d Absatz 2 Satz 3 von den Vertragsparteien nach § 18 Absatz 2 vereinbart.

Weitere relevante Auszüge aus dem PsychVVG:

Gesetzentwurf der Bundesregierung – Drucksache 18/9528 vom 05.09.2016

> **II.6 Stärkung der sektorenübergreifenden Versorgung durch Einführung einer stationsäquivalenten psychiatrischen Behandlung im häuslichen Umfeld (S. 24)**
>
> Die Versorgungsstrukturen werden weiterentwickelt, indem für Menschen mit schweren psychischen Erkrankungen eine stationsäquivalente psychiatrische Behandlung in deren häuslichem Umfeld durch spezielle Behandlungsteams

ermöglicht wird. Psychiatrische Krankenhäuser sowie Allgemeinkrankenhäuser mit selbständigen, fachärztlich geleiteten psychiatrischen Abteilungen erhalten, sofern eine regionale Versorgungsverpflichtung besteht, die Möglichkeit, Menschen mit schweren psychischen Erkrankungen und stationärer Behandlungsbedürftigkeit in akuten Krankheitsphasen in deren häuslichem Umfeld durch mobile multiprofessionelle Behandlungsteams zu versorgen. Da die betroffenen Patientinnen oder Patienten derzeit nur durch eine stationäre Aufnahme angemessen versorgt werden können, obwohl eine aufsuchende Behandlung mit einer 24-stündigen Verfügbarkeit der klinischen Ressourcen an sieben Tagen die Woche ausreichend wäre, wird mit dem neuen Behandlungsangebot die Flexibilität und Bedarfsgerechtigkeit der Versorgung erhöht. Für die Betroffenen führt dies zu geringeren Einschnitten in ihrem Alltagsleben. Nach den bisherigen Erfahrungen können durch diese im häuslichen Umfeld erfolgende »Krankenhausbehandlung ohne Bett« stationäre Aufenthalte vermieden oder verkürzt werden.

3. Haushaltsausgaben ohne Erfüllungsaufwand (S. 26)

Die finanziellen Auswirkungen der Maßnahmen dieses Gesetzes basieren auf Daten der amtlichen Statistiken und darauf aufsetzenden Schätzungen. Bei der Verteilung der zusätzlichen Ausgaben auf die Kostenträger wird davon ausgegangen, dass 94 % auf die gesetzliche Krankenversicherung (GKV) und 6 % auf andere Kostenträger entfallen. Bei dem auf andere Kostenträger entfallenden Anteil werden 75 % der privaten Krankenversicherung und 25 % den öffentlichen Haushalten zugeordnet. Insgesamt führen die Maßnahmen des Gesetzes im Vergleich zum Jahr 2016 für alle Kostenträger zu Mehrausgaben in Höhe von rund 39 Millionen Euro im Jahr 2017 und ab dem Jahr 2018 zu jährlichen Mehrausgaben in Höhe von rund 65 Millionen Euro. Die voraussichtlichen Mehrausgaben entstehen durch eine dauerhafte Erhöhung des Mindererlösausgleichs für stationäre psychiatrische und psychosomatische Leistungen von 20 % auf 50 %. Den Mehrausgaben stehen Einsparungen gegenüber, die nicht quantifiziert werden können (z. B. mögliche Einsparungen im Zusammenhang mit der Einführung der stationsäquivalenten psychiatrischen Behandlung im häuslichen Umfeld). Den Mehrausgaben stehen zudem durch die Zuführung von Mitteln aus der Liquiditätsreserve zu den Einnahmen des Gesundheitsfonds im Jahr 2017 Mehreinnahmen der gesetzlichen Krankenkassen in Höhe von 1,5 Milliarden Euro gegenüber, um die gesundheitliche Versorgung von Asylberechtigten sowie Investitionen in den Aufbau einer modernen und innovativen Versorgung zu finanzieren. (…)

b) Gesetzliche Krankenversicherung (S. 27)

Mit den Maßnahmen dieses Gesetzes sind Mehrausgaben für die GKV verbunden, die sich mittel- und langfristig auf die Verbesserung der Qualität und Effizienz der Versorgung der Bevölkerung mit psychiatrischen und psychosomatischen Erkrankungen auswirken werden. Insbesondere durch die Einführung der stationsäquivalenten psychiatrischen Behandlung sollen akutstationär behandlungsbedürftige Patientinnen und Patienten künftig in ihrer häuslichen Umgebung interdisziplinär durch das Personal des Krankenhauses behandelt werden. Hierdurch wird nicht nur die Patientenorientierung gesteigert und die Qualität der Versorgung durch die Einbeziehung der Alltagsbedingungen verbessert, sondern es sind auch Einsparungen möglich, die jedoch nicht valide quantifiziert werden können.

3. Stationsäquivalente psychiatrische Behandlung im häuslichen Umfeld (S. 28f)

Mit § 115d SGB V-E erhalten die Vertragsparteien auf Bundesebene den Auftrag zur Festlegung der Anforderungen an die stationsäquivalente psychiatrische Versorgung. Hierdurch entsteht im Jahr 2017 ein einmaliger Erfüllungsaufwand in Höhe von rund 47 000 Euro. Für die Erstellung des gesetzlich vorgesehenen Berichts über die Auswirkungen der neuen Leistung bis Ende des Jahres 2021 wurde ein Erfüllungsaufwand von 100 000 Euro geschätzt.

Befristung; Evaluierung (S. 29)

Da bisher keine flächendeckenden Erfahrungen zu den Auswirkungen der stationsäquivalenten psychiatrischen Behandlung im häuslichen Umfeld vorliegen, sollen die Auswirkungen dieser neuen Behandlungsform auf die Versorgung der Patientinnen und Patienten sowie ihre finanziellen Auswirkungen in einem Zeitraum von fünf Jahren evaluiert werden. Zu diesem Zweck werden der GKV-Spitzenverband, die DKG und der Verband der privaten Krankenversicherung gemäß § 115d Absatz 4 SGB V-E verpflichtet, dem Bundesministerium für Gesundheit einen entsprechenden Bericht vorzulegen.

2.2 Rahmenvereinbarung zwischen DKG und GKV-Spitzenverband

Vereinbarung zur stationsäquivalenten psychiatrischen Behandlung nach § 115d Abs. 2 SGB V zwischen dem GKV-Spitzenverband, Berlin, und dem Verband der Privaten Krankenversicherung, Köln, sowie der Deutschen Krankenhausgesellschaft, Berlin (Rahmenvereinbarung DKG, 2017)

Präambel

Der GKV-Spitzenverband, der Verband der Privaten Krankenversicherung und die Deutsche Krankenhausgesellschaft vereinbaren im Benehmen mit der Kassenärztlichen Bundesvereinigung nach § 115d Abs. 2 SGB V die Anforderungen an die Qualität der Leistungserbringung, an die Beauftragung von an der ambulanten psychiatrischen Behandlung teilnehmenden Leistungserbringern oder anderen zur Erbringung der stationsäquivalenten Behandlung berechtigten Krankenhäusern und an die Dokumentation der stationsäquivalenten psychiatrischen Behandlung.

§ 1 Geltungsbereich

Diese Vereinbarung gilt nach § 115d Abs. 1 Satz 1 SGB V für psychiatrische Krankenhäuser mit regionaler Versorgungsverpflichtung sowie für Allgemeinkrankenhäuser mit selbständigen, fachärztlich geleiteten psychiatrischen Abteilungen mit regionaler Versorgungsverpflichtung.

§ 2 Grundsätze

(1) Die stationsäquivalente psychiatrische Behandlung umfasst eine Krankenhausbehandlung im häuslichen Umfeld durch mobile fachärztlich geleitete multiprofessionelle Behandlungsteams. Sie entspricht hinsichtlich der Inhalte sowie der Flexibilität und der Komplexität der Behandlung einer vollstationären Behandlung. Es handelt sich um eine integrierte multimodale psychiatrische Behandlung anhand einer ärztlich geleiteten Therapiezielplanung.

(2) Die Entscheidung über die Erbringung einer stationsäquivalenten psychiatrischen Behandlung unterliegt bei Vorliegen der leistungsrechtlichen Voraussetzungen der therapeutischen und organisatorischen Entscheidung des Krankenhauses. Entscheidungsleitend ist, auf welche Weise das Therapieziel bei einem Patienten mit Krankenhausbehandlungsbedürftigkeit am ehesten zu erreichen ist.

(3) Es gilt das Entlassmanagement nach § 39 Abs. 1a SGB V.

§ 3 Eignung des häuslichen Umfelds

(1) Die stationsäquivalente psychiatrische Behandlung im häuslichen Umfeld setzt voraus, dass die Gegebenheiten des häuslichen Umfeldes eine adäquate Behandlungsdurchführung zulassen und Faktoren oder Personen im häuslichen Umfeld dem Erreichen des Behandlungsziels nicht entgegenstehen.

(2) Die für die stationsäquivalente psychiatrische Behandlung zuständige fachärztliche Leitung hat sowohl zu Beginn der stationsäquivalenten psychiatrischen Behandlung als auch im Behandlungsverlauf festzustellen, dass das häusliche Umfeld für die Erreichung des Behandlungsziels geeignet ist.

(3) Zu Faktoren, die dem Behandlungsziel entgegenstehen, gehören insbesondere eine drohende Kindeswohlgefährdung und keine Möglichkeit zum therapeutischen Vier-Augen-Gespräch. Zwischen dem Krankenhaus, dem Patienten und seinem häuslichen Umfeld ist zu klären, wie die Versorgung des Patienten sichergestellt wird.

§ 4 Zustimmung des häuslichen Umfeldes

Alle im selben Haushalt lebenden volljährigen Personen müssen der stationsäquivalenten psychiatrischen Behandlung zustimmen. Dies gilt insbesondere auch im Falle sich ändernder Behandlungsbedingungen. Bei der stationsäquivalenten psychiatrischen Behandlung von Patienten, die in stationären Pflegeeinrichtungen oder in stationären Jugendhilfeeinrichtungen leben, ist die Zustimmung der Einrichtung einzuholen.

§ 5 Berücksichtigung des Kindeswohls

(1) Sofern minderjährige Kinder im Haushalt des psychisch kranken Patienten leben, hat die fachärztliche Leitung das Kindeswohl bei der Entscheidung zur stationsäquivalenten psychiatrischen Behandlung zu berücksichtigen. Bei Bedarf sind zur Beurteilung, ob eine Kindeswohlgefährdung droht, ein Facharzt für Pädiatrie oder ein Facharzt für Kinder- und Jugendpsychiatrie und -psychotherapie hinzuzuziehen.

(2) Bei im Haushalt lebenden Kindern im Säuglingsalter (0-1 Jahre) ist zudem durch die fachärztliche Leitung sicherzustellen, dass die Versorgung der Säuglinge gewährleistet ist. Bei Bedarf sind entsprechende Fachkräfte (z. B. Hebamme, Kinderkrankenschwester) hinzuziehen.

§ 6 Eltern-Kind-Behandlung

Die für die stationsäquivalente psychiatrische Behandlung verantwortliche fachärztliche Leitung hat zu prüfen, ob eine zusätzliche gemeinsame Behandlung von Eltern und Kind (Mutter/Vater-Kind-Setting) erfolgen muss, und hat diese bei Bedarf sicherzustellen.

§ 7 Behandlungsteam

(1) Das Krankenhaus hält Vertreter der folgenden Berufsgruppen vor: Ärzte, Psychologen, Pflegefachpersonen, Spezialtherapeuten. Das Team für die stationsäquivalente Behandlung besteht aus ärztlichem Dienst, pflegerischem Dienst und mindestens einem Vertreter einer weiteren Berufsgruppe oder Spezialtherapeuten.

(2) Die Verantwortung für die Behandlungsplanung und -durchführung liegt bei einem Facharzt für Psychiatrie und Psychotherapie, Facharzt für Psychiatrie, Facharzt für Nervenheilkunde oder Facharzt für Psychosomatische Medizin und Psychotherapie. Im Falle der Behandlung von Kindern und Jugendlichen liegt die Verantwortung bei einem Facharzt für Kinder- und Jugendpsychiatrie und Psychotherapie.

(3) Der fachärztlichen Leitung obliegt auch die Verantwortung für den Einbezug von Dritten nach § 10 in die Leistungserbringung.

(4) Die fachärztliche Leitung hat sicherzustellen, dass bei stationsäquivalenter psychiatrischer Behandlung an mehr als sechs Tagen in Folge eine wöchentliche multiprofessionelle Fallbesprechung durchgeführt wird, in die mindestens drei der an der Behandlung beteiligten Berufsgruppen einbezogen werden. Diese Regelung umfasst ebenfalls die beauftragten Leistungserbringer nach § 10. Die Fallbesprechung kann unter Zuhilfenahme von Telekommunikation geschehen.

§ 8 Patientenkontakte

(1) Das Krankenhaus hat sicherzustellen, dass mindestens ein Mitglied des multiprofessionellen Teams mindestens einmal täglich einen direkten Patientenkontakt durchführt.

(2) Kommt ein direkter Kontakt aus Gründen nicht zustande, die der Patient zu verantworten hat, zählt der unternommene Kontaktversuch als direkter Patientenkontakt im Sinne dieser Vereinbarung.

(3) Die fachärztliche Leitung hat sicherzustellen, dass bei stationsäquivalenter psychiatrischer Behandlung an mehr als sechs Tagen in Folge eine wöchentliche ärztliche Visite im direkten Patientenkontakt in der Regel im häuslichen Umfeld durchgeführt wird. Der Facharztstandard ist zu gewährleisten.

§ 9 Sicherstellung der Behandlung

(1) Das Krankenhaus hat verbindliche Vorgehensweisen festzulegen, wie es die individuellen Hilfeleistungen durch das multiprofessionelle Team im Fall von sehr kurzfristigen und wechselnden Bedarfslagen der Patienten organisiert, die sich in stationsäquivalenter psychiatrischer Behandlung befinden.

(2) Die Erreichbarkeit mindestens eines Mitglieds des Behandlungsteams ist werktags im Rahmen des üblichen Tagesdienstes sicherzustellen (Rufbereitschaft).

(3) Darüber hinaus ist eine jederzeitige, 24 Stunden an sieben Tagen in der Woche, ärztliche Eingriffsmöglichkeit durch das Krankenhaus zu gewährleisten. Bei kurzfristigen Verschlechterungen des Gesundheitszustandes des Patienten muss umgehend mit einer vollstationären Aufnahme reagiert werden können.

§ 10 Anforderungen an die Beauftragung von weiteren Leistungserbringern

(1) In geeigneten Fällen, insbesondere wenn dies der Behandlungskontinuität dient oder aus Gründen der Wohnortnähe sachgerecht ist, kann das zuständige Krankenhaus an der ambulanten psychiatrischen Behandlung teilnehmende Leistungserbringer oder ein anderes zur Erbringung der stationsäquivalenten Behandlung berechtigtes Krankenhaus mit der Durchführung von Teilen der Behandlung beauftragen.

(2) Die therapeutische und organisatorische Gesamtverantwortung für die stationsäquivalente psychiatrische Behandlung liegt auch bei der Beauftragung Dritter nach Abs. 1 bei dem Krankenhaus, das den Patienten zur Behandlung aufgenommen hat.

(3) Aus der Gesamtverantwortung des Krankenhauses ergibt sich, dass nicht mehr als die Hälfte der stationsäquivalenten psychiatrischen Behandlung per Beauftragung an Dritte delegiert werden darf. Maßgeblich für die Beurteilung des Behandlungsanteils sind die Therapiezeiten an den nach § 115d SGB V behandelten Fälle pro Budgetjahr.

§ 11 Anforderungen an die Dokumentation in der Patientenakte

(1) Das Krankenhaus hat dafür Sorge zu tragen, dass in der Patientenakte die Krankenhausbehandlungsbedürftigkeit mit dem Aufnahmebefund und der Anamnese beziehungsweise Fremdanamnese dokumentiert wird. Die Patientenakte umfasst zudem die Therapiezielplanung und die Verlaufsdokumentation. Vom Patienten zu vertretende Gründe eines nicht zustande gekommenen direkten Kontaktes nach § 8 Abs. 2 sind ebenfalls zu dokumentieren.

(2) Das Krankenhaus ist verpflichtet, das Ergebnis der Prüfung der Eignung des häuslichen Umfeldes nach § 3 in der Patientenakte zu vermerken.

(3) Die Zustimmung nach § 4 der volljährigen Personen, die mit dem Patienten im selben Haushalt leben, beziehungsweise die Zustimmung der Einrichtung, in der der Patient lebt, ist in der Patientenakte zu vermerken.

(4) Die Ergebnisse der Prüfungen sowie die eventuell daraus abgeleiteten Maßnahmen nach den §§ 5 und 6 sind vom Krankenhaus in der Patientenakte zu vermerken.

(5) Für jeden stationsäquivalenten Behandlungsfall erfolgt in der Patientenakte die berufsgruppenbezogene namentliche Dokumentation der teilnehmenden und entschuldigten Mitglieder des Behandlungsteams an der wöchentlichen Fallbesprechung nach § 7 Abs. 4.

(6) Das Krankenhaus hat die ordnungsgemäße Durchführung der Dokumentation durch Dritte nach § 10 im Einzelnen anzuordnen und sicherzustellen.

§ 12 Anforderungen an die Datenübermittlung nach § 301 SGB V an die Krankenkassen und an die privaten Krankenversicherungen

(1) Das Krankenhaus ist verpflichtet, im Rahmen der Datenübertragung nach § 301 SGB V die stationsäquivalente psychiatrische Behandlung kenntlich zu machen. Es ist dabei der Ort des häuslichen Umfelds (Privatwohnung, Pflegeheim, weitere Wohnformen) kenntlich zu machen.

(2) Darüber hinaus hat das Krankenhaus die Therapiezeiten am Patienten separat und berufsgruppenspezifisch (Ärzte, Psychologen, Pflegefachpersonen, Spezialtherapeuten) an die Krankenkassen zu übermitteln. Fahrzeiten sind dabei nicht berücksichtigt.

§ 13 Inkrafttreten, Kündigung

(1) Diese Vereinbarung tritt zum 1. August 2017 in Kraft und kann mit einer Frist von sechs Monaten zum Ende eines Kalenderjahres, frühestens zum 31. Dezember 2018, schriftlich gekündigt werden.

(2) Für den Fall der Kündigung erklären die Vereinbarungspartner ihre Bereitschaft, an dem Abschluss einer neuen Vereinbarung mitzuwirken.

(3) Falls innerhalb von sechs Monaten nach Wirksamkeit der Kündigung keine Einigung erzielt werden kann, entscheidet die Bundesschiedsstelle nach § 18a Abs. 6 KHG auf Antrag eines Vereinbarungspartners.

(4) Bis zur Neuvereinbarung bzw. deren Festsetzung durch die Bundesschiedsstelle nach § 18a Abs. 6 KHG gilt die Vereinbarung fort.

§ 14 Salvatorische Klausel

Sollten einzelne Klauseln oder Bestimmungen dieser Vereinbarung ganz oder teilweise unwirksam sein oder werden, so wird hierdurch die Wirksamkeit der Vereinbarung im Übrigen nicht berührt. Anstelle der unwirksamen Bestimmung wird eine Bestimmung vereinbart, die dem zulässigerweise am nächsten kommt, was die Vereinbarungspartner gewollt haben oder gewollt hätten, wenn sie die Regelungsbedürftigkeit bedacht hätten.

2.3 Umsetzungsempfehlungen der Deutschen Krankenhausgesellschaft (DKG)

Da in den Verhandlungen der Rahmenvereinbarung sowie der Leistungsbeschreibung verschiedene Fragestellungen auftauchten, die in diesem Prozess nicht abschließend geklärt werden konnten, hat die DKG darüber hinaus Umsetzungsempfehlungen formuliert und am 19. Dezember 2017 veröffentlicht, die zwar nicht rechtsverbindlich sind, aber eine Hilfestellung für die Umsetzung bieten. Diese werden nachfolgend ebenfalls dargestellt.

1. Einführung

Mit dem Gesetz zur Weiterentwicklung der Versorgung und der Vergütung für psychiatrische und psychosomatische Leistungen (PsychVVG) wurde durch Änderungen des § 39 SGB V und den neuen § 115d SGB V die Möglichkeit einer stationsäquivalenten psychiatrischen Behandlung als eine neue Form der Krankenhausbehandlung eingeführt. Die stationsäquivalente psychiatrische Behandlung umfasst demnach eine psychiatrische Behandlung im häuslichen Umfeld durch mobile, ärztlich geleitete multiprofessionelle Behandlungsteams. Sie entspricht hinsichtlich der Inhalte sowie der Flexibilität und Komplexität der Behandlung einer vollstationären Behandlung.

In diesem Zusammenhang wurde die Selbstverwaltung u. a. nach § 115d Absatz 2 SGB V beauftragt, eine zweiseitige (GKV-SV/PKV/DKG) Vereinbarung im Benehmen mit der KBV zu schließen. Bis zum 30.06.2017 waren festzulegen:

- die Anforderungen an die Dokumentation stationsäquivalenter psychiatrischer Behandlung, inkl. der Dokumentation der Krankenhausbehandlungsbedürftigkeit,

- die Anforderungen an die Qualität der Leistungserbringung,
- die Anforderungen an die Beauftragung von an der ambulanten psychiatrischen Behandlung teilnehmenden Leistungserbringern oder anderen, zur Erbringung der stationsäquivalenten Behandlung berechtigten Krankenhäusern.

Die Verhandlungen gestalteten sich zunächst schwierig, entwickelten sich jedoch im Verlauf derart, dass eine Konsentierung der Vereinbarung möglich erschien. In Anbetracht des engen Zeitfensters war die gesetzliche Frist jedoch nicht einzuhalten. Schließlich wurde zwischen dem GKV-Spitzenverband, der PKV und der DKG eine Einigung erzielt und somit konnte das bereits angelaufene automatische Verfahren gemäß § 115d Absatz 1 Satz 2 SGB V in der Bundesschiedsstelle nach § 18a Absatz 6 KHG eingestellt werden.

Die stationsäquivalente psychiatrische Behandlung ist als Einstieg in eine neue Versorgungsform mit zunächst noch begrenzten Gestaltungsräumen zu betrachten und wird zukünftig weiterzuentwickeln sein. In der Vereinbarung sind wesentliche Eckpunkte zur Dokumentation, zur Qualitätssicherung und zur Beauftragung weiterer Leistungserbringer festgehalten. Die Ausführungen in den vorliegenden Umsetzungshinweisen behandeln die wesentlichen Sachverhalte der Vereinbarung nach § 115d Absatz 2 SGB V zur stationsäquivalenten psychiatrischen Behandlung und erheben keinen Anspruch auf Vollständigkeit. Sie sind als Hilfestellung zur Umsetzung zu betrachten, wobei spezifische Anforderungen des einzelnen Krankenhausträgers zu berücksichtigen sind. Maßgeblich sind die Festlegungen der Vereinbarung.

Zusätzlich gilt es, die Anforderungen an die Leistungsbeschreibung aus den für die stationsäquivalente psychiatrische Behandlung eigens geschaffenen neuen Prozedurenkodes (OPS 9-701 und OPS 9-801 für Erwachsene und Kinder und Jugendliche) zu beachten, die für die Abrechnung der neuen Leistung von besonderer Relevanz sind.

Da wesentliche Rahmenbedingungen der Abrechnung erst sehr spät festgelegt wurden, konnte eine Umsetzung der entsprechenden Voraussetzungen zur Abrechnung im Wege der elektronischen Datenübermittlung nach § 301 SGB V zum Jahreswechsel nicht mehr erreicht werden. Die Übermittlung von Nachrichten im § 301-Verfahren an die Krankenkassen ist für Behandlungsfälle ab dem 01.01.2018 erst ab dem 01.05.2018 rückwirkend zum 01.01.2018 möglich.

2. Rechtlicher Rahmen

Der Gesetzgeber hat mit dem Gesetz zur Weiterentwicklung der Versorgung und der Vergütung für psychiatrische und psychosomatische Leistungen (PsychVVG) den § 39 Absatz 1 SGB V neu gefasst und den § 115d SGB V neu einfügt. (…)

3. Umsetzungshinweise

Die vorliegende Version der Umsetzungshinweise orientiert sich primär an den Inhalten der Vereinbarung gemäß § 115d Absatz 2 SGB V. Gleichzeitig wird versucht, themenspezifisch weitere vielfältige Fragen und Herausforderungen zur Umsetzung der stationsäquivalenten psychiatrischen Behandlung zu beantworten. Dazu gehört in einigen Punkten eine juristische Beurteilung zu Sachverhalten, die nach Auffassung der DKG teilweise im vorangegangenen Gesetzgebungsprozess nicht immer sachgerecht umgesetzt wurden. Fragen zur Abrechnung und Finanzierung werden von den Umsetzungshinweisen nicht adressiert und sind den gesonderten Budgethinweisen und Abrechnungsbestimmungen zu entnehmen.

Um eine erfolgreiche Umsetzung der stationsäquivalenten psychiatrischen Behandlung zu erreichen und Synergieeffekte zu nutzen, wird grundsätzlich empfohlen, mit den bestehenden regionalen psychiatrischen Hilfesystemen vor Ort eng zu kooperieren. Die stationsäquivalente psychiatrische Behandlung bietet Ansätze, die Versorgung zu verbessern, Sektoren zu überwinden und gemeinsam vor Ort Versorgungsverantwortung für bisher unzureichend versorgte Patientengruppen zu übernehmen. Die nachfolgenden Abschnitte beziehen sich auf die einzelnen Paragraphen der Rahmenvereinbarung (▶ Kap. 2.2). Der Abschnitt »3.1. Geltungsbereich« bezieht sich somit auf § 1 in der Rahmenvereinbarung.

3.1. Geltungsbereich

Zur Erbringung stationsäquivalenter psychiatrischer Behandlung im Sinne des Gesetzgebers sind psychiatrische Krankenhäuser mit regionaler Versorgungsverpflichtung und Allgemeinkrankenhäuser mit selbständigen, fachärztlich geleiteten psychiatrischen Abteilungen mit regionaler Versorgungsverpflichtung berechtigt. Diese Beschränkung beruht auf der Annahme, dass die neue Behandlungsform besondere Anforderungen an die Qualifikation des Personals und die Flexibilität der Organisation des Krankenhauses stellt. Üblicherweise sind diese Voraussetzungen bei Kliniken mit regionaler Versorgungsverpflichtung gegeben, da diese in der Lage sein müssen, kurzfristig auf wechselnde Bedarfslagen zu reagieren.

3.2. Grundsätze

Absatz 1 erläutert – eng angelehnt an die Gesetzesformulierung des § 39 Abs. 1 SGB V – den Rahmen und die Ausgestaltung der stationsäquivalenten psychiatrischen Behandlung. Der grundsätzliche Ansatz ist die Krankenhausbehandlung im häuslichen Umfeld des Patienten, die einer vollstationären Behandlung entsprechen soll.

Im Rahmen der Verhandlungen zu den Vereinbarungen wurde der Ort der Leistungserbringung kontrovers beraten und das Bundesministerium für Gesundheit (BMG) um Mitteilung seiner diesbezüglichen Rechtsauffassung gebeten. Der Ort der Leistungserbringung liegt primär im häuslichen Umfeld des Patienten. Nach Auffassung des BMG würde eine Einengung der Behandlung ausschließlich im häuslichen Umfeld der Patienten der Intention des Gesetzgebers widersprechen. Zudem sieht das BMG in diesem Punkt keine formalen oder fachlichen Gründe, die Möglichkeiten der stationsäquivalenten psychiatrischen Behandlung einzuschränken. So soll es beispielsweise möglich sein, dass Patienten an Gruppentherapien im Krankenhaus teilnehmen. Ferner führte das BMG dazu aus: »Gleiches gilt für Leistungen wie Physio-, Ergo- oder Psychotherapie, die ggf. von Kooperationspartnern an einem anderen Ort als dem häuslichen Umfeld erbracht werden. Oder aber für therapeutisch begleitete Gespräche, [die] am Arbeitsplatz des Patienten, oder bei Kindern in der Schule oder KiTa stattfinden. Schließlich kann es auch das Ziel einer StäB [stationsäquivalenten psychiatrischen Behandlung] sein, eine Aktivierung, Mobilisierung und Befähigung des Patienten zu erreichen, sich aus dem häuslichen Kontext heraus zubewegen.«

Anmerkung der Autoren

Die Formulierung einer primären Leistungserbringung im häuslichen Umfeld führt immer wieder zu Missverständnissen und kritischen Rückfragen seitens des MDK bis hin zu Rechnungskürzungen durch die Krankenkassen, denen dann, mit Hinweis auf diese Texte, energisch (und nötigenfalls über eine Klage) widersprochen werden muss.

Der Absatz 2 macht deutlich, dass die leistungsrechtlichen Voraussetzungen für eine stationsäquivalente psychiatrische Behandlung vorliegen müssen. Nach § 39 Absatz 1 Satz 2 SGB V ist dies nach Prüfung der Fall, wenn die Behandlung im häuslichen Umfeld durch ein Krankenhaus erforderlich ist, weil das Behandlungsziel nicht durch teilstationäre, vor- und nachstationäre oder ambulante Behandlung einschließlich häuslicher Krankenpflege erreicht werden kann. Ein Vorrangprinzip oder eine Verpflichtung, dass die Behandlung stationsäquivalent statt vollstationär zu erbringen ist, besteht nicht. Die Entscheidung über die Erbringung einer stationsäquivalenten psychiatrischen Behandlung obliegt der therapeutischen und organisatorischen Entscheidung des Krankenhauses in Abstimmung mit dem Patienten und seinen Angehörigen. Dabei sollte berücksichtigt werden, mit welcher Behandlungsform das Therapieziel am ehesten zu erreichen ist. Darüber hinaus müssen die weiteren Voraussetzungen nach dieser Vereinbarung vorliegen.

Anmerkung der Autorinnen

Auch diese formalen Voraussetzungen sind häufig Anlass für Nachfragen/kritische Bewertungen seitens des MDK. Es ist lohnend, sie anhand einer Checkliste systematisch zu dokumentieren.

Der Absatz 3 stellt klar, dass auch für die stationsäquivalente psychiatrische Behandlung die Regelungen zum Entlassmanagement nach § 39 Absatz 1a SGB V gelten.

Die Zuzahlungsregelungen für stationäre Maßnahmen gemäß § 61 SGB V kommen demgegenüber für die stationsäquivalente psychiatrische Behandlung nicht zur Anwendung. In § 39 Absatz 1 Satz 1 SGB V wird explizit zwischen vollstationärer und stationsäquivalenter Krankenhausbehandlung unterschieden. Versicherte leisten die Zuzahlung gemäß § 39 Absatz 4 Satz 1 SGB V jedoch für die vollstationäre Krankenhausbehandlung. Die stationsäquivalente psychiatrische Behandlung wurde in § 39 Absatz 4 Satz 1 SGB V nicht ergänzt. Gegenstand der Zuzahlungspflicht sind also nach wie vor nur vollstationäre Behandlungen (Becker, in: Becker/Kingreen, SGB V, 5. Auflage 2017, Rn. 40). Krankenhäuser müssen demnach für die stationsäquivalente psychiatrische Behandlung keine Zuzahlung vom Versicherten einziehen. Dies wird auch vom GKV-SV so gesehen.

3.3. *Eignung des häuslichen Umfelds*

Es ist nach § 3 zu prüfen, ob das häusliche Umfeld für die Durchführung einer stationsäquivalenten psychiatrischen Behandlung geeignet ist. Wenn zum Beispiel keine Möglichkeit für ein therapeutisches Vier-Augen-Gespräch besteht oder eine Kindeswohlgefährdung droht oder bereits besteht, liegen Faktoren vor, die dem Erreichen des Behandlungsziels entgegenstehen. Ist zum Beispiel der Patient oder die Patientin Opfer häuslicher Gewalt und deshalb behandlungsbedürftig und der Täter oder die Täterin wohnt im gleichen Haushalt, ist dies ein Sachverhalt, der eine Eignung des häuslichen Umfeldes für eine stationsäquivalente psychiatrische Behandlung ausschließt und somit eine andere Behandlungsform zu wählen ist.

Die Prüfung hat zu Beginn der Behandlung und im Behandlungsverlauf zu erfolgen. Eine Festlegung der zeitlichen Frequenz (wöchentlich, monatlich o. ä.) wurde bewusst nicht vorgenommen.

Weiterhin ist mit dem häuslichen Umfeld zu klären, ob und wie die Versorgung des Patienten sichergestellt wird. Nach Auffassung des BMG bleiben Ansprüche zu Leistungen aus weiteren Sozialgesetzbüchern während einer stationsäquivalenten psychiatrischen Behandlung bestehen (z. B. pflegerische Leistungen im Pflegeheim nach dem SGB XI sowie ambulante Pflege nach § 37 SGB V) und müssen somit nicht von der Klinik getragen werden. Zur konkreten Umsetzung führt das BMG aus: »Die Verantwortung für die pflegerischen Leistungen bleibt während des gesamten Zeitraums einer stationsäquivalenten Behandlung beim Pflegeheim. (...). Es [erscheint] sachgerecht, dass Pflegeleistungen, die sinnvollerweise im Rahmen der StäB zu erbringen sind, vom behandelnden Krankenhaus übernommen werden. Ausschlaggebend ist neben dem zeitlichen mithin auch der fachliche Zusammenhang mit den Leistungen der stationsäquivalenten Behandlung.«

Im Falle von Begleiterkrankungen, die nicht Anlass für die stationsäquivalente psychiatrische Behandlung waren, kommen nach Auffassung des BMG die Grundsätze für die Mitbehandlung interkurrenter Erkrankungen bei vollstationärer Behandlung entsprechend zur Anwendung. Nach Auffassung des BMG wäre demnach die Versorgung derartiger Begleiterkrankungen vom Behandlungsumfang der stationsäquivalenten psychiatrischen Behandlung mit umfasst.

Dem kann jedoch entgegengehalten werden, dass die Mitbehandlung möglicher Begleiterkrankungen den Rahmen der stationsäquivalenten psychiatrischen Behandlung überschreiten würde. Im Gegensatz zum vollstationären Bereich befindet sich der Patient in seinem häuslichen Umfeld und muss bei Vorliegen einer stationär behandlungsbedürftigen Begleiterkrankung in ein geeignetes Krankenhaus aufgenommen werden.

Durch diese Zäsur entsteht jedoch ein neuer Behandlungsfall, der dem vollstationären Abrechnungsregime unterliegt. Bei ambulant behandelbaren Begleiterkrankungen können betroffene Patienten in der Regel aus ihrem häuslichen Umfeld heraus notwendige Arztbesuche gegebenenfalls auch in Begleitung von Mitgliedern des stationsäquivalenten Behandlungsteams wahrnehmen. Die Grundsätze zur Mitbehandlung interkurrenter Erkrankungen aus dem vollstationären Bereich können daher nicht einfach auf die stationsäquivalente psychiatrische Behandlung übertragen werden. Darüber hinaus ist zu berücksichtigen, dass wesentliche interkurrente Erkrankungen je nach Fallgestaltung auch der Durchführung einer stationsäquivalenten psychiatrischen Behandlung entgegenstehen können, z. B. wenn eine Begleiterkrankung eine intensive Überwachung der Patientin erfordert.

Das BMG ist dieser Argumentation der DKG jedoch nicht gefolgt. Solange hierzu keine weitere gesetzliche Anpassung erfolgt, ist diese Problematik auf der Ortsebene zu klären.

Anmerkung der Autoren

Bezüglich der Verantwortung der StäB-durchführenden Klinik für die Fortführung bzw. Übernahme einer laufenden ambulanten Pflegeleistung im privaten häuslichen Rahmen wurde durch die Novellierung der häuslichen Krankenpflege Richtlinie des GbA vom 20.07.2019 Klarheit geschaffen: Auch die ambulante Pflegeleistung geht während der stationäquivalenten Behandlung in die Verantwortung und den Leistungskatalog des Krankenhauses über.

3.4. Zustimmung des häuslichen Umfeldes

Das Einverständnis der im selben Haushalt lebenden Mitbewohner muss in der Patientenakte vermerkt werden. Eine formelle schriftliche Zustimmung ist nicht vorgesehen. Dass eine Zustimmung notwendig ist, ergibt sich aus der Unverletzlichkeit der eigenen Wohnung (Artikel 13 GG), die ja auch jeweils die Wohnung der Mitbewohner ist. Wird die stationsäquivalente psychiatrische Behandlung in den Räumlichkeiten einer Einrichtung erbracht, muss ebenso das Einverständnis eingeholt werden. Eine Vorgabe, durch welche Person der Einrichtung dies konkret zu erfolgen hat, ist nicht vorgesehen und wird nicht näher ausgeführt. Die hier aufgezählten beiden Einrichtungstypen sind nicht als abschließende Aufzählung von möglichen Einrichtungsformen zu sehen, wo sich das häusliche Umfeld befinden kann.

> **Anmerkung der Autorinnen**
>
> Die von manchen MDK in der Anfangszeit geforderte schriftliche Zustimmung der Mitbewohnerinnen entbehrt also jeder Grundlage. Diesem Ansinnen ist zu widersprechen.

3.5. Berücksichtigung des Kindeswohls

Wie schon unter § 3 ausgeführt spielt die Beurteilung einer Kindeswohlgefährdung bei der Feststellung der Eignung des häuslichen Umfeldes eine wichtige Rolle. Bei Unsicherheiten ist zur Beurteilung ein Facharzt für Pädiatrie oder ein Facharzt für Kinder- und Jugendpsychiatrie und -psychotherapie hinzuzuziehen. Es besteht dazu jedoch keine Verpflichtung.

Die für die stationsäquivalente psychiatrische Behandlung zuständige fachärztliche Leitung muss sich bei im Haushalt lebenden Kindern im Säuglingsalter (0-1 Jahre) davon überzeugen, dass diese adäquat versorgt sind. Eine adäquate Versorgung kann durch den Patienten selbst erfolgen oder aber durch Angehörige (z. B. Ehepartner, Lebenspartner, Eltern). Sollte dies nicht möglich sein, sind bei Bedarf entsprechende Fachkräfte (z. B. Hebamme, Kinderkrankenschwester, -pfleger) hinzuzuziehen.

Bei der Hilfe zur Versorgung des Kindes könnte § 38 SGB V »Haushaltshilfe« zum Tragen kommen. Gemäß § 38 Absatz 1 SGB V haben Versicherte Anspruch auf eine Haushaltshilfe, wenn ihnen unter anderem wegen Krankenhausbehandlung die Weiterführung des Haushalts nicht möglich ist. Dies umfasst grundsätzlich alle zur Weiterführung des Haushalts erforderlichen Dienstleistungen, wie z. B. die Beschaffung von Lebensmitteln und die Zubereitung von Mahlzeiten, aber auch die altersentsprechende Betreuung und Beaufsichtigung von im Haushalt lebenden Kindern (BeckOK SozR/Knispel, SGB V § 38 Rn. 16). Unter einer Krankenhausbehandlung im Sinne von § 38 Absatz 1 Satz 1 SGB V sind die in § 39 Absatz 1 SGB V genannten Leistungen zu verstehen (Nolte, in: Kasseler Kommentar, Stand: Juli 2017, § 38 SGB V, Rn. 5), so dass dazu auch die stationsäquivalente psychiatrische Behandlung zählt. Im Übrigen ist zu berücksichtigen, dass dem Patienten auch im Falle einer stationären Aufnahme in ein Krankenhaus bei Vorliegen der entsprechenden Voraussetzungen ein Anspruch gemäß § 38 SGB V zustehen würde, so dass dies ebenso bei der stationsäquivalenten psychiatrischen Behandlung der Fall sein muss, da es sich hierbei um ein Äquivalent zur vollstationären Behandlung handelt. Ansprechpartner für einen möglichen Anspruch gemäß § 38 SGB V ist die zuständige Krankenversicherung des Patienten, der dort einen entsprechenden Antrag einzureichen hat.

3.6. Eltern-Kind-Behandlung

Bei jeder stationsäquivalenten psychiatrischen Behandlung mit Kindern im häuslichen Umfeld muss die Notwendigkeit einer gemeinsamen Eltern-Kind-Behandlung geprüft und ggf. in die Wege geleitet werden. In diesem Zusammenhang bedeutet »sicherstellen« nicht, dass die gemeinsame Behandlung noch während der Phase der stationsäquivalenten psychiatrischen Behandlung erfolgen muss.

3.7. Behandlungsteam

Das Team, welches die stationsäquivalente psychiatrische Behandlung erbringt, muss aus mindestens drei Berufsgruppen zusammengesetzt sein. Ein Mitglied der Berufsgruppe der Ärzte und ein Mitglied der Berufsgruppe Pflege sind in jedem Fall Bestandteil des Teams. Die Berufsgruppe des dritten Teammitgliedes kann frei gewählt werden. Grundsätzlich müssen in der Klinik Vertreter der Berufsgruppen: Ärzte, Psychologen, Pflegefachpersonen, Spezialtherapeuten vorgehalten werden, um bei Bedarf auf diese zurückgreifen zu können.

Die Gesamtverantwortung für die Behandlungsplanung und -durchführung, auch beim Einbezug von weiteren Leistungserbringern, liegt beim zuständigen Facharzt.

Findet eine stationsäquivalente psychiatrische Behandlung an mehr als sechs Tagen in Folge statt, muss einmal in der Woche eine multiprofessionelle Fallbesprechung durchgeführt werden. Mindestens drei beteiligte Berufsgruppen müssen daran teilnehmen. Die weiteren beauftragten Leistungserbringer sind dabei – soweit möglich – einzubeziehen. Dies kann auch mit technischen Hilfsmitteln der Kommunikation erfolgen (z. B. per Telefon- und Videokonferenz). Anforderungen zur Dokumentation der Fallbesprechung sind unter § 11 aufgeführt.

> **Anmerkung der Autoren**
>
> Auch diese Formalie wird gerne für eine kritische Positionierung des MDK genutzt: Bei Behandlungsbeginn in der Woche (z. B. notfallmäßig am Dienstagnachmittag) können bei einer routinemäßigen Durchführung der Fallbesprechungen an diesem Tag bis zur nächsten Fallkonferenz mehr als sechs Tage vergehen. Dies wird von manchen MDK als Verletzung dieser Vorgabe gedeutet, die wöchentliche Fallkonferenz nicht auf die vollständige Kalenderwoche, sondern auf einen exakten 7-Tage-Zeitraum bezogen. Eine endgültige gerichtliche Klärung steht hierzu noch aus.

3.8. Patientenkontakte

Die stationsäquivalente psychiatrische Behandlung erfordert einen täglichen direkten Patientenkontakt durch ein Mitglied des Teams. Gemeint ist damit ein direkter persönlicher Kontakt. Alle weiteren Kontakte können auch ggf. telefonisch stattfinden. Kommt ein täglicher direkter Kontakt von Seiten des Patienten nicht zustande (z. B., wenn ein Teammitglied zwar zur verabredeten Zeit an der Tür klingelt, diese aber nicht geöffnet wird), wird dieser Versuch als täglicher direkter Kontakt gewertet. Dies ist entsprechend in der Dokumentation nachvollziehbar darzulegen.

Findet eine stationsäquivalente psychiatrische Behandlung an mehr als sechs Tagen in Folge statt, muss einmal in der Woche eine ärztliche Visite durchgeführt werden. Hierbei gilt der Facharztstandard. Demnach ist der Arzt verpflichtet, nach dem anerkannten und gesicherten Standard der medizinischen Wissenschaft zu behandeln und die jeweilige Behandlung so vorzunehmen wie ein sorgfältig arbeitender Facharzt. Dies wird durch die fachärztliche Leitung des Behandlungsteams (vgl. § 7 Absatz 2 und 3) gewährleistet. Das gilt auch bei (noch) nicht vorhandener Facharztanerkennung. In der Regel sollte die Visite im häuslichen Umfeld des Patienten stattfinden. Das heißt, dass der Ort sich durchaus auch woanders befinden kann, z. B. in der Klinik.

> **Anmerkung der Autorinnen**
>
> Im Einzelfall umstritten ist die zulässige Häufigkeit einer Visite in der Klinik. Aus fachlicher Sicht und um unnötige Auseinandersetzungen zu vermeiden, wird empfohlen, die Visiten wann immer möglich vor Ort im häuslichen Umfeld der Patientinnen durchzuführen.

3.9. Sicherstellung der Behandlung

Die Klinik muss ein Konzept haben, wie mit Krisensituationen der stationsäquivalent psychiatrisch behandelten Patienten umzugehen ist. Hierzu ist eine verbindliche Vorgehensweise (z. B. in Form einer SOP) festzulegen. Dies sollte auch entsprechend dem Patienten kommuniziert werden, damit für beide Seiten Handlungssicherheit besteht (z. B. in Verbindung mit einem Krisenpass).

Die Rufbereitschaft des Behandlungsteams muss werktags zu den üblichen Tagesdienstzeiten gewährleistet werden. Es erfolgen keine konkreten Zeit- oder auch Schichtvorgaben, somit sind diese Zeiten an den krankenhausindividuellen Gegebenheiten zu orientieren.

Die darüber hinaus bestehende ärztliche 24-stündige Eingriffsmöglichkeit durch das Krankenhaus kann über eine allgemeine Rufbereitschaft (z. B. im Rahmen der bestehenden Versorgungsverpflichtung) gewährleistet werden. Die konkrete Gestaltung der ärztlichen Eingriffsmöglichkeit und der Ort sind nicht vorgeschrieben.

Die Verpflichtung zur vollstationären Aufnahme bei Verschlechterung des Gesundheitszustandes des Patienten ist im Grunde keine Zusatzverpflichtung. Diese besteht im Rahmen der bestehenden Versorgungsverpflichtung der Kliniken, die stationsäquivalente psychiatrische Behandlung anbieten, ohnehin. Dies bedeutet nicht, dass für stationsäquivalent psychiatrisch behandelte Patienten ein Bett freigehalten werden muss.

3.10. Anforderungen an die Beauftragung von weiteren Leistungserbringern

Für die Durchführung von Teilen der stationsäquivalenten psychiatrischen Behandlung können weitere Leistungserbringer beauftragt werden. Wer diese Leistungserbringer konkret sein können, ist offengehalten. Es sollen lediglich »an der ambulanten psychiatrischen Versorgung teilnehmende Leistungserbringer« sein oder »ein anderes zur Erbringung der stationsäquivalenten psychiatrischen Behandlung berechtigtes Krankenhaus«. Als Beispiele, in welchen Fällen dies als geeignet erscheint, sind Wohnortnähe oder Behandlungskontinuität als nicht abschließende Aufzählung genannt. Wird der Patient beispielsweise bereits vor der stationsäquivalenten psychiatrischen Behandlung von einem ambulanten psychiatrischen Pflegedienst versorgt, kann dieser per Beauftragung Teil des Behandlungsteams werden. Die Gesamtverantwortung liegt jedoch immer bei dem auftraggebenden Krankenhaus.

Die vertragliche Ausgestaltung der Beauftragung obliegt dem auftraggebenden Krankenhaus. Die Vergütung der stationsäquivalenten psychiatrischen Behandlung erfolgt auch bei einer Beauftragung von externen Leistungserbringern nach dem Krankenhausfinanzierungsrecht gegenüber dem auftraggebenden Krankenhaus. Die Vergütung der vereinbarten Leistungen zwischen dem auftraggebenden Krankenhaus und dem beauftragten Leistungserbringer ist im Innenverhältnis zu regeln.

Insgesamt darf der Anteil der extern beauftragten Leistungen nicht mehr als die Hälfte der in einem Budgetjahr erbrachten Therapiezeiten – im Rahmen der stationsäquivalenten psychiatrischen Behandlung – betragen.

Anmerkung der Autoren

Bei der Umsetzung dieser Beauftragung sind einige arbeitsrechtliche und vertragsrechtliche Aspekte zu beachten und jeweils einzelvertraglich zu regeln. Entsprechende Vertragsmodelle können über die Autoren angefragt werden.

3.11. Anforderungen an die Dokumentation in der Patientenakte

Nach § 39 Absatz 1 Satz 2 SGB V haben Versicherte Anspruch auf vollstationäre oder stationsäquivalente Behandlung, wenn die Behandlung durch ein Krankenhaus erforderlich ist, weil das Behandlungsziel nicht durch teilstationäre, (…) oder ambulante Behandlung einschließlich häuslicher Krankenpflege erreicht werden kann. Diese Krankhausbehandlungsbedürftigkeit ist zusammen mit dem Aufnahmebefund und der Anamnese beziehungsweise Fremdanamnese in der Patientenakte zu dokumentieren. Ein Krankenhauseinweisungsschein muss nicht regelhaft vorgelegt werden. Ohnehin ersetzt dieser nicht die Prüfung der Krankhausbehandlungsbedürftigkeit. Die Begründung für die Entscheidung zur stationsäquivalenten psychiatrischen Behandlung in Abgrenzung zur vollstationären Behandlung muss nicht dokumentiert werden. In der Akte müssen zudem dokumentiert werden:

- die Therapiezielplanung und die Verlaufsdokumentation,
- Gründe eines ggf. nicht zustande gekommenen direkten Patientenkontaktes,
- die Zustimmung der im Haushalt lebenden Angehörigen oder der Einrichtung,
- die Ergebnisse der Prüfung auf Kindeswohlgefährdung und ggf. abgeleitete Maßnahmen nach § 5,
- die Ergebnisse der Prüfung einer gemeinsamen Eltern-Kind-Behandlung und ggf. entsprechend abgeleitete Maßnahmen nach § 6,
- die teilnehmenden und entschuldigten Mitglieder (berufsgruppenbezogen und namentlich) des Behandlungsteams bei der wöchentlichen Fallbesprechung § 7 Absatz 4.

Die Durchführung der ordnungsgemäßen Dokumentation durch weitere beauftragte Leistungserbringer ist ebenso zu gewährleisten.

3.12. Anforderungen an die Datenübermittlung nach § 301 SGB V an die Krankenkassen und an die Privaten Krankenversicherungen

Im Rahmen der Datenübermittlung nach § 301 SGB V ist der Ort des häuslichen Umfelds der stationsäquivalenten psychiatrischen Behandlung kenntlich zu machen. Hierzu stehen ab dem 01.01.2018 neue Fachabteilungsschlüssel zur Verfügung, die eine Angabe des Ortes der Leistungserbringung (Privatwohnung, Pflegeheim, weitere Wohnformen), jeweils unterschieden nach Allgemeiner Psychiatrie bzw. Kinder- und Jugendpsychiatrie, ermöglichen. Darüber hinaus wurden im § 301-Verfahren mit Nachtrag vom 07.12.2017 weitere Festlegungen zur elektronischen Datenübermittlung aufgenommen. So sind für die stationsäquivalente psychiatrische Behandlung ein gesonderter Aufnahmegrund sowie ein neuer Entgeltschlüsselbereich vorgesehen. Für Entgelte nach Anlage 6b des PEPP-Katalogs 2018 wurden tag-, fall- und zeitraumbezogene Entgeltschlüssel vorgesehen. Werden darüber hinaus aufgrund von Vereinbarungen auf Ortsebene differenziertere Entgeltschlüssel benötigt, sind diese über die Vereinbarungspartner der § 301-Datenübermittlung auf Bundesebene zu beantragen.

Die im Rahmen der Entlassungsanzeige an die Krankenkasse zu übermittelnden Informationen zur Fachabteilungshistorie sind um Angaben zu Tagen ohne direkten Patientenkontakt zu ergänzen. Dies gilt sowohl für Zeiträume zwischen zwei Behandlungsepisoden nach einer Fallzusammenführung, als auch für Zeiträume ohne direkten Patientenkontakt innerhalb eines Behandlungsfalls. Hierzu werden die bestehenden Regelungen zu sogenannten Pseudo-Fachabteilungen bei Rückverlegungen bzw. für den externen Aufenthalt bei Wiederaufnahme (›0001‹, ›0002‹) um eine weitere Pseudofachabteilung ›0004‹ für Zeiträume ohne direkten Patientenkontakt in der stationsäquivalenten psychiatrischen Behandlung ergänzt.

Die Therapiezeiten sind im Rahmen der OPS-Kodierung berufsgruppenspezifisch zu übermitteln. Es sind keine Angaben zu den konkreten medizinischen bzw. pflegerischen Leistungen zu machen. Maßgeblich ist die jeweils gültige OPS-Version. Die durch Fahrzeiten entstehenden Kosten sind – auch ohne separate OPS-Übermittlung – bei der Kalkulation des InEK im Rahmen des Vollkostenansatzes sachgerecht auf die betroffenen Behandlungsfälle zu verrechnen.Entsprechend gilt für die Vereinbarung von krankenhausindividuellen Entgelten auf der Ortsebene, dass alle pflegesatzfähigen Kosten sachgerecht zu berücksichtigen sind. Somit sind bei der Vereinbarung auf der Ortsebene sowohl die Personalkosten als auch alle sonstigen pflegesatzfähigen Kosten, die durch die Fahrten entstehen, zu berücksichtigen.

3.13. Inkrafttreten, Kündigung

Keine Hinweise erforderlich

3.14. Salvatorische Klausel

Keine Hinweise erforderlich

Ergänzende Bemerkungen der Autorinnen

In der Erläuterung der DKG wird in § 3 zu der Frage Stellung genommen, in wie weit eine StäB im Pflegeheim durchgeführt werden kann und welche Leistungen in diesem Fall vom Heim oder vom StäB-Team zu erbringen sind.

Diese Frage ist von großer Bedeutung und war auch in den Verhandlungen strittig. Deshalb sollen hier die wesentlichen Fakten noch einmal ergänzend zusammengefasst werden.

Das Bundesministerium für Gesundheit hat sich auf entsprechende Anfragen der Verhandlungspartner in zwei Schreiben erfreulicherweise sehr klar positioniert.

Das BMG führt aus, dass Pflegeleistungen bei StäB-Patienten nur dann vom behandelnden Krankenhaus zu leisten sind, wenn die Patienten tatsächlich im Rahmen der StäB durch Mitglieder des multiprofessionellen Behandlungsteams behandelt werden. Dies bezieht sich also auf die Zeiträume, in denen Mitarbeitende des StäB-Teams vor Ort sind. Dann sollen die in diesem Zeitraum anfallenden Pflegeleistungen durch das Team erbracht werden. Das BMG weist in diesem Zusammenhang darauf hin, dass während einer Aufnahme eines Pflegeheimbewohners in ein Krankenhaus die Leistungen der Pflegeversicherung nach § 34 Abs. 2 Satz 1 SGB XI ruhen. Diese Regelung erstrecke sich aber nicht auf die StäB. Nach § 87 a Abs. 1 SGB XI seien bei StäB auch keine Abschläge von den Vergütungen für Pflegeheime vorgesehen. Eine analoge Anwendung der Vorschriften betreffend Krankenhausaufenthalte auf StäB wäre nicht sachgerecht: »Das Pflegeheim soll die Verantwortung für die Pflege weiterhin tragen, auch wenn zeitweilig das Personal des Krankenhauses den Bewohner behandelt, betreut und unterstützt. Der Pflegeheimbewohner soll weiterhin am Leben im Pflegeheim teilnehmen können, beispielsweise durch gemeinsames Essen oder in Form von Gruppenbetreuung/Angebote im Pflegeheim. Er behält seinen Lebensmittelpunkt im Pflegeheim und die Pflegekräfte des Pflegeheims bleiben weiterhin seine Vertrauens- und Bezugspersonen.«

In einer ersten Stellungnahme hielt es das BMG »für sachgerecht, bei ambulanter Pflege für Leistungen der HKP nach § 37 SGB V sowie für Leistungen nach dem SGB XI entsprechend zu verfahren.« Im jetzigen Gesetz wurde es nun anders gelöst.

> vgl. Anmerkung der Autorinnen zu 3.3.

Auf der anderen Seite weist das BMG ebenso deutlich darauf hin, dass bei neu auftretenden Begleiterkrankungen, die nicht Anlass für die StäB waren, die Grundsätze für die Mitbehandlung interkurrenter Erkrankungen bei vollstationärer Behandlung angewendet werden sollten. Die Verantwortung für die Diagnostik und Behandlung liegt hier beim psychiatrischen Krankenhaus, soweit keine stationäre Aufnahme/Verlegung in ein somatisches Krankenhaus notwendig wird.

2.4 OPS

9-701 Stationsäquivalente psychiatrische Behandlung bei Erwachsenen

(Deutsches Institut für Medizinische Dokumentation und Information (DIMDI), Operationen- und Prozedurenschlüssel Version 2021)
   Exkl.:
Regelbehandlung bei psychischen und psychosomatischen Störungen und Verhaltensstörungen bei Erwachsenen (9-607)
Intensivbehandlung bei psychischen und psychosomatischen Störungen und Verhaltensstörungen bei Erwachsenen (9-61)
Psychotherapeutische Komplexbehandlung bei psychischen und psychosomatischen Störungen und Verhaltensstörungen bei Erwachsenen (9-626)
Psychosomatisch-psychotherapeutische Komplexbehandlung bei psychischen und psychosomatischen Störungen und Verhaltensstörungen bei Erwachsenen (9-634)
Erhöhter Betreuungsaufwand bei psychischen und psychosomatischen Störungen und Verhaltensstörungen bei Erwachsenen (9-640 ff.)
Integrierte klinisch-psychosomatisch-psychotherapeutische Komplexbehandlung bei psychischen und psychosomatischen Störungen und Verhaltensstörungen bei Erwachsenen (9-642)

Psychiatrisch-psychotherapeutische Behandlung im besonderen Setting (Mutter/Vater-Kind-Setting) (9-643 ff.)
Erbringung von Behandlungsmaßnahmen im stationsersetzenden Umfeld und als halbtägige tagesklinische Behandlung bei Erwachsenen (9-644 ff.)
Spezifische qualifizierte Entzugsbehandlung Abhängigkeitskranker bei Erwachsenen (9-647 ff.)
Hinw.:
Eine krisenintervenionelle Behandlung (9-641 ff.), der indizierte komplexe Entlassungsaufwand (9-645 ff.) und der Einsatz von Gebärdensprachdolmetschern (9-510 ff.) sind gesondert zu kodieren.

Voraussetzung für die stationsäquivalente Behandlung ist das Vorliegen einer psychischen Erkrankung und einer Indikation für eine stationäre Behandlung. Die stationsäquivalente Behandlung umfasst eine psychiatrische Behandlung im häuslichen Umfeld des Patienten.

Sie stellt bei Bedarf neben der aufsuchenden Behandlung auch die Nutzung weiterer Ressourcen der psychiatrischen Abteilung oder des psychiatrischen Krankenhauses für ergänzende Diagnostik und Therapie sicher.

Diese Kodes sind für jeden Tag mit stationsäquivalenter Behandlung berufsgruppenspezifisch anzugeben. Therapiezeiten eines Tages einer Berufsgruppe sind zu addieren. Fahrzeiten werden nicht angerechnet.

Bei Gruppentherapien ist die Gruppengröße auf maximal 18 Patienten begrenzt. Bei einer Gruppenpsychotherapie mit 13 bis 18 Patienten sind mindestens 2 Mitarbeiter, von denen mindestens einer ein Arzt oder ein Psychologe ist, erforderlich. Pro Gruppentherapie dürfen Therapiezeiten für maximal 2 Therapeuten angerechnet werden. Die Dauer der Gruppentherapie ist mit der Anzahl der Therapeuten zu multiplizieren und dann durch die Anzahl der teilnehmenden Patienten zu teilen. Diese Zeit wird jedem teilnehmenden Patienten angerechnet.

Die Kodes sind ebenfalls für Leistungen anzugeben, die von an der ambulanten psychiatrischen Behandlung teilnehmenden Leistungserbringern oder von anderen zur Erbringung der stationsäquivalenten Behandlung berechtigten Krankenhäusern (§ 115d Abs. 1 Satz 3 SGB V) erbracht werden.

Strukturmerkmale:

- Mobiles multiprofessionelles Team mit Behandlungsleitung durch einen Facharzt für Psychiatrie und Psychotherapie, Facharzt für Psychiatrie, Facharzt für Nervenheilkunde oder Facharzt für Psychosomatische Medizin und Psychotherapie, bestehend aus ärztlichem Dienst, pflegerischem Dienst und mindestens einem Vertreter einer weiteren Berufsgruppe (z. B. Psychologen (Psychologischer Psychotherapeut, Diplom-Psychologe oder Master of Science in Psychologie) oder Spezialtherapeuten (z. B. Ergotherapeut, Physiotherapeut, Sozialarbeiter, Sozialpädagoge, Logopäde, Kreativtherapeut))
- Vorhandensein von Vertretern der folgenden Berufsgruppen:
  – Ärzte (Facharzt für Psychiatrie und Psychotherapie, Facharzt für Psychiatrie, Facharzt für Nervenheilkunde oder Facharzt für Psychosomatische Medizin und Psychotherapie)

- Psychologen (Psychologischer Psychotherapeut, Diplom-Psychologe oder Master of Science in Psychologie)
- Spezialtherapeuten (z. B. Ergotherapeuten, Physiotherapeuten, Sozialarbeiter, Logopäden, Kreativtherapeuten)
- Pflegefachpersonen (z. B. Gesundheits- und Krankenpfleger, Gesundheits- und Kinderkrankenpfleger, Altenpfleger, Heilerziehungspfleger)
• Erreichbarkeit mindestens eines Mitglieds des Behandlungsteams werktags im Rahmen des üblichen Tagesdienstes (Rufbereitschaft). Darüber hinaus jederzeitige, 24 Stunden an 7 Tagen in der Woche, ärztliche Eingriffsmöglichkeit
• Möglichkeit zur umgehenden vollstationären Aufnahme bei kurzfristiger Zustandsverschlechterung

Mindestmerkmale:

• Durchführung einer wöchentlichen ärztlichen Visite (bei stationsäquivalenter Behandlung an mehr als 6 Tagen in Folge) im direkten Patientenkontakt, in der Regel im häuslichen Umfeld. Der Facharztstandard ist zu gewährleisten
• Durchführung einer wöchentlichen multiprofessionellen Fallbesprechung zur Beratung des weiteren Behandlungsverlaufs (bei stationsäquivalenter Behandlung an mehr als 6 Tagen in Folge), in die mindestens 3 der an der Behandlung beteiligten Berufsgruppen ggf. unter Einbeziehung kooperierender Leistungserbringer nach § 115d Abs. 1 Satz 3 SGB V einbezogen werden. Die Fallbesprechung kann unter Zuhilfenahme von Telekommunikation geschehen
• Behandlung auf der Grundlage eines individuellen Therapieplans, orientiert an den Möglichkeiten und dem Bedarf des Patienten
• Es erfolgt mindestens ein direkter Patientenkontakt durch mindestens ein Mitglied des multiprofessionellen Teams pro Tag. Kommt ein direkter Kontakt nicht zustande aus Gründen, die der Patient zu verantworten hat, zählt der unternommene Kontaktversuch dennoch als direkter Patientenkontakt
• Genesungsbegleiter können hinzugezogen werden
• Als angewandte Verfahren der ärztlichen und psychologischen Berufsgruppen gelten folgende Verfahren oder im Aufwand vergleichbare Verfahren:
  - Supportive Einzelgespräche
  - Einzelpsychotherapie
  - Psychoedukation
  - Internetbasierte Interventionen
  - Angehörigengespräche (z. B. Psychoedukation, Gespräche mit Betreuern)
  - Gespräche mit Richtern oder Behördenvertretern
  - Somato-psychosomatisches ärztliches Gespräch
  - Aufklärung, Complianceförderung und Monitoring im Rahmen der ärztlich indizierten Psychopharmakotherapie, Einnahmetraining
  - Leistungen im und unter Einbeziehung des sozialen Netzwerkes/Umfeldes des Patienten (z. B. Familie, Arbeitgeber, Betreuer, komplementäre Dienste)
  - Gruppenpsychotherapie

- Als angewandte Verfahren der Spezialtherapeuten und Pflegefachpersonen gelten folgende Verfahren oder im Aufwand vergleichbare Verfahren:
  - Beratung, Adhärenz-Förderung und Monitoring im Rahmen der ärztlich indizierten Psychopharmakotherapie, Einnahmetraining
  - Psychoedukation
  - Bezugstherapeutengespräche, supportive Einzelgespräche
  - Behandlung und spezielle Interventionen durch Pflegefachpersonen (z. B. alltagsbezogenes Training, Aktivierungsbehandlung)
  - Ergotherapeutische Behandlungsverfahren
  - Spezielle psychosoziale Interventionen (z. B. Selbstsicherheitstraining, soziales Kompetenztraining)
  - Kreativtherapien (z. B. Tanztherapie, Kunsttherapie, Musiktherapie)
  - Internetbasierte Interventionen
  - Gespräche mit Behördenvertretern
  - Angehörigengespräche, Gespräche mit Betreuern
  - Physio- oder Bewegungstherapie (z. B. Sporttherapie)
  - Sensorisch fokussierte Therapien (z. B. Genussgruppe, Snoezelen)
  - Entspannungsverfahren (z. B. progressive Muskelrelaxation nach Jacobson, autogenes Training oder psychophysiologische Techniken wie Biofeedback)
  - Logopädie (z. B. bei Schluckstörungen)
  - Übende Verfahren und Hilfekoordination zur Reintegration in den individuellen psychosozialen Lebensraum
  - Gestaltungs-, Körper- und Bewegungstherapie
  - Somatopsychisch-psychosomatische Kompetenztrainings (Diätberatung, Sozialberatung, Sport)

9-701.0 Therapiezeiten am Patienten durch Ärzte
.00 Bis 30 Minuten pro Tag
.01 Mehr als 30 bis 60 Minuten pro Tag
.02 Mehr als 60 bis 90 Minuten pro Tag
.03 Mehr als 90 bis 120 Minuten pro Tag
.04 Mehr als 120 bis 180 Minuten pro Tag
.05 Mehr als 180 bis 240 Minuten pro Tag
.06 Mehr als 240 Minuten pro Tag

9-701.1 Therapiezeiten am Patienten durch Psychologen
.10 Bis 30 Minuten pro Tag
.11 Mehr als 30 bis 60 Minuten pro Tag
.12 Mehr als 60 bis 90 Minuten pro Tag
.13 Mehr als 90 bis 120 Minuten pro Tag
.14 Mehr als 120 bis 180 Minuten pro Tag
.15 Mehr als 180 bis 240 Minuten pro Tag
.16 Mehr als 240 Minuten pro Tag

9-701.2 Therapiezeiten am Patienten durch Spezialtherapeuten
.20 Bis 30 Minuten pro Tag

.21 Mehr als 30 bis 60 Minuten pro Tag
.22 Mehr als 60 bis 90 Minuten pro Tag
.23 Mehr als 90 bis 120 Minuten pro Tag
.24 Mehr als 120 bis 180 Minuten pro Tag
.25 Mehr als 180 bis 240 Minuten pro Tag
.26 Mehr als 240 Minuten pro Tag

9-701.3 Therapiezeiten am Patienten durch Pflegefachpersonen
.30 Bis 30 Minuten pro Tag
.31 Mehr als 30 bis 60 Minuten pro Tag
.32 Mehr als 60 bis 90 Minuten pro Tag
.33 Mehr als 90 bis 120 Minuten pro Tag
.34 Mehr als 120 bis 180 Minuten pro Tag
.35 Mehr als 180 bis 240 Minuten pro Tag
.36 Mehr als 240 Minuten pro Tag

2.5 Krankenhausplanerischer Umgang mit StäB

Einführung

Im föderalen System in Deutschland ist das Recht für die allgemeine Krankenhausgesetzgebung auf Bundesebene verankert, die konkrete Krankenhausplanung mit der Zuweisung von Planbetten bzw. Planplätzen befindet sich dagegen in Landeshoheit. Die Vereinbarung zu den budgetrelevanten Platzzahlen vor Ort und damit die Auslastung der krankenhausplanerisch vorgesehenen Betten ist wiederum der Verhandlung zwischen dem Krankenhausträger und den Krankenkassen vorbehalten.

In diesem Spannungsfeld der Zuständigkeiten befindet sich auch die Planung, Konkretisierung und Umsetzung von Plätzen zur StäB. Die Regelungen auf Bundesebene und die daraus entstandenen Regularien sind in den vorigen Kapiteln dargestellt. Auf Landesebene stellt sich die Situation bei weitem nicht so einheitlich dar. Es gibt Bundesländer, die keine konkrete Planung von Krankenhausbetten betreiben. Manche Bundesländer trennen in ihrer Bettenplanung nicht zwischen bestimmten Fachgebieten wie zum Beispiel Psychiatrie und Psychosomatik. Andere Länder legen großen Wert auf ihre Zuständigkeit in der Krankenhausplanung und greifen hier stark ein. In manchen Bundesländern erfolgt die Planung durch die Landesbehörden relativ unabhängig, in anderen spielen etablierte Gremien mit Einbindung der Krankenkassen und der Landeskrankenhausgesellschaften eine große Rolle.

Für die Pflegesatzverhandlungen für das einzelne Krankenhaus ist es in der Regel hilfreich, wenn eine krankenhausplanerische Zuweisung von StäB-Plätzen vorliegt, da hieraus nochmals ein konkretisierter Anspruch auf die Umsetzung dieser Behandlungsform vor Ort abgeleitet werden kann. Festzuhalten ist jedoch an dieser Stelle, dass auch ohne jede planerische Vorgabe das Recht des einzelnen Hauses auf Erbringung von StäB besteht und die Krankenkassen diese grundsätzlich auch finanzieren müssen. Solange für diese Behandlung keine eigene Vereinbarung getroffen wurde, gilt ein pauschaler Tagessatz von 200 €, der für sogenannte unbewertete Leistungen im Abrechnungssystem vorgesehen ist.

Zu Details der konkreten Kalkulation und Budgetplanung in der Auseinandersetzung mit den Krankenkassen sei auf Kapitel 5 verwiesen (▶ Kap. 5).

Krankenhausplanung am Beispiel des Landes Baden-Württemberg und der Stadt Berlin

In Baden-Württemberg erfolgt die Krankenhausplanung durch das Ministerium für Soziales, Gesundheit und Integration. Anträge auf Zuweisung von neuen Planbetten, Tagesklinikplätzen oder StäB- Behandlungsplätzen werden von der Ministerialbürokratie bearbeitet und dann als Vorschlag des Ministeriums in den sogenannten Landeskrankenhausausschuss eingebracht. Dieser ist paritätisch mit Vertreterinnen der Krankenkassen und der Krankenhäuser unter Beteiligung der baden-württembergischen Krankenhausgesellschaft (BWKG) besetzt. Der Vorsitz liegt beim Ministerium für Soziales, Gesundheit und Integration. Es handelt sich um ein Beratungsgremium, dessen Voten jedoch ein sehr hohes Gewicht haben. Es ist eine Seltenheit, wenn die Planungsbehörde von diesen abweicht.

Eine Befassung des Ministeriums und des Landeskrankenhausausschusses mit der Krankenhausplanung zu StäB wurde angeregt und katalysiert durch einen Antrag auf krankenhausplanerische Zuweisung von 15 StäB-Plätzen für die Klinik für Psychiatrie und Psychosomatik Reutlingen (PP.rt) zum Herbst 2019. Zu diesem Zeitpunkt wurden in dieser Klinik rund zehn Plätze mit StäB betrieben, sieben davon waren budgetär mit den Krankenkassen vereinbart worden, unter Ausnutzung der möglichen Maximalbelegung von 100 % der genehmigten Krankenhausbetten.

Auf diesen Antrag hin gab es zunächst Vorgespräche mit den Verantwortlichen des Ministeriums, dann wurde die Befassung mit dem Antrag zunächst verschoben und eine Arbeitsgruppe zwischen BWKG und den Landeskrankenkassen unter Moderation des Ministeriums einberufen. Ziel war es, eine grundsätzliche Lösung für die landesweite krankenhausplanerische Umsetzung von StäB zu erarbeiten und unter den Beteiligten abzustimmen. Die grundsätzliche Haltung des Landes hierzu war erkennbar positiv. Im Schatten der Corona-Pandemie und der äußerst zögerlichen Haltung der Krankenkassen zog sich dieser Prozess einige Zeit hin. Erst in der November-Sitzung des Landeskrankenhausausschusses 2020 wurde folgende Regelung vereinbart: Psychiatrischen Fachkrankenhäusern, Allgemeinkrankenhäusern mit einer psychiatrischen Fachabteilung und psychiatrischen Universitätskliniken werden auf Antrag neue und zusätzliche StäB-Plätze unter bestimmten Voraussetzungen zugewiesen. Zum einen muss eine Versorgungsverpflichtung bestehen und das Krankenhaus im Landeskrankenhausplan geführt werden. Die Belegung der stationären Betten muss in den letzten beiden

Jahren über 90 % Auslastung (belegte Betten zu Planbetten) liegen. Es liegt ein fachliches Konzept vor. Die Krankenhäuser, die über entsprechende Fachabteilungen verfügen, können jeweils fünf Plätze für den Bereich Allgemeinpsychiatrie, den Bereich Suchtpsychiatrie und den Bereich Gerontopsychiatrie beantragen. Einem Erstantrag dieser Art durch ein Krankenhaus in Baden-Württemberg ist unter den genannten Voraussetzungen stattzugeben. Dennoch soll jeder Antrag im Landeskrankenhausausschuss beraten werden.

Entsprechende Anträge waren für diese Sitzung bereits vorbereitet und eingereicht worden, darunter befand sich dann auch der Erstantrag der PP.rt. Insgesamt wurden für sieben Krankenhäuser je 15 StäB-Plätze planerisch festgelegt, für zwei weitere Kliniken eine geringere Platzzahl. Krankenhäuser mit einer Abteilung für Kinder und Jugendpsychiatrie konnten unabhängig vom Kontingent der Erwachsenenpsychiatrie fünf StäB-Plätze für diesen Fachbereich beantragen, die dann auch für zwei Kliniken genehmigt wurden. Für die weiteren Sitzungen des Landeskrankenhausausschusses liegen bereits Erstanträge aus weiteren psychiatrischen Kliniken vor.

Formal werden die StäB-Plätze als ein speziell ausgewiesenes Teilkontingent der stationären Planbetten geführt, so dass sich durch die 15 StäB-Plätze die Planbettenzahl des Krankenhauses entsprechend erhöht. Sollten die 15 zugewiesenen Plätze nicht ausreichen, greifen die in Baden-Württemberg etablierten Regularien zur Zuweisung von zusätzlichen Krankenhausbetten. Hierzu muss über 2–3 Jahre der Bedarf in Form einer Überbelegung der entsprechenden Plätze nachgewiesen werden. Dann kann die Platzzahl krankenhausplanerisch nach oben korrigiert werden. Die Notwendigkeit dieses Vorgehens wird bereits ein Jahr nach Zuweisung der 15 Plätze in einigen Kliniken erkennbar.

In Baden-Württemberg ist damit die Basis für eine relativ problemlose Umsetzung von StäB bezüglich der krankenhausplanerischen Aspekte gelegt.

Im Land Berlin ist die Krankenhausplanung zwar formell zum Zeitpunkt der Verfassung dieses Kapitels noch nicht beschlossen, es ist jedoch vom Krankenhausplanungsausschuss vorgesehen, dass mindestens 5 % der vollstationären Plankapazitäten als StäB-Plätze vorgehalten werden sollen. Bei Anträgen der Krankenhausträger auf Bettenerweiterungen weist der Senat auf die Empfehlung hin, StäB-Plätze aufzubauen.

In Bayern wurden bislang in zwei Krankenhäusern (in München und Garmisch-Partenkirchen) 20 StäB-Plätze krankenhausplanerisch zugewiesen. Das erste Haus in München ging schon früh in Betrieb, das zweite ist in Vorbereitung. Die Antragsstellung und Bearbeitung erfolgt routinemäßig.

Andere Bundesländer verzichten auf eine Bettenplanung und damit auch auf eine Planung von StäB-Plätzen auf Landesebene.

Interessierte Klinikträger sollten sich im jeweiligen Bundesland an die zuständigen Ministerien wenden und die aktuelle und konkrete Umsetzungsplanung von StäB in diesem Bundesland erfragen – und diese gegebenenfalls, wie wir in Baden-Württemberg, durch entsprechende Anträge anregen und voranbringen.

Literatur

BT-Drucksache 18/9528 vom 05.09.2016 – Deutscher Bundestag (2016a) Gesetzentwurf der Bundesregierung zur Weiterentwicklung der Versorgung und der Vergütung für psychiatrische und psychosomatische Leistungen (PsychVVG) 2018a. (http://dipbt.bundestag.de/dip21/btd/18/095/1809528.pdf, Zugriff am 14.07.2021).

BT-Drucksache 18/10289 vom 09.11.2016 – Deutscher Bundestag (2016b) Beschlussempfehlung und Bericht des Ausschusses für Gesundheit (14. Ausschuss) 2018b. (http://dip21.bundestag.de/dip21/btd/18/102/1810289.pdf, Zugriff am 14.07.2021).

Deutsche Krankenhausgesellschaft (2017) Umsetzungshinweise der Deutschen Krankenhausgesellschaft zur Vereinbarung der Stationsäquivalenten Behandlung nach §115d Absatz 2 SGB V sowie ergänzende Informationen. (https://www.dkgev.de/fileadmin/default/Mediapool/2_Themen/2.3_Versorgung-Struktur/2.3.8._Psychiatrie-Pyschosomatik/2.3.8.2._Stationsaequivalente_psychiatrische_Behandlung/Umsetzungshinweise_stationsaequivalente_Behandlung.pdf, Zugriff am 14.07.2021).

Deutsche Krankenhausgesellschaft, GKV Spitzenverband, Verband der Privaten Krankenversicherung (2017) Vereinbarung zur stationsäquivalenten psychiatrischen Behandlung nach §115d Abs.2 SGB V. 2017. (https://www.dkgev.de/fileadmin/default/Mediapool/2_Themen/2.3_Versorgung-Struktur/2.3.8._Psychiatrie-Pyschosomatik/2.3.8.2._Stationsaequivalente_psychiatrische_Behandlung/2017-08-01_Vereinbarung_StationsaequivalenteBehandlung.pdf, Zugriff am 14.07.2021).

Deutsches Institut für Medizinische Dokumentation und Information (2021) OPS Version 2021. (https://www.dimdi.de/static/de/klassifikationen/ops/kode-suche/opshtml2021/block-9-70...9-70.htm, Zugriff am 14.07.2021).

Gesetz zur wirtschaftlichen Sicherung der Krankenhäuser und zur Regelung der Krankenhauspflegesätze (KHG) https://www.gesetze-im-internet.de/khg/, Zugriff am 14.07.2021.

Richtlinie des Gemeinsamen Bundesausschusses über die Verordnung von häuslicher Krankenpflege (Häusliche Krankenpflege-Richtlinie) https://www.g-ba.de/downloads/62-492-2469/HKP-RL_2021-03-18_iK-2021-04-01.pdf, Zugriff am 14.07.2021.

Sozialgesetzbuch (SGB) (2021) Fünftes Buch: Gesetzliche Krankenversicherung. (https://dejure.org/gesetze/SGB_V, Zugriff am 14.07.2021).

3 Kritische Einordnung

Dieses Kapitel wurde für die 2. Auflage in der Struktur verändert: Der Beitrag von Herrn Dr. Grupp bleibt in gleicher Weise erhalten. Der Beitrag von Herrn Dr. Borbé wurde überarbeitet. Das bisherige Kapitel 3.3 »Stationsäquivalente Behandlung in der Kinder- und Jugendpsychiatrie« wird im Kapitel 4.3 deutlich ausführlicher behandelt (▶ Kap. 4.3). Auch hier hat sich der Kenntnisstand maßgeblich erweitert und dem soll Rechnung getragen werden.

Neu eingefügt sind die Kapitel 3.3 »Einordnung der StäB aus der Perspektive der Betroffenen« (▶ Kap. 3.3) und Kapitel 3.4 »Einordnung der StäB aus der Perspektive der Angehörigen« (▶ Kap. 3.4). Uns ist es wichtig, nach Einführung dieser Behandlungsform die Erfahrungen und Bewertungen der Betroffenen im weiteren Sinne einzubeziehen und wir freuen uns, dass wir hierfür auch ausgewiesene Vertreter aus den baden-württembergischen Landesverbänden für einen Beitrag gewinnen konnten.

3.1 Politische Einordnung

Dieter Grupp

Mit der Einführung der StäB ist eine alte Forderung aus der Zeit der Reformbewegung der Psychiatrie in den 1970er und 1980er Jahren aufgegriffen worden: Behandlung von psychisch Kranken außerhalb des Krankenhauses direkt in den Gemeinden – damals noch im Kontext mit dem Ziel Auflösung der Psychiatrischen Großkrankenhäuser. Heute sind die psychiatrischen Krankenhäuser nicht aufgelöst und unverändert ein unverzichtbarer Bestandteil der Versorgung psychisch kranker Menschen und trotzdem hat diese einst radikale Forderung die Psychiatrie verändert.

Der heutige sozialpsychiatrische Ansatz stellt die sozialen Interaktionen und Bezüge eines psychisch kranken Menschen – sein direktes Lebensumfeld – in der Pathogenese und in der Behandlung psychischer Störungen in den Mittelpunkt. Eine erfolgreiche Behandlung – insbesondere chronisch psychischer Störungen – bezieht das direkte Lebensumfeld der Patientinnen mit ein und dies bedeutet in manchen Fällen, die Behandlung erfolgt zu Hause oder unmittelbar am Arbeitsplatz im Sinne von Hometreatment.

International hat sich der sozialpsychiatrische Ansatz – insbesondere im angelsächsischen Raum – durchgesetzt und ist zum Standard geworden: Gemeindepsychiatrie, ambulant aufsuchende Behandlung, ambulante Krisendienste sind selbstverständlicher Teil der Versorgung. Die stationären Einheiten konzentrieren sich im Wesentlichen auf eine zeitlich beschränkte Behandlung akuter Krisen. Ambulant und stationär sind keine Gegensätze, sondern aufeinander abgestimmte Teile eines Gesamtbehandlungs- und Versorgungskonzeptes.

Im deutschen Gesundheitssystem steht dem fruchtbaren Miteinander von ambulanten, teilstationären und stationären Behandlungsmöglichkeiten die strikte Sektorisierung des Gesundheitswesens in »ambulant« und »stationär« entgegen. Basierend auf dem Sicherstellungsauftrag der Kassenärztlichen Vereinigungen und der damit verbundenen pauschalierten Gesamtvergütung für den gesamten ambulanten Bereich beansprucht das Vertragsarztsystem in Deutschland die Steuerungskompetenz der Patientenströme und Ressourcen übergreifend im gesamten Behandlungsprozess. Die stationäre Behandlung wird als ein Modul angesehen, dessen Zugang und dessen Aufgabe ausschließlich vom Vertragsarztsystem geregelt wird. Jede Tätigkeit des Krankenhauses außerhalb der ihm zugewiesenen stationären Grenzen wird als Kompetenzüberschreitung und Ressourcenverschwendung gebrandmarkt und politisch und juristisch bekämpft.

Besonders fatale Auswirkungen hat diese strikte Sektorentrennung für psychisch Kranke, vor allem für chronisch psychisch kranke Menschen. Sobald die relativ begrenzten Behandlungsmöglichkeiten des Vertragsarztsystems erschöpft sind (ausschließlich medizinische Behandlung, Wartezimmerfähigkeit, relative niedrige Behandlungsintensität), bleibt als einzige Alternative die stationäre Behandlung im Krankenhaus. Hier wird eine Patientin so lange behandelt, bzw. früher verwahrt, bis wieder Vertragsarztsystemkonformität erreicht wird. Patientinnen mit komplexem Hilfebedarf, der über reine medizinische Leistungen hinausgeht, Patientinnen mit hohem Behandlungsbedarf, Patientinnen ohne Wartezimmerfähigkeit, werden in einem sektorisierten System viel zu häufig zu lange im psychiatrischen Krankenhaus oder psychiatrischen Pflegeheim behandelt, gepflegt und verwahrt, da abgestufte Behandlungs- und Versorgungsmöglichkeiten zwischen ambulant und stationär fehlen bzw. verhindert werden.

Seit der Psychiatrie-Enquête 1975 wird auch im deutschen Gesundheitssystem versucht, sektorübergreifende Behandlungs- und Versorgungsmöglichkeiten für psychisch kranke Menschen zu etablieren. Auch wenn im Bereich der Versorgung psychisch kranker Menschen mit dem Aufbau der gemeindepsychiatrischen Verbünde, mit Fortentwicklung der Eingliederungshilfe und der Teilhabeleistungen in den 1980er und 1990er Jahren viel erreicht werden konnte, gelang es im medizinischen Bereich (SGB V) trotz vielfältiger Bemühungen nicht, die Sektoren zu überwinden. Die Lücke zwischen den begrenzten Möglichkeiten ambulanter Versorgung durch das Vertragsarztsystem und der vollstationären Behandlung im Krankenhaus besteht trotz der Einrichtung von Tageskliniken und Psychiatrischen Institutsambulanzen weiter.

Die vielfältigen Initiativen des Gesetzgebers, sektorübergreifende Behandlungsmöglichkeiten zu initiieren, wurden mit hoher Regelmäßigkeit von einer Allianz aus Krankenkassen und den Verbänden des Vertragsarztsystems torpediert.

Weder die Vorgaben zur Integrierten Versorgung nach § 140 SGB V noch die Möglichkeiten zu Modellversuchen nach § 64 SGB V, weder die Initiativen zu vor- oder nachstationären Behandlungsmöglichkeiten noch die Erweiterung der ambulanten Behandlungsmöglichkeiten des Krankenhauses im Bereich Pflege und Ergotherapie brachten echte Fortschritte in der sektorübergreifenden psychiatrischen Versorgung. Im Bermudadreieck zwischen Bundeskassenärztlicher Vereinigung, GKV (Gesetzliche Krankenversicherung) und DKG (Deutsche Krankenhausgesellschaft) versackten alle Reforminitiativen des Gesetzgebers spätestens beim Thema »Bereinigung der Gesamtvergütung der KV«.

Bezeichnend für den Stand des Themas »sektorübergreifende Versorgung« ist die Tatsache, dass praktisch alle Krankenkassen in ihren Verwaltungsstrukturen ambulante und stationäre Leistungsbereiche strikt getrennt vorhalten und die Kommunikation zwischen diesen beiden Verwaltungsbereichen innerhalb der Verwaltungsapparate der Krankenkassen nicht besser ist als im Versorgungssystem.

Vor diesem Hintergrund ist die Einführung der stationsäquivalenten Behandlung (StäB) im PsychVVG nicht nur eine kleine Revolution, sondern auch ein taktisches Meisterwerk des Bundesministeriums für Gesundheit. Auch wenn die Formulierung und Ausgestaltung der StäB von vielen Seiten Kritik erfährt und sich viele Beteiligte radikalere Lösungen gewünscht hätten, ist die Einführung der StäB im SGB V ein politischer Geniestreich.

Das BMG nutzt die positiven Stimmungen in allen Fraktionen, Parteien und bei vielen Abgeordneten, die endlich konkrete Fortschritte beim Thema sektorübergreifende, d. h. ambulant und stationär verbindende Regelungen im Gesundheitswesen wünschen.

Das BMG nutzt mit der Erweiterung des § 39 SGB V »Krankenhausbehandlung« juristisch einen Weg, der eine Blockade durch andere Einflussgruppen im Gesundheitswesen verhindert.

Das BMG setzt enge Zeitgrenzen für die Umsetzung und nimmt einen »Schiedsstellenautomatismus« auf, der die Spitzenverbände der Selbstverwaltung zwingt, die neue Behandlungsmöglichkeit zügig umzusetzen.

Inhaltlich wird eine Regelung geschaffen, die zwar zunächst am Bedarf und den Bedürfnissen vieler Patienten vorbeigeht. StäB entspricht nicht dem gewünschten Hometreatment nach internationalen Modellen. Mit der Regelung wird aber eine Möglichkeit geschaffen, durch die stationäre Ressourcen im Prinzip unbegrenzt »extramural« (d. h. außerhalb der Krankenhausmauern) eingesetzt werden können.

Die »Logik des belegten Bettes« wird damit erstmals durchbrochen, Patientinnen müssen nicht ihre Einbindung im gewohnten sozialen Lebensumfeld aufgeben, um behandelt werden zu können.

Die Bedeutung der StäB liegt genau in dieser Option: Ein nicht belegtes Bett ist ein gutes Bett, das nicht belegte Bett führt nicht zum Ruin des Krankenhauses, sondern zur Verbesserung der psychiatrischen Versorgung. Ressourcen bleiben im System erhalten und das theoretisch unbegrenzt.

Es liegt nun an den Partnern vor Ort, aus dieser Option eine echte Verbesserung der psychiatrischen Versorgung zu machen. Der politische Wille ist eindeutig, die juristischen Möglichkeiten sind gegeben. Wenn die Partner vor Ort mutig gestalten und ihre Spielräume nutzen, kann StäB der Beginn einer neuen Ära in der psychiatrischen Versorgung sein.

3.2 Einordnung in nationale und internationale Ansätze der aufsuchenden Behandlung

Raoul Borbé

3.2.1 Historische Entwicklung: die Klinik als Ort der Behandlung

Über die letzten zweitausend Jahre gab es im Wesentlichen zwei Behandlungsorte eines erkrankten Menschen: das häusliche Umfeld oder Institutionen, die vor allem der Behandlung schwerer erkrankter Patientinnen gewidmet waren, z. B. Siechenhäuser, und aus denen über die Jahrhunderte Krankenhäuser entstanden, wie wir sie heute kennen. Während ein Großteil der Behandlung somatischer Patientinnen über viele Jahrhunderte aufsuchend erfolgte, war die Psychiatrie von Beginn an anstaltszentriert. Psychiatrische Krankenhäuser wurden im 19. Jahrhundert flächendeckend in Europa und dem angloamerikanischen Raum gegründet, waren bald überfüllt und dienten schließlich weitestgehend der Verwahrung. Reformpsychiatrische Ideen im ersten Drittel des 20. Jahrhunderts suchten daher auch alternative Behandlungsräume, erste Tageskliniken wurden in den 1940er Jahren u. a. in London gegründet.

In den USA war der Community Mental Health Act aus dem Jahre 1963 der entscheidende Impuls für eine Deinstitutionalisierung in der Breite. In Deutschland war dies der Bericht der Enquête Kommission des Deutschen Bundestages zur Lage der Psychiatrie in Deutschland, der 1975 vorgelegt wurde. Die Enthospitalisierung, Verkleinerung der Großkliniken, Schaffung von psychiatrischen Abteilungen in Allgemeinkrankenhäusern und der Aufbau ambulanter Versorgungsstrukturen wurden als Ziele explizit genannt. Dass dies weitestgehend gelungen ist, lässt sich durch Versorgungsdaten gut belegen (Schneider et al. 2011). Die durchschnittliche Liegedauer hat sich dramatisch verringert, die Bettenzahl mehr als halbiert. Dagegen haben die Fallzahlen deutlich zugenommen.

Andere Ziele, wie die Entstigmatisierung psychischer Erkrankungen und die Integration/Inklusion psychisch Kranker, aber auch eine lebensfeldnahe Behandlung sind dagegen schwieriger umzusetzen. Zahlreiche Publikationen der letzten Jahre konnten zeigen, dass z. B. die Enthospitalisierung in vielen Ländern zu einer Trans-Institutionalisierung geführt hat (Priebe et al. 2005). Während der Behandlungsraum Krankenhaus immer kleiner und zeitlich limitiert wurde, sind viele Menschen mit psychischen Erkrankungen in betreuten Wohneinrichtungen oder Heimen aufgenommen worden. Auch forensische Unterbringungen oder Gefängnisaufenthalte von Menschen mit psychischen Störungen haben erheblich zugenommen. Diese Entwicklungen zeigen weltweit regionale Unterschiede. In den USA wird vermutet, dass vor allem die Schließung von Langzeiteinrichtungen zu einer erheblichen Zunahme von Menschen mit psychischen Störungen in Haft geführt hat (Sisti et al. 2015).

So gravierend waren die Folgen der Enthospitalisierung in Deutschland nicht. Aber auch hier haben die Zergliederung des Versorgungssystems, fehlende ambulante Hilfen im Akutbereich, der Rückgang von Hausbesuchen vielerorts zu einer Situation geführt, in denen Patienten sich im Falle einer akuten Krise an den Institutionen, in vielen Fällen dem Krankenhaus, ausrichten müssen. Meist mündet dies bei fehlenden Alternativen in einer stationären Behandlung. Man muss konstatieren, dass die Berücksichtigung von Ressourcen der Patienten und der Einbezug des Lebensfeldes bei der akuten Aufnahme bisher kaum eine Rolle gespielt hat.

Die Versorgungsrealität steht damit in deutlichem Gegensatz zum personenzentrierten Ansatz, der schon seit vielen Jahren niederschwellige Übergänge zwischen den verschiedenen Sektoren, Leistungserbringern und Kostenträgern im Versorgungssystem fordert (Kunze 2004). In den letzten Jahren hat der Gesetzgeber das Individuum nun gestärkt. Neben dem Patientenverfügungsgesetz, dem Patientenrechtegesetz, der Ratifizierung der UN-BRK und den Neufassungen der Landespsychiatriegesetze war die Verabschiedung des PsychVVG im November 2016 ein weiterer Schritt in diese Richtung. Durch die Einführung der stationsäquivalenten psychiatrischen Behandlung mit dem § 115d ist es seit dem 01.01.2018 unter bestimmten Voraussetzungen möglich, dass die Wahl des Behandlungsortes, ob in der Klinik oder zu Hause, in einer akuten Krise individualisiert erfolgen kann.

3.2.2 Aufsuchende Behandlung in Deutschland

Die Machbarkeit von Hometreatment in Deutschland wird seit über zwanzig Jahren diskutiert und modellhaft erprobt (Brenner 2000). Mehrere (Modell-)Projekte konnten zeigen, dass Akutbehandlung von Menschen in psychischen Krisen auch zu Hause erfolgen kann (Berhe et al. 2005). Bereits seit dem Jahr 1998 wird am Alexianer Krankenhaus in Krefeld Hometreatment angeboten. Eine wissenschaftliche Evaluation dieser »Integrative Psychiatrische Behandlung (IBP)« genannten Form der aufsuchenden Akutbehandlung zeigte eine geringe Abbruchrate im Hometreatment-Arm und sehr große Effektstärken bei Patientinnen mit schizophrener Störung (Bechdolf et al. 2011). Weitere Beispiele sind das Hometreatment am Bamberger Hof in Frankfurt, jenes in Itzehoe im Rahmen des Regionalbudgets und in Günzburg (Becker et al. 2008).

Die Umsetzung der StäB hat eine neue Dynamik in diese Entwicklung gebracht, wenngleich das Angebot bei weitem noch nicht flächendeckend ist. Als Implementierungshindernisse gelten Finanzierungslücken durch eine inadäquate

Leistungsdefinition, fehlende Vorgaben auf Landesebene, Personalmangel und MDK-Prüfungen (Schwarz et al. 2020). Mobile Lösungen für die Kommunikation und Dokumentation gehören ebenfalls zu den kritischen Elementen in der Umsetzung von StäB, wobei darin auch ein erhebliches Potenzial zur Verbesserung der Effektivität und Effizienz gesehen wird (Rauschenberg et al. 2021). Klinische Studien zur Umsetzung, Effektivität und Kosten von StäB in Deutschland werden derzeit durchgeführt (Baumgardt et al. 2021).

Man kann sie isoliert als ergänzendes Behandlungssetting für eine Akutbehandlung aus der Klinik heraus interpretieren. Und das ist sie zunächst einmal auch, da die fachliche Verantwortung in vollem Umfang bei der Klinik liegt. Jedoch ermöglichte der Gesetzgeber die Vergabe von maximal der Hälfte der Behandlungsleistungen an andere Leistungserbringer. Er nahm damit den Umstand auf, dass akute Krisenbehandlung natürlich seit vielen Jahren auch von den Trägern von Wohnangeboten, von den Sozialpsychiatrischen Diensten, als PIA-Komplexleistung oder von gemeindepsychiatrisch vernetzten niedergelassenen Fachärzten erbracht wird. Und zwar gerade bei den Patienten, die einer Klinikeinweisung bisher kritisch bis vollständig ablehnend gegenüberstanden. Fraglos kam es bei Zuspitzung der Krise dann auch in dem einen oder anderen Fall zu einer Klinikeinweisung, die jetzt vielleicht verhindert werden könnte. Allerdings sinnigerweise im Zusammenspiel mit den bisherigen Leistungserbringern, um Behandlungskontinuität zu gewährleisten. Wie dies im Einzelfall dann aussehen kann, ist bisher offen. Viele Fragen, die Kooperation betreffend, sind noch ungeklärt.

3.2.3 Internationale Ansätze aufsuchender Behandlung

Die Fülle internationaler Publikationen zum Thema Hometreatment liefert trotz eingeschränkter Übertragbarkeit auf das deutsche Versorgungssystem eine Fülle von Informationen, die für die weitere Umsetzung von StäB hilfreich sein können. Im Folgenden sollen daher die bekanntesten Formen aufsuchender Behandlung im angloamerikanischen bzw. angelsächsischen Raum kurz skizziert werden, um StäB einordnen zu können.

Erste Studien zur Behandlung zu Hause wurden in den USA in den 1960er Jahren des letzten Jahrhunderts publiziert (Meyer et al. 1967). Hometreatment wurde gar als »Speerspitze der Gemeindepsychiatrie« beschrieben (Weiner et al. 1967). In dieser Zeit und in den folgenden Jahren gab es im angloamerikanischen und im angelsächsischen Sprachraum eine Reihe von Modellprojekten, u. a. (Polak und Kirby 1976). Eine vielzitierte Publikation ist die von Stein und Test aus dem Jahr 1980 (Stein und Test 1980), durch die Assertive Community Treatment (ACT) in die Fachwelt eingeführt wurde. Es handelt sich um eine nachgehende, aufsuchende Behandlung in der Gemeinde durch ein multiprofessionelles Team. Zielgruppe sind Patientinnen mit längerfristigem Hilfebedarf.

In Großbritannien war der Mental Health Act aus dem Jahre 1959 der entscheidende Impuls für die Deinstitutionalisierung (Burns 2004). In dieser Zeit entstanden auch die multidisziplinären Community Mental Health Teams (CMHT), die man als Ausgangspunkt für die Entwicklung weiterer, differenzierter aufsuchender Angebote in Großbritannien sehen kann. Neben ACT-Teams entstanden auch Crisis Resolution Teams und Hometreatment Teams, die eine Akutbehandlung zu Hause durchführen und damit krankenhausersetzend sind. Letzteres können CMHTs und ACT-Teams im Sinne einer Krisenintervention auch sein, allerdings nur in einer Erweiterung der Betreuungsintensität bereits durch das jeweilige Team betreuten Patienten.

Für Crisis Intervention Teams wurden in Großbritannien in Abgrenzung dazu klare Kriterien formuliert, welche Patientinnen für diese Intervention in Frage kommen und welche nicht. Es handelt sich explizit um schwere psychische Erkrankungen mit akuten Krisen, die ansonsten eine Krankenhausbehandlung notwendig gemacht hätten. Leichtere Angststörungen, primäre Suchterkrankungen oder reine Persönlichkeitsstörungen sollen dagegen nicht durch diese Teams behandelt werden. Diesen Vorgaben folgend zeigte eine Studie, die die Verbesserung der Modelltreue untersuchte, auch eine Verringerung der stationären Krankenhausaufnahmen (Lloyd-Evans et al. 2020).

Eine Subspezialisierung stellen schließlich die Early-Intervention Teams dar, die allein der Behandlung von Patienten mit einer ersten Episode einer Psychose vorbehalten sind. Damit stehen diese inhaltlich auch dem skandinavischen Ansatz des Need-Adapted-Treatment nahe (Alanen et al. 1991).

Die Ergebnisse der vielfältigen Studien und Publikationen zu aufsuchender Akutbehandlung fasst die Schizophrenie-Leitlinie des britischen National Institute of Health and Care Excellence (NICE) eindrücklich in seiner Empfehlung zusammen: »Crisis resolution and home treatment teams should be the single point of entry to all other acute services in the community and in hospitals« (NICE 2014).

Vergleicht man die drei Hauptformen – es gibt mittlerweile weitere Subspezialisierungen u. a. diagnose- oder altersabhängig – der aufsuchenden Behandlung in Großbritannien nun mit dem deutschen Versorgungssystem, wäre dem CMHT die dauerhafte, niedrigfrequente Betreuung stabiler Patientinnen im ambulanten Rahmen zugedacht. ACT-Teams würden die Betreuung von Menschen mit komplexem Hilfebedarf und rezidivierenden Krisen übernehmen. Dies mit hoher Betreuungsintensität und deutlich mehr Personal. Crisis Intervention Teams wäre dann die krankenhausersetzende Behandlung vorbehalten und zwar auch bei Patientinnen, die bisher nicht im Versorgungssystem waren.

Letztere kommen StäB am nächsten. Den sehr breit besetzten Begriff des Hometreatments, der letztlich das Setting einer Behandlung beschreibt, sollte man in diesem Zusammenhang daher nicht verwenden, da er in Deutschland immer wieder auch mit den anderen Behandlungsformen in Zusammenhang gebracht wird. Letztlich findet sich hier jeder wieder, der therapeutische Interventionen bei einem Patienten zu Hause leistet. StäB darf das analog zu den Crisis Intervention Teams nur in einem klar vorgegebenen Rahmen.

3.2.4 Zusammenfassende Einordnung

StäB hat in Deutschland ihre Vorläufer in verschiedenen Projekten, die aufsuchende Akutbehandlung schon seit teils zwanzig Jahren anbieten. International entspricht sie den Crisis Resolution Teams, wie es sie vor allem in Großbritannien gibt. Die dort formulierte Funktion eines »gate-keeping« werden die StäB-Teams aufgrund des völlig zergliederten Versorgungssystems aber zumindest in näherer Zukunft nicht übernehmen können. Dazu müsste neben einem flächendeckenden Angebot der StäB-Leistung die Verknüpfung mit anderen gemeindepsychiatrischen Leistungserbringern, wie im Gesetz vorgesehen, intensiviert werden.

In diesem Versorgungssystem ist die StäB aber eine wichtige Ergänzung einer Funktion, die bisher gefehlt hat. Analog dem Basismodell der gemeindepsychiatrischen Versorgung schwer kranker Menschen nach Steinhart und Wienberg (Steinhart und Wienberg 2015) wird dadurch einer individualisierten Behandlung Vorschub geleistet, da die Wahlmöglichkeiten sowohl für die Patientinnen als auch für die Therapeutinnen größer werden.

Literatur

Alanen YO, Lehtinen K, Räkköläinen V et al. (1991) Need-adapted treatment of new schizophrenic patients: experiences and results of the Turku Project. Acta Psychiatr Scand 83: 363–372.
Baumgardt J, Schwarz J, Bechdolf A et al. (2021) Implementation, efficacy, costs and processes of inpatient equivalent home-treatment in German mental health care (AKtiV): protocol of a mixed-method, participatory, quasi-experimental trial. BMC Psychiatry 21(1): 173.
Bechdolf A, Skutta M, Horn A (2011) Psychiatrische Akutbehandlung ohne Krankenhausbett – Klinische Wirksamkeit von »Home Treatment« am Beispiel der »Integrativen Psychiatrischen Behandlung (IBP)« am Alexianer Krankenhaus Krefeld. Fortschr Neurol Psychiatr 79: 26–31.
Becker T, Hoffmann H, Puschner B et al. (2008) Versorgungsmodelle in Psychiatrie und Psychotherapie. Stuttgart: Kohlhammer.
Berhe T, Puschner B, Kilian R et al. (2005) »Home Treatment« für psychische Erkrankungen. Nervenarzt 76: 822–831.
Brenner HD, Junghan U, Pfammatter M (2000) Gemeindeintegrierte Akutversorgung. Nervenarzt 71: 691–699.
Burns T (2004) Community Mental Health Teams. Oxford University Press.
Kunze H (2004) Die Idee des personenzentrierten Ansatzes: In: Schmidt-Zadel R, Kunze H, Aktion Psychisch Kranke. Die Zukunft hat begonnen. Personenzentrierte Hilfen – Erfahrungen und Perspektiven. Bonn: Psychiatrie-Verlag Bonn. S. 17–29.
Lloyd-Evans B, Osborn D, Marston L et al. (2020) The CORE service improvement programme for mental health crisis resolution teams: results from a cluster randomised trial. Br J Psychiatry 216: 314–322.
Meyer et al. (1967) The Home Treatment of Psychotic Patients: An Analysis of 154 Cases. AJP 123(11): 1430–1438.
National Institute for Health and Care Excellence NICE (2014) Psychosis and schizophrenia in adults: prevention and management. (www.nice.org.uk/guidance/cg178, Zugriff am 14.07.2021).
Priebe et al. (2005) Reinstitutionalisation in mental health care: comparison of data on service provision from six European countries. BMJ 330: 123–126.

Polak PR, Kirby MW (1976) A model to replace psychiatric hospitals. J Nerv Ment Dis 162: 13–22.
Rauschenberg C, Hirjak D, Ganslandt T et al. (2021) Digitale Versorgungsformen zur Personalisierung der Stationsäquivalenten Behandlung. Nervenarzt.
Schneider F, Falkai P, Maier W (2011) Psychiatrie 2020. Berlin, Heidelberg: Springer.
Schwarz J, Bechdolf A, Hirschmeyer C et al. (2020) »Ich sehe es tatsächlich als Zwischenschritt« – eine qualitative Analyse der Implementierungsbedingungen und -hürden von Stationsäquivalenter Behandlung in Berlin und Brandenburg. Psychiatrische Praxis 48 (04): 193–200.
Sisti D, Segal AG, Emanuel EJ (2015) Improving Long-term Psychiatric Care – Bring Back The Asylum. JAMA 313: 243–244.
Stein LI, Test MA (1980) Alternative to Mental Hospital Treatment. Arch Gen Psychiatry 37: 392–397.
Steinhart I, Wienberg G (2015) Mindeststandards für Behandlung und Teilhabe. Plädoyer für ein funktionales Basismodell gemeindepsychiatrischer Versorgung schwer psychisch kranker Menschen. Sozialpsychiatrische Informationen 45(4): 9–15.
Weiner L, Becker A, Friedman TT (1967) Home Treatment: Spearhead of Community Psychiatry. University of Pittsburgh Press.

3.3 Einordnung der StäB aus der Perspektive der Betroffenen

3.3.1 StäB und weitere Aspekte von aufsuchender Hilfe aus Sicht des Landesverbandes Psychiatrie-Erfahrener Baden-Württemberg

Rainer Höflacher

Seit vielen Jahren setzt sich der Landesverband Psychiatrie-Erfahrener Baden-Württemberg (LVPEBW) e. V. für die Stärkung gerade auch von unterschiedlichen Formen aufsuchender Hilfen im psychiatrischen Bereich ein. Hier besteht immer noch ein deutliches Entwicklungspotenzial für die heutige Psychiatrie. Vor allem schwer psychisch belastete Menschen, Personen, die sich in seelischen Krisensituationen befinden und deren Angehörige können besonders davon profitieren. Voraussetzung dabei ist aber immer ein sensibler Umgang mit den Wünschen und Bedürfnissen der Betroffenen, da nicht alle Klienten und Patienten es schätzen, wenn die Psychiatrie in die eigene Wohnung kommt.

Im Jahr 2017 wurde dann, für die meisten sehr überraschend, zwischen den gesetzlichen und privaten Krankenkassen sowie der Deutschen Krankenhausgesellschaft die Vereinbarung zur stationsäquivalenten psychiatrischen Behandlung (StäB) geschlossen. Dies wurde vom LVPEBW mit großer Freude aufgenommen, gab es doch endlich eine Alternative zur oftmals starren psychiatrischen Krankenhausbehandlung.

Kurz vor dem Abschluss der Vereinbarung hatten Vertreterinnen der Landesverbände der Psychiatrieerfahrenen und der Angehörigen bei einer Krankenkasse vorgesprochen, um Unterstützung für Hometreatment zu bekommen. Trotz aller guten Argumente der Selbsthilfe wurde das Gespräch seitens der Krankenkasse mit der Aussage beendet, dass die Anfragenden in zehn Jahren wieder vorsprechen sollten, denn es lägen bis jetzt keine aussagekräftigen deutschen Studien für Hometreatment vor und die Zeit sei noch lange nicht reif dafür, dass aufsuchende, klinische, psychiatrische Behandlung regelhaft umgesetzt werden könne. Und es geschieht in der heutigen Zeit tatsächlich äußerst selten, dass in der Psychiatrie eine ganz neue Art der Behandlung in die Regelfinanzierung der Krankenkassen aufgenommen wird. Zuletzt dürfte das wohl die Soziotherapie im Jahr 2000 gewesen sein.

Obwohl StäB nicht alle Probleme löst und auch nicht für alle psychisch akut erkrankten Menschen eine Lösung ist, so gibt es doch viele Vorteile für Menschen mit psychischen Beeinträchtigungen, die im Rahmen von StäB behandelt werden. Ein ganz wesentlicher Gesichtspunkt ist es, dass die Patienten im Krankheitsverlauf ganzheitlich gesehen werden können, denn das Kennenlernen des häuslichen Umfelds und des Alltagsverhalten der Patienten eröffnet den Psychiatrie-Fachpersonen ein erweitertes Verständnis für die Probleme des Patienten, so dass die Behandlung wesentlich wirkungsvoller als in der Klinik durchgeführt werden kann. Nicht ohne Grund wird die Wohnung auch oft als Spiegel der Seele bezeichnet. Es wird dadurch möglich, einen mehr auf Verstehen basierten und stärker sozialpsychiatrisch ausgerichteten Zugang zu den Patienten zu finden als bisher. Auch das soziale Umfeld kann hilfreich für die Patienten genutzt werden, sind doch Angehörige, Freunde und Nachbarn oft eine zusätzliche wertvolle Informationsquelle und Unterstützung für das Behandlungsteam. Von großem Vorteil ist es, dass StäB-Mitarbeitende auch den Sozialraum einbeziehen, denn Begleitung außerhalb der Wohnung gehört zum Repertoire von StäB. Die Patienten können unter Beibehaltung von größerer Freiheit alltägliche Pflichten weiterhin erfüllen, wie zum Beispiel die Erziehung von Kindern, die Betreuung von hilfebedürftigen Eltern oder die Versorgung von Haustieren. Ebenso kann eingeschränkte Mobilität berücksichtigt werden. Auch die im selben Haushalt wohnenden Angehörigen profitieren in der Regel sehr von StäB, wenn sie angemessen in die Behandlung einbezogen werden. Und es können so auch Patienten behandelt werden, die große Vorbehalte gegenüber einem stationären Aufenthalt in einer psychiatrischen Klinik haben und eine Behandlung sonst ablehnen oder aufschieben würden.

Auch sehr zu begrüßen ist es, dass in StäB multiprofessionelle Teams zum Einsatz kommen. Dies ist eine wesentliche Voraussetzung dafür, den sehr unterschiedlichen Bedürfnissen von psychisch belasteten Menschen gerecht zu werden, die in kurzer Zeit stark wechseln können. Darauf sollte bei der Zusammenstellung der Teams geachtet werden. Dem LVPEBW ist es ein wichtiges Anliegen, dass in StäB Genesungsbegleiterinnen eingesetzt werden, die als Expertinnen durch Erfahrung ihre für den Behandlungserfolg förderliche, wichtige zusätzliche Perspektive einbringen können.

Aber allein, dass die Behandlung nun im häuslichen Umfeld stattfindet, ist noch keine Garantie dafür, dass sich die Sichtweise von Krankheit bzw. Gesundheit ändert. StäB gibt die Chance, dass die medizinisch-reduktionistische Sichtweise, die sich in erster Linie an der Pathogenese und an der Körperchemie ausrichtet, nun in einem noch größeren Maße durch psychosoziale Aspekte ergänzt wird. Neben der Pathogenese, die den Blick auf die Krankheitssymptome und -ursachen richtet, muss die Frage der Salutogenese »Wie werde ich gesünder?« mehr ins Zentrum gerückt werden. Es geht immer wieder um die »Vervollständigung der Wahrnehmung« (Dörner) und StäB kann auch an dieser Stelle eine große Lernchance für den stationären Bereich sein.

Ein Schwachpunkt von StäB ist gegenwärtig, dass keine Patienten behandelt werden können, die in weiter Entfernung von der Klinik wohnen. Die Grenze scheint bei einer Fahrtzeit von ca. 30 Minuten zu liegen, wo es für die Klinik nicht mehr auskömmlich ist, den Patienten zu Hause zu besuchen. Vor allem in ländlichen Einzugsgebieten der Kliniken ist das ein Problem.

Hinweisen möchten wir auf die Situation von Kindern und Jugendlichen, wenn ein Elternteil stationsäquivalent behandelt wird. Dies benötigt die besondere Aufmerksamkeit des StäB-Teams, da Kinder psychisch erkrankter Menschen in der Psychiatrie oft zu kurz kommen und ihre Sorgen und Ängste nicht genug in den Blick genommen werden. Die Sorge um das Kindeswohl muss während der Behandlung immer präsent sein. Entsprechende spezielle Schulungen für StäB-Mitarbeitende, altersgerechte Informationsmaterialien für die Kinder und Jugendlichen und nicht zuletzt weiterführende professionelle Unterstützungsmaßnahmen sind hier in Abstimmung mit der Jugendhilfe dringend angezeigt.

Nach Kenntnisnahme der aktuellen StäB-Vereinbarung zeigte sich bei etlichen Fachleuten und auch bei den Psychiatrieerfahrenen Enttäuschung über die wenig flexiblen und sehr dezidierten Vorgaben der Krankenkassen, wie StäB durchzuführen ist. Bei bestimmten Modellen von Hometreatment gibt es diesbezüglich wesentlich mehr Freiheitsgrade für die Kliniken, um die Behandlung personenzentriert angemessen zu gestalten. Andererseits ist durch die detaillierten Vorschriften auch gewährleistet, dass den Nutzerinnen die vollumfängliche Behandlung zur Verfügung steht, denn schnell kann sich eine Klinik institutionellen Zwängen ausgesetzt sehen, die zu Nachteilen für die Nutzerinnen führen könnten, auch wenn die Klinik keine schadhaften Absichten dabei hat.

Auf Seiten der Psychiatrieerfahrenen gab es durchaus Stimmen, die es bedauerten, dass sich die im Rahmen von Modellvorhaben durchgeführten Hometreatment-Projekte nicht durchgesetzt haben. Hier wäre eine größere Flexibilität für die Kliniken möglich gewesen und man hätte die aufsuchende fachärztliche Behandlung in ein umfassenderes integriertes Konzept einbinden können. Der LVPEBW hatte Konzepte im Blick, bei denen sich die gesamte Klinikstruktur an der ambulanten Arbeitsweise orientiert und somit durch die Einführung von Hometreatment wesentliche Änderungen in Organisation und Aufbau der Klinik ergeben hätten. Tatsächlich scheint StäB nur ein mehr oder weniger abgegrenztes, zusätzliches Angebot der Klinik zu sein. Aber vielleicht muss man geduldiger sein und abwarten, wie StäB sich weiterentwickelt – deshalb entschied sich der LVPEBW, sich nach der Versorgungsrealität zu richten und StäB im Rahmen seiner Möglichkeiten zu unterstützen.

3 Kritische Einordnung

Es ist schade, dass bei StäB ein Klinikaufenthalt indiziert sein muss, weil dadurch viele Menschen nicht die Möglichkeit haben, eine aufsuchende psychiatrische Behandlung zu bekommen. Aufsuchende psychiatrische Hilfe sollte auch frühzeitiger und längerfristiger angeboten werden können – dies stellt einen Ansatzpunkt dar, um ganz allgemein die Hilfen für psychisch belastete Menschen in ihrem häuslichen Umfeld weiter zu verbessern. Es fehlt dort an ärztlicher Kompetenz und hier einen strengen Schnitt zwischen Krankenhausbehandlung und gemeindepsychiatrischer Versorgung zu machen, bildet die Realität bzw. die Bedarfe nicht ausreichend ab. Hier wäre es als erster Schritt sinnvoll, ein Modellprojekt zu installieren, das die Indikation für aufsuchende, fachärztliche Hilfe gegenüber StäB erweitert, um Erfahrungen zu sammeln.

Auch liegt in Synergieeffekten mit der bedürfnisangepassten Behandlung bzw. dem offenen Dialog, die von Krankenkassen und Kommunen gemischt finanziert werden könnten, eine Chance, mit mobilen, multiprofessionellen Teams eine bessere Versorgung im häuslichen Umfeld zu erreichen. Hier scheinen Konzepte zu konkurrieren, die in Verbindung gebracht werden müssten.

Die Psychiatrische Institutsambulanz (PIA) ist auch ein wichtiger Akteur, der in Vernetzung mit anderen Angeboten einen größeren Beitrag zu aufsuchenden Hilfen leisten könnte als bisher. Aufgrund der großen Auslastung der PIA ist dort nicht in den Maßen aufsuchende Hilfe möglich, wie es anfänglich geplant war. Während der Implementierung von StäB war es auch eine Frage, wie die PIA mit StäB zusammenarbeiten könnte. Hier entzieht es sich unserer Kenntnis, wie das schließlich in den einzelnen Kliniken umgesetzt wurde. Auch die Art, wie StäB mit den Klinik-Stationen zusammenwirkt und wie StäB-Patienten die ergänzenden Klinikangebote nutzen können, beeinflusst die Qualität der StäB-Behandlung.

Wenn die Patientin gewillt ist, StäB in Anspruch zu nehmen und es das häusliche Umfeld zulässt, sollte es eigentlich wenige Gründe geben, dass StäB nicht durchgeführt werden kann. Sicherlich sind Absprachefähigkeit und Fremd- und Eigengefährdung solche Kriterien. Aber sonst ist mit der engen Taktung der Besuche und den multiprofessionell aufgestellten Behandlungsteams vieles regelbar, was bei erster Betrachtung gegen StäB spricht. Immer vorausgesetzt, dass die Patientinnen sich gut informiert und frei für StäB entscheiden.

Weiter anzustreben ist es, dass StäB in einem vernetzten Hilfesystem durchgeführt wird, damit eine gewisse Kontinuität der Begleitung gewahrt wird und gegebenenfalls auch das Wissen anderer involvierter Hilfen genutzt werden kann. Aber auch wenn der Patient noch nicht an das psychiatrische Hilfesystem angebunden ist, sieht die StäB-Vereinbarung durchaus vor, dass weitere ambulante Dienstleister einbezogen werden können, was wohl aber an bürokratischen und finanziellen Hürden oft scheitert.

Für das StäB-Personal eröffnet sich ein ganz neues Arbeitsfeld, wenn dieses vom stationären Setting in den aufsuchenden Bereich wechselt. Das Umstellen von Arbeiten mit ständig verfügbaren Kolleginnen auf der Klinikstation zu einem viel mehr eigenverantwortlichen Tun vor Ort bei den Patientinnen muss erst gelernt werden. Aber es scheint, dass nur wenige Mitarbeitende zurück in die stationäre Arbeit möchten, wenn sie sich an das freiere Arbeiten gewöhnt haben. Mitarbeitende sind oft sehr motiviert, im speziellen StäB-Setting tätig zu sein. Erfahrungsgemäß ist die Orientierung des Personals an Recovery- und Empowermentkonzepten im aufsuchenden Setting häufiger anzutreffen als im stationären Bereich, wo sich dies langsamer durchsetzt. Der LVPEBW engagiert sich stark für die Umsetzung dieser Konzepte. Wichtig ist, dass die StäB-Mitarbeitenden in diesem Lernprozess nicht allein gelassen werden, sondern begleitend gut geschult und supervidiert werden.

StäB ist erst noch dabei, sich durchzusetzen und man ist dabei, Erfahrungen zu sammeln. Man hat den Eindruck, dass nicht wenige Kliniken warten, wie sich die neue Behandlungsform bewährt, bevor sie selbst StäB entschlossen durchsetzen. Andererseits sind erst drei Jahre vergangen, seit StäB offiziell möglich ist und es ist eben ein langer Weg, bis die oft unbeweglichen, vergleichsweise großen Einrichtungen wie Krankenhäuser ihre Strukturen anpassen und Neues umsetzen. Ebenso dauert es lange, bis sich Innovationen beim Klinikpersonal in der Breite durchsetzen und auf allgemeine Akzeptanz stoßen.

Sehr wichtig ist es, dass die StäB-Vereinbarung nach einer gewissen Zeit ausgehend von den Erfahrungen der Krankenhäuser angepasst wird, denn es ist nicht möglich, eine neue Behandlungsform am grünen Tisch optimal zu planen und es zeigt sich schon jetzt, dass es Verbesserungsoptionen gibt. Andere Konzepte von aufsuchenden Hilfen könnten hier wichtige Impulse für die Weiterentwicklung von StäB geben.

Aus der Sicht des LVPEBW ist es erforderlich, dass StäB in jeder psychiatrischen Klinik Standard wird, da bestimmte Patienten damit wesentlich besser behandelt werden können. Das Leben der Patienten spielt sich inzwischen erfreulicherweise in der Gemeinde ab. Dies ist der Ort, wo nachhaltige Genesung geschehen kann und unterstützt werden muss. Es ist nur konsequent, wenn auch die Klinik dorthin kommt, wo die Probleme entstehen, auch wenn StäB in der gegenwärtigen Form akut erkrankten Menschen vorbehalten bleibt und kurzfristig angelegt ist.

3.3.2 Erfahrungsbericht einer Psychiatrie-Erfahrenen mit StäB

A. D. im April 2021

Ich bin eine 55-jährige Frau und wohne in Zwiefalten. Aufgrund meiner Alkoholabhängigkeit bin ich schon oft stationär in Behandlung gewesen. Vor ca. 2,5 Jahren habe ich StäB kennengelernt und wurde über mehrere Wochen behandelt.

Stationäre Aufenthalte empfand ich immer als sehr anstrengend. Es ist eine Herausforderung, mit vielen Menschen klar zu kommen und es ist natürlich ungewohnt, wenn man sich das Zimmer mit anderen Personen teilen muss. Die Tagesstruktur ist vorgegeben, das geht auch nicht anders. Ich habe jedoch gemerkt, dass ich mich durch diese Umstände von außen ablenken lasse.

Mein Wunsch war es dann, schnell wieder nach Hause zu gehen, jedoch mit den oft unbearbeiteten Problemen.

Ich war gespannt, wie es mir mit der Behandlung zuhause ergehen würde. Die ersten Tage war es ungewohnt, dass sich jemand jeden Tag Zeit für mich nimmt. Dann habe ich jedoch gemerkt, wie gut es mir tut. Ich habe mich automatisch mehr mit mir selbst beschäftigt, wollte genau wissen, wie es mir geht, denn ich wollte von den täglichen Kontakten profitieren. Die Behandlung empfand ich als sehr intensiv, da ich nicht sonderlich durch äußere Umstände abgelenkt wurde, sondern mich ganz auf mich konzentrieren konnte.

Gerade für mich als suchtkranke Frau war es wichtig, in den eigenen vier Wänden zu sein. Hier erlebe ich Suchtdruck bzw. suchtauslösende Situationen. Im stationären Setting funktioniere ich, die Herausforderung liegt im Alltag. Da war mir StäB eine große Hilfe. Ich konnte meinen Alltag selbst gestalten, hatte aber täglich Unterstützung. Diese 1:1-Behandlung empfand ich als großes Privileg und habe sie gut nutzen können.

Was für mich persönlich auch wichtig war: Die Nachbarn haben den Rückfall mitbekommen und nach einem stationären Aufenthalt hätte ich große Schwierigkeiten gehabt, wieder in meine Wohnung zurückzukehren und mich wohlzufühlen. Ich hätte mich sehr geschämt und die Angst vor den Nachbarn hätte mich evtl. wieder rückfällig werden lassen. Mit Unterstützung vom StäB-Team ist es mir jedoch gelungen, mich dieser Situation zu stellen und einen Weg zu finden, mit den unangenehmen Gefühlen umzugehen.

Diese Form der Behandlung ist für mich persönlich sehr hilfreich gewesen und ich habe sie intensiver als die stationäre Behandlung empfunden. StäB hat mich ganz individuell und ganz nach meinen Bedürfnissen begleitet. Ich würde in einer Krisensituation auf jeden Fall wieder diesen Weg wählen.

3.4 Einordnung der StäB aus der Perspektive der Angehörigen

3.4.1 Bezug zu Fallbeispielen

Nachdem bei StäB nicht das Krankenhaus, sondern das direkte häusliche Umfeld der Patientinnen den zentralen Mittelpunkt im Therapiegeschehen darstellt, sind zwangsläufig neben den Patientinnen selbst auch deren im selben Haushalt lebende Angehörige oder Mitbewohnerinnen am Therapiegeschehen beteiligt oder darin involviert. In den allermeisten Fällen einer StäB werden diese früher oder später ebenso die Bekanntschaft mit einem Mitglied des Behandlungsteams machen, sei es bei einem vereinbarten gemeinsamen Gespräch oder aber, weil Sie einem Mitglied des Behandlungsteams zufällig die Tür öffnen.

Natürlich sind auch bei einer stationären Behandlung im Krankenhaus die Angehörigen der Patienten in die Therapie eingebunden, Begegnungen und

3.4 Einordnung der StäB aus der Perspektive der Angehörigen

Kontakte mit dem Behandlungsteam finden dann in der Regel aber nicht in deren Zuhause, sondern in der Klinik statt. In vielen Fällen, in denen die StäB als besser geeignete Behandlungsform für den Patienten bewertet wird (das Vorliegen einer stationären Behandlungsindikation vorausgesetzt), ist nämlich gerade der systemische Ansatz bei der Krankheitsbewältigung zielführend. Dieser misst dem Einbezug des direkten sozialen Umfelds und somit auch der Angehörigen automatisch einen großen Stellenwert bei. Die Angehörigen sind durch die Behandlung in deren Lebenswelt in deutlich höherer Frequenz in die Therapie eingebunden als dies bei einer stationären Behandlung im Krankenhaussetting möglich ist. Auch verbleibt der Patient während der Behandlung genau in diesem gewohnten System, welches in der Therapie ganzheitlich betrachtet werden kann. Die Angehörigen und Mitbewohner sind bei einer StäB-Behandlung ein elementarer Bestandteil des Therapieumfeldes und dadurch in vielen Fällen stärker in die Behandlung involviert oder unmittelbar selbst davon betroffen.

Als ein anschauliches Beispiel kann an dieser Stelle die Bearbeitung riskanter Verhaltensweisen und Situationen im Kontext von Suchterkrankungen genannt werden. In StäB besteht die Möglichkeit, unmittelbar auf riskante Verhaltensweisen, die auch das Umfeld der Patientinnen betreffen, hinzuweisen und zugleich gemeinsam mit Angehörigen und der Patientin zu bearbeiten. So können schwierige oder konfliktbehaftete Themen, wie beispielsweise die Bevorratung von Alkohol im Haus, unmittelbar transparent gemacht und gemeinsam lösungsorientiert besprochen werden.

Aber auch in der Behandlung anderer Krankheitsbilder lassen sich weitere Beispiele finden. So sind in der Behandlung von Demenzpatienten beispielsweise gemeinsame Überlegungen angezeigt, wie die räumliche Situation umgestaltet werden kann, um die Orientierung zu erleichtern oder auch um einem Orientierungsverlust vorzubeugen.

Als weiteres Beispiel kann an dieser Stelle die Behandlung von an Depression erkrankten Müttern mit Kindern genannt werden. Durch die Behandlung der Mütter im häuslichen Umfeld ist es für das Behandlungsteam einfacher und mitunter auf spielerische Weise möglich, die Kinder einzubeziehen und so deren Sorgen und Ängsten ausreichend Raum zu geben.

In der Behandlung anderer Krankheitsbilder, welche in akuten Phasen beispielsweise durch ausgeprägte Störungen des Tag-/Nacht-Rhythmus zum Ausdruck kommen, kann durch die unmittelbare Nähe des Behandlungsteams die Akzeptanz oder das Verständnis bei Angehörigen oder Mitbewohnerinnen gesteigert werden. Probleme oder Konflikte, welche in diesem Zusammenhang ausgelöst werden, können unmittelbar in der Therapie platziert werden. So können gemeinsam Strategien erarbeitet werden, welche durch den aktiven Einbezug der Mitbewohnerinnen im Zweifel auch leichter umzusetzen sind.

Im Bereich der Kinder- und Jugendpsychiatrie ermöglicht die StäB ebenso den intensiven Einbezug des familiären und schulischen Umfeldes, sodass bei vorhandenen Trennungsängsten dennoch ein adäquates Behandlungsangebot gemacht werden kann (▶ Kap. 4.3.1). Die Fallbeispiele aus dem Bereich der Kinder- und Jugendpsychiatrie in den Kapiteln 4.3.1 (▶ Kap. 4.3.1) und 4.3.2 (▶ Kap. 4.3.2) verdeutlichen ebenso die tragende Rolle der Angehörigen während der gesamten

Behandlung. So konnten beispielsweise die Eltern des in StäB behandelten Kindes in Kap. 4.3.2 benennen, viel an Sicherheit im Umgang mit ihrem Kind gewonnen zu haben. Es kommt immer wieder deutlich zum Ausdruck, dass durch die Behandlung zuhause die Eltern oder andere wichtige Bezugspersonen der Kinder und Jugendlichen direkt in die Behandlung integriert werden können und während der StäB somit auch unmittelbar in den Alltagssituationen, in denen die Probleme und Konflikte entstehen, beraten werden können. Dies ermöglicht auch den Erwerb von Kompetenzen im Umgang mit den belastenden Situationen. Zudem wird die tragende Rolle der Angehörigen dadurch deutlich, dass auch diesen eventuell unmittelbar Hilfestellung im Falle bemerkbarer behandlungsbedürftiger Strukturen angeboten werden kann (▶ Kap. 4.3.1).

Wie diese Beispiele gut veranschaulichen, ist die Rolle der Angehörigen in StäB tragend. Angehörige haben durch StäB die Möglichkeit, direkte Einblicke in das Therapiegeschehen zu erhalten, wohingegen sich der Therapiealltag bei einer vollstationären Behandlung in der Klinik oftmals deren Einblicken verschließt. Dies kann von den einen, wie in obigen Beispielen veranschaulicht, als sehr bereichernd wahrgenommen werden. Für wiederum andere kann der Eingriff in die Privatsphäre sowie der Verbleib des erkrankten Angehörigen während einer behandlungsbedürftigen akuten Krankheitsphase im unmittelbaren häuslichen Umfeld auch als belastend erlebt werden. Dies macht deutlich, dass deren Akzeptanz mit der Behandlung sowie deren Bewertung der neuen Behandlungsform von zentraler Bedeutung ist. Erste Ergebnisse lassen hier aber auf eine hohe Zufriedenheit der Angehörigen schließen (Götz 2021), wie auch das nachfolgende Kapitel zeigt (▶ Kap. 3.4.2).

Die internationale Evidenz legt zudem nahe, dass das Belastungserleben der Angehörigen während einer Akutbehandlung im häuslichen Umfeld geringer ist als während einer herkömmlichen stationären Behandlung (Gühne et al. 2011). Eine systematische Erhebung der spezifischen Belastung der Angehörigen in StäB steht allerdings noch aus, ist jedoch neben der erneuten Untersuchung der Zufriedenheit der Angehörigen weiterer Bestandteil der bundesweiten multizentrischen AKtiV-Studie des Innovationsfonds (▶ Kap. 6.4).

3.4.2 Daten aus einer Zufriedenheitsbefragung

Im Rahmen zweier Dissertationsarbeiten an den Standorten Zwiefalten und Reutlingen wurden neben insgesamt 100 StäB-Patienten auch 30 Angehörige dazu befragt, wie zufrieden sie mit der StäB-Behandlung ihres Angehörigen oder ihres Mitbewohners waren. Die Ergebnisse wurden bereits in anderen Veröffentlichungen präsentiert und aufgegriffen (Götz et al. 2019; Hirschek et al. 2019; Götz 2021; Hirschek unveröffentlicht; Raschmann et al. 2021). Neben dem eigenen Partner wurden allgemein Eindrücke von Elternteilen, erwachsenen Kindern oder Mitbewohnern eingeholt, sofern diese in eine Studienteilnahme einwilligten (Götz 2021).

Im Allgemeinen zeigte sich bei den 30 Angehörigen eine hohe Zufriedenheit mit der StäB (Götz 2021). Die Gesamtzufriedenheit, gemessen als die Summe aller Einzelzustimmungswerte geteilt durch die Anzahl der Antworten, wurde durch Zuordnung von Werten von 0–100 angegeben. Ein Wert von 100 spiegelt die größtmögliche Zufriedenheit wider, wohingegen ein Wert von 0 im Vergleich dazu die geringste Zufriedenheit ausdrückt. Die Zufriedenheit der Angehörigen lag im Mittel bei M = 85 (SD = 22,5, n = 384) (Götz 2021). Die höchste Zufriedenheit wurde im Bereich »Respekt der Privat- und Intimsphäre durch das Behandlungspersonal« angegeben (M = 95, SD = 13,8, n = 30). Die geringste Zufriedenheit ergab sich in Bezug auf die Information zu verschiedenen Arten der Weiterbehandlung und Weiterbetreuung (M = 75, SD = 29,9, n = 29) (Götz 2021).

Literatur

Götz E (2021) Umsetzung der stationsäquivalenten Behandlung im städtischen Raum.
Götz E, Hirschek D, Gottlob M et al. (2019) Zufriedenheitsbefragung von an der stationsäquivalenten Behandlung beteiligten Personen. DGPPN-Kongress, Berlin, 27.11.–30.11.2019.
Gühne U, Weinmann S, Arnold K et al. (2011) Akutbehandlung im häuslichen Umfeld: systematische Übersicht und Implementierungsstand in Deutschland. Psychiatrische Praxis 38(03): 114–122.
Hirschek D (unveröffentlicht) Umsetzung der stationsäquivalenten Behandlung im ländlichen Raum. (Unveröffentlichte Dissertation).
Hirschek D, Götz E, Gottlob M et al. (2019) Stationsäquivalente Behandlung – Wer entscheidet sich für die neue Behandlungsform, wer könnte profitieren? DGPPN-Kongress, Berlin, 27.11.–30.11.2019.
Raschmann S, Götz E, Hirschek D et al. (2021) StäB – Wie bewerten Patientinnen und Patienten die neue Behandlungsform? Psychiatrische Praxis. eFirst, 27.03.2021.

4 Beschreibung der Zielgruppe

4.1 Allgemeine Grundlagen

Während des Gesetzgebungsprozesses wurde vielfach diskutiert, für welche Gruppe psychisch kranker Menschen stationsäquivalente Behandlung geeignet sein könnte. Aus der Fachwelt wurde darauf gedrängt, keine grundsätzliche Einschränkung oder Festlegung vorzunehmen. Dem ist der Gesetzgeber gefolgt und hat lediglich in der Gesetzesbegründung einige beispielhafte Zielgruppen benannt. Auch bei der Verhandlung der Rahmenvereinbarungen stand immer wieder im Raum, einzelne Diagnosegruppen wie z. B. Suchtkranke aus der Vereinbarung herauszunehmen. Auch hier ist es erfreulicherweise gelungen, entsprechende Engführungen der StäB-Behandlung zu verhindern.

Damit können prinzipiell alle Patientinnen, die heute in einer psychiatrischen Klinik mit Versorgungsverpflichtung behandelt werden, auch in Form von StäB versorgt werden.

Darüber hinaus bietet die StäB eine Möglichkeit, auch Patienten zu erreichen, die derzeit eine stationäre Behandlung ablehnen, obwohl diese aus therapeutischer Sicht dringend indiziert wäre. Einzige Voraussetzung ist die stationäre Behandlungsbedürftigkeit während des Behandlungszeitraumes.

Derzeit ausgeschlossen von einer StäB-Behandlung sind richterlich untergebrachte Personen, sowohl nach dem bundesweit gültigen Betreuungsrecht als auch nach dem jeweiligen Unterbringungsrecht der Länder. Da diese neue Behandlungsform bei der Formulierung der Unterbringungsgesetze noch nicht vorlag, kann hierzu keine Position innerhalb der Gesetze erwartet werden. Es ist jedoch nicht auszuschließen, dass im Zuge weiterer Modifikationen der entsprechenden Gesetze für Einzelfälle auch die Möglichkeit einer Zwangsbehandlung im häuslichen Umfeld eröffnet wird. Insbesondere in speziellen Fällen betreuungsrechtlich untergebrachter Patientinnen erscheint eine aufsuchende Behandlung in der Wohn- oder Heimunterbringung denkbar. Dabei dürfte es sich aber im Wesentlichen um eine vor Ort durchgeführte »Zwangsmedikation« handeln. Zunächst kann diese Zielgruppe jedoch außer Betracht bleiben.

Während sich das Kapitel »Indikationsstellung und Therapiezielplanung« (▶ Kap. 4.2) der gezielten Indikationsstellung im Einzelfall widmet und Überlegungen zur daraus resultierenden Therapiezielplanung angestellt werden, sollen im Folgenden allgemein die Zielgruppen für stationsäquivalente Behandlung beschrieben und diskutiert werden. Wir orientieren uns dabei an den Diagnosegruppen, wie sie im ICD10 (Dilling et al. 2014) in den Großkapiteln niedergelegt sind. Da außer bei den depressiven Störungen die Schweregrade der Erkrankung in der Codierung wenig Berücksichtigung finden, wird darauf bei der einzelnen Diagnosegruppe näher eingegangen. Grundsätzlich gilt, dass auch der Schweregrad der Erkrankung nicht über die Sinnhaftigkeit einer StäB entscheidet. Es gibt weder im Gesetz noch in den Rahmenvereinbarungen eine Einschränkung bezüglich leichterer oder besonders schwerer Verlaufsformen oder akuter Krankheitszustände, solange eben die Voraussetzung der stationären Behandlungsbedürftigkeit gegeben ist. Die in der fachlichen Diskussion häufig geäußerte Erwartung, dass eher leichter Erkrankte StäB erhalten, erweist sich schon aus den Erfahrungen der verschiedenen Modellprojekte, unserer Erprobungsprojekte und auch aus der internationalen Literatur als nicht stichhaltig. So kümmern sich spezielle aufsuchende Behandlungsteams ausgesprochen um die Schwer- und Akutkranken, wie beispielsweise die Acute Crisis Resolution Teams in England (Johnson et al. 2008). Für einzelne Diagnosegruppen werden exemplarisch Fallbeispiele aus der StäB-Routinebehandlung unserer Häuser in den letzten beiden Jahren dargestellt.

Eine Einschränkung der Möglichkeit von StäB besteht, je nach Versorgungskrankenhaus und Einzugsgebiet, möglicherweise in der räumlichen Entfernung zwischen der Wohnung der Patienten und dem Krankenhaus. Insbesondere bei hochspezialisierten stationären Behandlungsangeboten für eine Zielgruppe von Personen mit selteneren Störungsbildern, die aus einem weiten Umkreis zur Behandlung kommen, wird sich StäB als schwierig darstellen. Auch die Versorgung im ländlichen Raum kann Beschränkungen in der StäB bewirken. Auf diese Problematik wurde bereits vom Gesetzgeber Rücksicht genommen, indem ausdrücklich formuliert ist, dass die Durchführung von StäB zum einen eine entsprechende Indikation, zum anderen aber auch die organisatorischen Möglichkeiten zur Behandlung voraussetzt.

Die grundsätzlichen Vorteile bzw. Besonderheiten von StäB gegenüber der stationären Behandlung sind im Kapitel »Einleitung« (▶ Kap. 1) und im gemeinsamen Eckpunktepapier zur stationsäquivalenten Behandlung (▶ Anhang 1) bereits erwähnt. Im Wesentlichen geht es um die Möglichkeit, die ggf. krankheitsverursachenden oder -stabilisierenden Faktoren der Lebenswelt der Betroffenen in die diagnostischen Maßnahmen einzubeziehen und zugleich Ressourcen und Rahmenbedingungen des sozialen Umfeldes zur Unterstützung der therapeutischen Vorgehensweise zu nutzen. Einer zusätzlichen Verschlechterung der Symptomatik durch den mit einer stationären Behandlung verbundenen Ortswechsel (z. B. bei dementen Patientinnen), der Gefahr einer zusätzlichen Regression oder einer Hospitalisierung kann durch stationsäquivalente, aufsuchende Behandlung begegnet werden. Bei Patientinnen mit stark gestörter Nähe- und Distanzregelung, die sich in einem stationären Setting mit Doppel- oder Mehrbettzimmern, notwendigerweise beschränkten räumlichen Rahmenbedingungen und einer Nähe zu vielen anderen Menschen auf der Station bedrängt fühlen und bei denen gegebenenfalls daraus entstehende aggressive Verhaltensweisen bekannt sind, können diese zusätzlichen Belastungen durch StäB vermieden werden. Bei manchen chronisch kranken Patientinnen mit mehrfachen Klinikvoraufenthalten kann auf entsprechende Erfahrungen zurückgegriffen werden. Auch eine aufsuchende Behandlung von schwerst psychisch kranken Personen, die eine stationäre Behandlung grundsätzlich ablehnen, kann erfolgreich sein und eine sonst in der Zuspitzung notwendig werdende Zwangseinweisung verhindern. Für Behandlungsvereinbarungen zwischen Patientinnen und Kliniken ergeben sich neue, interessante Varianten in der Absprache zu krisenhaften Entwicklungen.

Die in der Erläuterung des Gesetzestextes beschriebene Situation der Mutter, die ihre Kinder nicht alleine zu Hause lassen will, oder auch die Situation von pflegenden Angehörigen, die deswegen eine stationäre Behandlung ablehnen, kann im Rahmen von StäB berücksichtigt werden. Allerdings ist hier im Einzelfall eine genaue Prüfung notwendig, inwiefern eine suffiziente Behandlung unter diesen Rahmenbedingungen mit der zeitgleichen familiären Beanspruchung möglich ist. Diese allgemeinen Überlegungen werden bei der Beschreibung der diagnosespezifischen Zielgruppen und im Kapitel »Indikationsstellung und Therapiezielplanung« nochmals aufgegriffen (▶ Kap. 4.2).

Im Folgenden werden, orientiert an den Diagnosegruppen des ICD, einzelne potenzielle Zielgruppen für die StäB beschrieben und z.T. an Einzelfallberichten[1] veranschaulicht:

4.1.1 F00-F09 Organische, einschließlich symptomatischer psychischer Störungen

Demenzkranke Patienten werden häufig wegen Verhaltensauffälligkeiten, Aggressivität, prädeliranten Zuständen, Tag-Nacht-Umkehr oder wegen neu aufgetretener somatischer Pflegebedürftigkeit stationär aufgenommen. Nicht selten bedingt die stationäre Aufnahme eine zusätzliche Destabilisierung des grenzkompensierten Krankheitszustandes mit verstärkter Verwirrtheit, Desorientiertheit und Unruhe. Die Zeit, die zum Abklingen dieser zusätzlichen Verschlechterung benötigt wird, könnte bei einer Behandlung im gewohnten häuslichen Umfeld bereits für diagnostische und therapeutische Maßnahmen genutzt werden und so ggf. die Behandlungsdauer insgesamt abkürzen. Gerade bei eher unspezifischer Symptomatik kann die Diagnostik im häuslichen Umfeld wesentliche Hinweise für die Verursachung oder Aufrechterhaltung der Symptomatik ergeben. Dies gilt sowohl im familiären Umfeld als auch im Pflegeheim. Darüber hinaus kann die im Rahmen der StäB mögliche Anleitung und Beratung des versorgenden Teams im Heim oder der Angehörigen zur Nachhaltigkeit der Behandlungserfolge beitragen und Handlungssicherheit bei erneut auftretender Symptomatik vermitteln. Bei der

---

1 Mit Unterstützung von Dr. Brendan Snellgrove (Ärztlicher Leiter des Krisenteams sowie des StäB-Teams Ravensburg-Bodensee, ZfP Südwürttemberg), Dr. Peter Noetzel (Ärztliche Abteilungsleitung der Abteilung Allgemeinpsychiatrie, Klinik für Psychiatrie und Psychosomatik (PP.rt) Reutlingen), Dr. Bettina Jäpel (Ärztliche Direktorin der Klinik für Psychiatrie und Psychotherapie Region Donau-Riss, ZfP Südwürttemberg), Dr. Rebecca Kressierer (Leitung der Suchtambulanz Donau-Riss, ZfP Südwürttemberg), Dr. Mirjam Meyer (Chefärztin der Alterspsychiatrie Donau-Riss, ZfP Südwürttemberg) und Anna Heinsch (pflegerische Abteilungsleitung der Allgemeinen Psychiatrie und Psychotherapie Wangen, ZfP Südwürttemberg).

ebenfalls häufigen Frage nach einer notwendigen Heimunterbringung versus den Verbleib im häuslichen Umfeld nach einer krisenhaften Zuspitzung kann durch spezifische Diagnostik und die Erprobung von Fähigkeiten im gewohnten häuslichen Umfeld eine Entscheidung leichter getroffen und vermittelt werden. Gerade bei verwirrten Patienten hat die Einzelbehandlung mit wenigen gleichbleibenden Personen in StäB Vorteile gegenüber dem komplexen Behandlungssetting einer alterspsychiatrischen Station.

Grenzen der StäB für diese Zielgruppe sind bei einer akuten somatischen Pflegebedürftigkeit oder der Notwendigkeit konsiliarischer Mitbehandlung durch Personal anderer Fachgebiete gegeben. Zu prüfen ist ebenfalls die Sicherheit der Unterbringung im häuslichen Umfeld.

Da wie im Kapitel »Gesetzliche Grundlagen und Vereinbarungen der Selbstverwaltung« (► Kap. 2) erläutert die Ansprüche an Leistungen zur (stationären) Pflege und an die Eingliederungshilfe unabhängig von StäB weiter existieren und erbracht werden, kann die aufsuchende Behandlung in StäB sich mit der nötigen Intensität auf die Behandlung der psychischen Erkrankung konzentrieren.

Fallbericht 1: Stationsäquivalente Behandlung einer alterspsychiatrischen Patientin mit einer Anpassungsstörung

Die 80-jährige Patientin wurde aufgrund eines depressiven Syndroms in die StäB-Behandlung aufgenommen. Ausgelöst worden war die depressive Symptomatik durch lange Klinikaufenthalte wegen mehrerer Wirbelfrakturen in den letzten Monaten und schließlich den unerwarteten Tod ihres Mannes. Die Aufnahme in die StäB erfolgte, weil die Patientin nach den erst kurz zurückliegenden langen Krankenhausaufenthalten nicht wieder in eine Klinik eingewiesen werden wollte. Die Einweisung erfolgte durch den Hausarzt. Die Patientin war bis dato psychiatrisch unauffällig und hatte noch nie Kontakt mit dem psychiatrischen Hilfesystem.

Sie berichtete im Aufnahmegespräch, dass es ihr sehr schlecht gehe. Sie weine den ganzen Tag, könne kaum schlafen, habe keinen Appetit, halte es sehr schlecht aus, alleine zu sein, grüble viel, habe massive Zukunftsängste und wolle am liebsten sterben. Ihre Angst sei es vor allem, anderen zur Last zufallen, Hilfe oder gar Pflege durch Dritte zu brauchen oder ins Pflegeheim zu müssen. Sie habe die letzten Monate viel durchgemacht. Vor fünf Monaten sei wegen extrem starker Rückenschmerzen eine Aufnahme ins Krankenhaus erfolgt. Man habe mehrere Wirbelfrakturen festgestellt und operieren müssen. Anschließend sei sie ein paar Wochen in Reha gewesen, ohne großen Erfolg. Schließlich sei sie sehr geschwächt nach Hause gekommen. Ein paar Tage später sei ihr Mann kollabiert und notfallmäßig ins Krankenhaus gebracht worden. Dort habe man Covid-19 festgestellt. Kurz darauf sei er aufgrund seines schlechten Zustandes in die nächstliegende Uniklinik weiterverlegt worden und dort verstorben. Sie habe aufgrund der Hygienevorschriften nicht mehr zu ihm dürfen, weshalb er alleine habe sterben müssen. Da sie ein sehr inniges Verhältnis zu ihrem Mann gehabt habe, vermisse sie ihn auf Schritt und Tritt. Dies alles mache ihr sehr zu schaffen. Sie könne an nichts anderes mehr denken. Sie schlafe sehr schlecht und habe keinen Appetit, was zu einem Gewichtsverlust von 7 kg in den letzten acht Wochen geführt habe. Sie könne sich an nichts mehr freuen. Außerdem habe sie massive Rückenschmerzen, weshalb sie nicht in der Lage sei, den Haushalt und die Gartenarbeit zu machen, obwohl sie das immer sehr gerne gemacht habe und sie viel Wert auf Sauberkeit und Ordnung lege. Sie sei den ganzen Tag nur traurig und mache gar nichts mehr.

Aufgrund der beschriebenen Symptomatik wurde die Diagnose einer Anpassungsstörung mit im Vordergrund stehender affektiver Symptomatik und Angst gestellt. Zunächst lag der Schwerpunkt der Behandlung vor allem auf einem sensiblen Beziehungsaufbau sowie supportiven und entlastenden Gesprächen unterstützt durch eine entlastende und schlaffördernde Medikation. Im Weiteren wurde die Patientin dabei begleitet, Bewältigungsmöglichkeiten für die aktuelle Situation zu entwickeln und sich von nahestehenden Menschen unterstützen zu lassen. Dazu kamen im Verlauf Trauerarbeit, Hilfen zur Tagesstrukturierung, Interessenfindung und Ressourcenaktivierung. Parallel erfolgte die Schlafförderung durch Aromapflege und Einführen und Üben von Schlafritualen.

Außerdem war die Patientin aufgrund mehrerer, noch nicht lange zurückliegender Wirbelkörperfrakturen erheblich bewegungseingeschränkt. Sie hatte Schmerzen und die Muskelkraft war deutlich reduziert, was dazu führte, dass die Patientin nicht mehr in der Lage war, sich alleine anzukleiden, was große Ängste in ihr auslöste. Durch regelmäßige Physiotherapie, Schmerztherapie und Beschaffung von passenden Hilfsmitteln (z. B. Greifzange zum Anziehen von Strümpfen) gelang es, die Beweglichkeit erheblich zu verbessern, Ängste abzubauen und den Aktionsradius deutlich zu erweitern. Eine für die Patientin sehr belastende Urin- und zeitweise auch Stuhlinkontinenz konnte durch regelmäßiges Beckenbodentraining deutlich verbessert werden. Außerdem wurde die Pankreasmedikation angepasst, um die Konsistenz des Stuhlgangs zu verbessern, ein Harnwegsinfekt wurde antibiotisch behandelt und die Patientin wurde mit passendem Inkontinenzmaterial versorgt. Daneben wurde die Ernährung durch hochkalorische Trinknahrung ergänzt, wodurch eine weitere Gewichtsabnahme verhindert werden konnte.

Zusammenfassend kam es langsam, aber stetig innerhalb einer Behandlungsdauer von drei Monaten zu einer Verbesserung und Stabilisierung der psychischen Verfassung. Neben der depressiven Symptomatik und der Ängste konnten auch die geriatrischen Syndrome (Immobilisierung mit Sturzgefahr, Schmerzen, Malnutrition, Inkontinenz) gut behandelt werden. Die spürbare Verbesserung und Stabilisierung des körperlichen Zustandes hatte dabei großen Einfluss auf die Besserung des psychischen Befindens. Die Patientin zeigte sich sehr froh und dankbar, dass die Behandlung im gewohnten häuslichen Umfeld erfolgreich stattfinden konnte.

StäB erweist sich also auch gerade für gerontopsychiatrische Patientinnen als wertvolle Alternative zu einer stationären Behandlung in der Klinik.

4.1.2 F10-F19 Psychische und Verhaltensstörungen durch psychotrope Substanzen

Die bei weitem größte Zahl an stationär behandelten Abhängigkeitskranken sind Personen mit einer Alkoholabhängigkeit. Eine Alkoholentgiftung ist grundsätzlich auch im tagesklinischen oder ambulanten Setting möglich. Die S3-Leitlinien Alkoholabhängigkeit zeigen die Voraussetzungen an, die dazu vorliegen sollten (Mann et al. 2016). Ob die Entgiftungsphase stationär durchgeführt werden muss, hängt im Wesentlichen von der Erfahrung der Patienten und der Therapeuten mit dem voraussichtlichen Schweregrad des Entzugs, den häuslichen Rahmenbedingungen und der Verlässlichkeit von Absprachen ab. In Fällen, die eine ambulante oder tagesklinische Behandlung insgesamt als unzureichend erscheinen lassen bzw. die Möglichkeiten der Patienten übersteigen, kann die Indikation zu StäB geprüft werden. Bei bekannten komplikationsbehafteten Entzugsverläufen wird zunächst eine stationäre Entgiftungsphase durchgeführt werden und ggf. nach dieser in die stationsäquivalente Weiterbehandlung, via »Verlegung nach Hause«, übergegangen. Auch wenn im PEPP-System der Zusatzcode qualifizierte Entzugsbehandlung nicht ergänzend zur StäB kodiert werden kann, bleibt selbstverständlich eine Entzugsbehandlung im häuslichen Umfeld möglich und kann in vielen Fällen sinnvoll sein. Zu denken ist an Patienten, die schon mehrfach eine qualifizierte Entzugsbehandlung mit all den wichtigen und sinnvollen therapeutischen Gruppenangeboten wie STAR-Training, sozialemotionales Training, Rollenspielgruppe usw. durchlaufen haben, die aber von einer erneuten Wiederholung dieser Behandlungsform nicht zusätzlich profitieren würden. Hier bietet die stationsäquivalente Behandlung eine neue Chance durch die Möglichkeit der Einbindung der Angehörigen in die Behandlung und die Erprobung der Verhaltenssteuerung und des Umgangs mit Craving im häuslichen, alltäglichen Umfeld. Die Identifikation von Risikosituationen und protektiven Faktoren gelingt hier wesentlich leichter als im stationären Umfeld, eine höhere Nachhaltigkeit kann erreicht werden.

Bei Patientinnen mit häufigen, oftmals wiederkehrenden Klinikaufenthalten, die für 1–3 Tage zur Ausnüchterung bzw. zur akuten Entgiftungsbehandlung die stationäre Aufnahme in Anspruch nehmen, nach wenigen Tagen die weiterführende Behandlung abbrechen und so eine sinnvolle Behandlung der Alkoholabhängigkeit unmöglich machen, kann StäB die Interventionsdauer verlängern. Ursache für einen Behandlungsabbruch ist in diesen Fällen häufig nicht die Ablehnung einer suchtspezifischen Behandlung, sondern es sind Schwierigkeiten mit den Rahmenbedingungen einer Station, mit der räumlichen Nähe zu vielen Personen u. a. m.

StäB kann auch sinnvoll sein bei schwer chronisch suchtkranken Personen, die keinen Abstinenzwunsch haben, bei denen jedoch im Rahmen von akuten Exacerbationen der Suchterkrankung und des Suchtmittelkonsums kritische Zustände entstehen, die einer stationären oder stationsäquivalenten Behandlung bedürfen. Grenzen sind wie bei anderen Diagnosen bei ausgeprägter körperlicher Behandlungs- und Pflegebedürftigkeit zu beachten, da dieser in StäB nur unzureichend entsprochen werden kann.

Bei drogenabhängigen Patienten oder Personen mit multiplem Substanzgebrauch ist, ebenso wie bei Medikamentenabhängigkeit, die Indikation im Einzelfall sehr genau zu stellen. Vom Grundsatz gilt Ähnliches wie bei der Alkoholabhängigkeit. Auch bei nicht stoffgebundenen Suchtformen kann die Behandlung zu Hause wesentliche Vorteile vor einer stationären Behandlung haben, auch hier durch die spezielle Nähe und Zugriffsmöglichkeit zum alltäglichen Problemverhalten und der entsprechenden Versuchungssituation. Dies ist im Einzelfall gegenüber den Vorteilen einer drogenbezogenen stationären Behandlung abzuwägen.

Fallbericht 2: Stationsäquivalente Behandlung einer Patientin mit einer Abhängigkeitserkrankung

Die Patientin wurde im Vorfeld der StäB bereits vollstationär behandelt. Sie wurde am Vorabend notfallmäßig aufgrund einer Alkoholintoxikation und akuter Suizidalität aufgenommen. Nachdem sie ausgenüchtert war, wollte sie entlassen werden, akute Suizidgefahr konnte ausgeschlossen werden. Aus der Vorgeschichte war bereits bekannt, dass die Patientin in stark alkoholisiertem Zustand unter Suizidalität leidet, was sich in nüchternem Zustand rasch bessert.

40-jährige, weibliche Patientin, alleinstehend, berufstätig. In der Vorgeschichte mehrere, kurze stationäre Aufenthalte nach Alkoholintoxikation. Meist kombiniert mit akuter Suizidalität und anschließendem, raschen Entlasswunsch. Eine weiterführende qualifizierte Suchtbehandlung konnte bislang nicht angeregt werden. Diagnose: F10.2 – Psychische und Verhaltensstörungen durch Alkohol: Abhängigkeitssyndrom.

Da die Patientin die Behandlung erneut spontan beenden wollte, wurde ihr angeboten, sie im Rahmen von StäB weiter zu Hause zu behandeln. Dem stimmte sie zunächst für maximal eine Woche zu. Sie wollte sich anschauen, was das konkret für sie bedeutet.

In der Anfangsphase der Behandlung wurde ein Krisenplan erstellt, wie während der StäB auf Alkoholkonsum reagiert werden soll und welche Kontaktmöglichkeiten für die Patientin und deren Angehörigen vorhanden sind. Da die Patientin berichtete, ihren Alkoholkonsum nicht kontrollieren zu können, und ihr Konsum immer wieder von Suizidalität begleitet war, wurde vereinbart, sie bereits bei 0,1 Promille für einen Tag stationär aufzunehmen, um einem weiteren Kontrollverlust vorzubeugen. Dieses Prozedere musste während der ersten Woche einmalig angewendet werden, als die Patientin nach einem Streit mit ihren Angehörigen Alkohol konsumierte. Es wurde weiter vereinbart, dass sie am anschließenden Morgen durch die Mitarbeitenden des StäB-Teams von der Station nach Hause gebracht wird und die StäB regulär fortgesetzt wird. Nach Ablauf der ersten Woche entschied sich die Patientin dazu, die StäB für eine weitere Woche fortzusetzen. Inhaltlich lagen die Schwerpunkte auf der Bearbeitung der S.T.A.R.-Module und der Beratung von Angehörigen. Es wurden spezifische Strategien zum Umgang mit Craving in den unterschiedlichen Situationen des Alltags erarbeitet und immer wieder in der unmittelbaren Lebenswelt reflektiert.

Während der Behandlung wurde deutlich, dass der Patientin der Verlust ihres Arbeitsplatzes droht, da sie bereits mehrfach alkoholisiert während der Arbeitszeit aufgefallen war. Gegen Ende der Motivationsbehandlung im StäB-Rahmen konnte mit der Patientin die Aufnahme zu einer suchtspezifischen stationären Behandlung vereinbart werden, ein Ziel, das in den Jahren zuvor nie erreicht werden konnte. Nach einer vollstationären Suchttherapie setzte sie diese im Anschluss ambulant weiter fort.

Die Patientin berichtete am Ende der StäB, dass es für sie zunächst nicht in Frage gekommen wäre, weiter vollstationär behandelt zu werden. Daher war sie froh über das Angebot der aufsuchenden Behandlung. Besonders positiv hat sie die Bearbeitung ihrer individuellen Stressfaktoren im häuslichen Umfeld erlebt, ebenso wie die Einbeziehung und Beratung der Angehörigen.

4.1.3 F20-F29 Schizophrenie, schizotype und wahnhafte Störungen

Schizophreniekranke Patientinnen zeichnen sich, insbesondere bei einer chronischen Verlaufsform, häufig durch einen komplexen Hilfebedarf auch in den weniger akuten Krankheitsphasen aus. Vielfach sind zur Stabilisierung der häuslichen Situation oder als Voraussetzung für ein selbständiges Wohnen unterstützende Hilfen durch ambulantes oder stationär betreutes Wohnen notwendig, ggf. auch die stationäre Behandlung in einem Fachpflegeheim. Unterstützung bei der Tagesstruktur und der sozialen Teilhabe ist ebenfalls häufig notwendig. Bei einer Exacerbation der Erkrankung kann, bei Fortführung der unterstützenden Begleitung oder auch im Kreise der Familie, die Erkrankung im Rahmen einer StäB ggf. gut behandelt werden. Dies gilt insbesondere bei einem rechtzeitigen Beginn der Behandlung. Voraussetzung ist die freiwillige Teilnahme der Patientin an der Behandlung. Das Vorliegen aggressiver Verhaltensweisen oder eine zeitweilige Hilflosigkeit im Rahmen eines ausgeprägten wahnhaften Geschehens erschweren eine StäB. Die Vorteile einer Behandlung im gewohnten Umfeld sind vielfältig: Die Notwendigkeit einer Begrenzung von Außenreizen ist im häuslichen Umfeld leichter zu erreichen, interaktionelle Probleme mit Mitpatientinnen treten nicht auf. Die Gefahr von Regression und/oder Hospitalisierungseffekten wird durch die Notwendigkeit, einen Teil des Alltags weiter selbständig zu gestalten, verringert und so gegebenenfalls die Behandlungsdauer verkürzt. Die Einbindung der betreuenden Personen aus der Familie oder professionellen Diensten trägt dazu bei, den Übergang in die poststationäre Betreuungsphase harmonischer zu gestalten. Psychotherapeutische Interventionen, insbesondere Psychoedukation, können auch im Einzelsetting durchgeführt werden, ggf. auch mit den Angehörigen gemeinsam. Bei verminderter Konzentrationsspanne für Einzelmaßnahmen oder der Notwendigkeit einer Unterstützung der Medikamenteneinnahme können täglich mehrere Kurzbesuche durchgeführt werden. Die Möglichkeit von telefonischen Kurzkontakten dient der weiteren Unterstützung über den Tag. Kurzzeitige Krisensituationen können durch StäB so ggf.

rasch entschärft werden, eine erneute schwere Krankheitsepisode kann im Einzelfall, durch die niedrigere Schwelle der Inanspruchnahme, früher einer intensiven Behandlung zugeführt werden.

Fallbericht 3: Stationsäquivalente Behandlung bei einem Patienten mit einer chronifizierten paranoiden Schizophrenie

Die Anmeldung des 47-jährigen Patienten erfolgte durch die behandelnde Ärztin der Psychiatrischen Institutsambulanz. Der Patient, der an einer chronischen paranoiden Schizophrenie leide, sei seit einiger Zeit nicht mehr zu den vereinbarten Terminen erschienen. Seine Mutter, die Mitarbeiter des Ambulant-Betreuten-Wohnens sowie die gesetzliche Betreuerin hätten berichtet, dass es ihm wieder deutlich schlechter gehe und er in seiner Wohnung verwahrlose. Zudem scheine er in körperlich schlechter Verfassung zu sein. Die gesetzliche Betreuerin erwäge deshalb, das Betreuungsgericht um die Genehmigung einer stationären Unterbringung zu bitten, und versuche bereits seit längerem, eine stationäre Wohnform zu finden. Beides lehne der Patient vehement ab.

Die Kontaktaufnahme zu dem Patienten erfolgte mit Hilfe einer Vertrauensperson des Ambulant-Betreuen-Wohnens. Mit etwas Zurückhaltung war er zu einem Gespräch bereit und konnte sich auf eine StäB einlassen. Die Mietwohnung, in der der Patient allein lebte, war völlig vermüllt, sodass nur schmale Gänge blieben, in denen man sich bewegen konnte. Überall lagen teils abgelaufene Nahrungsmittel und Essensreste herum. Eine Ratte, die vom Patienten als Haustier gehalten wurde, lebte in der Polsterung des Sofas. Stücke eines Würstchens und Tierfutter vermischt mit Rattenkot lagen auf und neben dem Sofa. Entsprechend roch es sehr unangenehm. Die Anamneseerhebung war durch die ausgeprägten formalgedanklichen Störungen und den gesteigerten Rededrang erschwert. Der Patient berichtete von akustischen Halluzinationen, Gedankeneingebungen und Beeinflussungserleben in Verbindung mit einem ausgestalteten paranoiden Wahngebäude. Zeitweise war der Patient agitiert und schrie vor allem nachts wiederholt. Eine akute Fremd- oder Selbstgefährdung lag nicht vor. Die ausgeprägte Adipositas des Patienten verbunden mit massiven Beinödemen schränkte seine Mobilität deutlich ein. Die betagte Mutter versorgte ihn auf sein Drängen hin fast täglich mit hochkalorischen Nahrungsmitteln und wusch, soweit er dies zuließ, seine Kleidung. Sie fühlte sich aber mit seiner Versorgung völlig überfordert. Die Bezugspersonen des Ambulant-Betreuten-Wohnens hatten immer wieder versucht, den Patienten in der Haushaltsführung zu unterstützen und zur Wahrnehmung einer ausreichenden medizinischen Behandlung zu motivieren. Im Gespräch mit der Mutter wurde deutlich, dass der Patient die von ihr gerichtete Medikation in den letzten Monaten aufgrund von Vergiftungsideen nicht mehr zuverlässig eingenommen hatte. In der Vorgeschichte hatten bereits zahlreiche stationäre Behandlungen stattgefunden und es waren eine Vielzahl an verschiedenen Psychopharmaka eingesetzt worden.

Diagnostisch gingen wir weiterhin von einer paranoiden Schizophrenie aus. Die laborchemische Untersuchung, zu der der Patient erst im Verlauf der

Behandlung bereit war, zeigte einen schlecht eingestellten Diabetes mellitus, deutlich erhöhte Blutfettstoffe und mäßig erhöhte Leberenzyme.

Ziel der StäB war zunächst der Aufbau einer tragfähigen therapeutischen Beziehung zu den Bezugspersonen des multiprofessionellen Teams. Dabei ergab sich die Schwierigkeit, dass der Patient zunehmend häufiger teils unpassende Geschenke machte und Essen und Getränke aus unsauberen Behältnissen anbot. Mit der Zeit ließ sich der Patient zu einer regelmäßigen Einnahme der verordneten Antipsychotika sowie der Diuretika und Antidiabetika motivieren. Eine Umstellung der antipsychotischen Medikation schien unter Berücksichtigung der bestehenden körperlichen Erkrankungen und der fehlenden Wirksamkeit bisheriger Behandlungsversuche mit diversen Wirkstoffen wenig erfolgversprechend. Vorübergehend wurde ein Benzodiazepin zur Beruhigung eingesetzt. Im Verlauf bildete sich die psychotische Symptomatik etwas zurück und es gelang den Pflegenden und den Kollegen des Ambulant-Betreuten-Wohnens, den Patienten beim Aussortieren zumindest eines Teils der nicht benötigten Gegenstände zu unterstützen. Nach einem ersten Kennenlernen mit einer Haushaltshilfe lehnte der Patient deren Hilfe ab. Versuche einer Ernährungsberatung und einer Umsetzung der Empfehlungen beim gemeinsamen Einkaufen und Kochen bewirkten leider keine anhaltende Veränderung in Bezug auf das Essverhalten. Auch auf eine Medikamentenvergabe durch den Ambulanten Psychiatrischen Pflegedienst als Maßnahme zur Entlastung der Mutter konnte sich der Patient nicht einlassen. Dennoch hatte sich der Patient nach einer längeren Behandlungsdauer soweit stabilisiert, dass er in der aktuellen Wohnform wieder ausreichend zurechtkam und eine Weiterbehandlung im ambulanten Rahmen möglich war. Sehr schwer fiel dem Patienten der Abschied von den Bezugspersonen des multiprofessionellen Teams, die für ihn zu wichtigen sozialen Kontakten geworden waren. Da er weiterhin in seiner Mobilität stark eingeschränkt war und nicht zu erwarten war, dass er die bisher behandelnde Psychiaterin regelmäßig aufsuchen würde, erfolgte die weitere ambulante (PIA-)Behandlung aufsuchend durch den Arzt und eine Bezugsperson des StäB-Teams.

Obwohl viele Probleme nicht befriedigend gelöst werden konnten, war es durch die StäB gelungen, eine ausreichende psychische Stabilität des Patienten zu erreichen und eine vermutlich längerdauernde zwangsweise Unterbringung in einer psychiatrischen Klinik zu vermeiden. Der Fall zeigt auch die Bedingungen, denen man bei der aufsuchenden Behandlung ausgesetzt sein kann, und macht deutlich, dass die Entlassung und der damit verbundene Verlust sozialer Interaktion eine Härte vor allem für vereinsamte Patienten darstellen kann, die im Rahmen der Entlassplanung sorgfältig bedacht werden muss.

4.1.4 F30-F39 Affektive Störungen

Im weiten Spektrum der emotionalen Störungen sind im Kontext von StäB insbesondere die Frage nach Suizidalität einerseits und die Ausprägung einer eventuellen manischen Erkrankungsphase anderseits zu beachten. Grundsätzlich können aber, je nach Ausprägungsgrad und individuellen häuslichen Rahmenbedingungen, alle Patientinnen aus diesen Diagnosegruppen zu Hause behandelt werden. Das Ausmaß der Suizidalität ist wie im stationären Rahmen verantwortungsvoll einzuschätzen und zu bewerten. Mit den Patientinnen kann auch im StäB-Setting eine Melderegelung vereinbart werden, Krisensituationen sind vorab zu besprechen und das Prozedere zu klären, die Engmaschigkeit der Kontaktaufnahme zu Therapeutinnen kann festgelegt werden. Empfohlen wird, wie im stationären Setting, eine Einstufung in Suizidstufen, die allen Beteiligten Handlungssicherheit gibt.

Auch eine manische Episode muss nicht grundsätzlich zur stationären Aufnahme führen, sondern kann ggf. im häuslichen Umfeld behandelt werden. Dies gilt insbesondere für Patienten, die viel Erfahrung mit ihrer Erkrankung haben, einen stationären Aufenthalt scheuen und auch in der manischen Episode eine ausreichende Absprachefähigkeit behalten. Durch die enge Begleitung in StäB kann so ggf. eine Exacerbation mit dann notwendig werdender Zwangseinweisung vermieden werden.

Bei rezidivierend Erkrankten mit monopolarer oder bipolarer Affektstörung kann das Angebot der häuslichen Behandlung bereits zu einer gewissen Entlastung führen. Die Vorteile des stationären Gruppenbehandlungssettings im Kreise von ebenfalls depressiv Erkrankten sind dann ggf. von geringerer Bedeutung. Einzeltherapeutische Maßnahmen wie psychotherapeutische Gespräche, Bewegungstherapie/Ausdauertraining, Kreativtherapie und Psychoedukation von Betroffenen und Angehörigen können ebenso zu Hause durchgeführt werden. Voraussetzung im Sinne des Gesetzes ist, dass das tägliche Aufsuchen einer Tagesklinik mit dem ganztägigen Therapieprogramm zu belastend und durch die Patientinnen nicht zu leisten ist und damit die stationäre Behandlungsbedürftigkeit gegeben ist.

Fallbericht 4: Behandlung einer Patientin mit bipolarer Störung mit wiederkehrender Suizidalität

Die Patientin wurde erstmals nach suizidaler Krise bei schwerer depressiver Symptomatik und anschließender Entwicklung einer hypomanen Phase (vordiagnostizierte bipolare Störung), welche einer stationären Behandlung bedurfte, in unsere stationsäquivalente Behandlung verlegt und behandelt.

Sie war zum Zeitpunkt der Behandlung 40 Jahre alt, geschieden, lebte in einer festen Beziehung, aus der der jüngste Sohn, vier Monate alt, hervorging. Der neun Jahre alte Sohn (förderbedürftig bei diagnostiziertem ADHS) lebte während der Behandlungszeit zur Entlastung beim leiblichen Vater. Hinsichtlich der Familienanamnese wurde im Verlauf bekannt, dass ihr Vater an einer schweren bipolaren Störung mit Behandlungsbedürftigkeit und Aufenthalt in einem Fachpflegeheim litt.

Zu Beginn der Behandlung imponierte die Patientin deutlich depressiv, klagte über Schlafstörungen, ausgeprägte Ängste, Insuffizienzgefühle, Überforderungserleben, Schwäche, Müdigkeit und immer wiederkehrende latente Suizidgedanken mit wechselnd ausgeprägtem Handlungsdruck bei bestehender Absprachefähigkeit. Als besonders belastend empfand die Patientin die Erledigung des Haushaltes sowie die Versorgung des Kindes. Sie hatte größte

Sorge, ihr kleines Kind nicht adäquat zu versorgen und keine gute Mutter zu sein.

Psychopathologisch zeigte sich die Patientin wach, bewusstseinsklar, allseits orientiert. Das äußere Erscheinungsbild war gepflegt. Kognitiv fielen Konzentrationsschwierigkeiten auf, im formalen Denken war sie verlangsamt, inhaltlich ohne produktive Symptomatik, affektiv deutlich herabgestimmt und ängstlich wirkend, subjektiv sehr gedrückte Stimmungslage. Wiederkehrende Suizidgedanken ohne akuten Handlungsdruck bei bestehender Absprachefähigkeit.

Im Vordergrund der Behandlung standen zum einen die Therapie der affektiven Störung durch Psychoedukation und psychotherapeutische Kurzinterventionen sowie die Optimierung der medikamentösen Therapie.

Die Patientin zeigte durchweg ein sehr instabiles Stimmungsbild, im Vordergrund standen Versagensängste, Insuffizienz- und Schuldgefühle und eine tiefgreifende Verzweiflung. Teilweise kam es innerhalb weniger Tage zum Wechsel des Stimmungsbildes im Sinne eines hypomanen Zustandes, in dem sich die Patientin über kurze Zeiträume allen Anforderungen des Alltages und Familienlebens auf inadäquate Weise gewachsen sah, um meist einen Tag später wieder in eine tiefgreifende Verzweiflung mit Suizidgedanken abzugleiten. In diesen Phasen zeigte sich die Patientin nahezu mutistisch, kaum erreichbar, vor Angst erstarrt und verzweifelt.

Psychotherapeutisch intervenierten wir überwiegend mittels verhaltenstherapeutischer Techniken, wie unter anderem dem Führen eines Positiv-Tagebuches und der Formulierung von Tageszielen, ohne die aktuellen Möglichkeiten zu überschreiten und die eigenen Grenzen wahrzunehmen. Ergänzend führten wir Achtsamkeitsübungen, Genusstraining sowie Ergotherapie durch und installierten zusätzlich eine Haushaltshilfe, um einerseits Entlastung zu schaffen, aber auch Unterstützung in der Einhaltung von Tagesstruktur und optimierter Haushaltsführung zu geben. Des Weiteren führten wir psychoedukative Maßnahmen hinsichtlich des bestehenden Krankheitsbildes unter Einbeziehung der positiven Familienanamnese durch, da sich die Patientin durch die traumatischen Erlebnisse in der Kindheit sehr schwer damit tat, die bestehende Erkrankung zu akzeptieren und die notwendige medikamentöse Therapie in Anspruch zu nehmen.

Medikamentös veränderten wir die anfängliche Medikation von Aripiprazol und Lorazepam auf Lithium, Buprorion und ausschleichend Lorazepam. Für eine Einstellung auf Lithium war die Patientin erst nach ausführlicher Psychoedukation bei bestehender enger therapeutischer Beziehung zu motivieren. Es zeigte sich anschließend zu keinem Zeitpunkt der Behandlung eine mangelnde Medikamentencompliance.

Erst langsam konnte sich das Zustandsbild der Patientin im zeitlichen Verlauf unserer stationsäquivalenten Behandlung vordergründig stabilisieren. Dass diese Stabilisierung anfänglich nur auf niedrigem Niveau stattfand, zeigte sich durch eine erneute krisenhafte Zuspitzung mit Suizidversuch wenige Tage nach einem Entlassversuch mit geplanter Weiterbehandlung in der Tagesklinik nach einer mehrwöchigen stationsäquivalenten Therapie.

Die Patientin konnte stationär stabilisiert werden und entschloss sich aufgrund der insgesamt positiven Erfahrungen und der engen therapeutischen Beziehung zu einer Fortsetzung der stationsäquivalenten Behandlung. Hier knüpften wir an den vergangenen Therapieinhalten an, festigten diese und konnten die Patientin letztendlich ausreichend stabilisiert in die Tagesklinik entlassen.

Die besondere Herausforderung dieser Behandlung war weniger die Schwere der bipolaren Störung als die wiederkehrende Suizidalität im häuslichen Umfeld mit einem Baby. Es benötigte eine enge therapeutische Beziehung und eine fundierte Kenntnis des häuslichen Umfeldes sowie der Partnerschaft, um die Absprachefähigkeit adäquat einschätzen zu können und der Patientin somit eine optimale Behandlung im häuslichen Umfeld unter Berücksichtigung der Mutter-Kind-Konstellation zu ermöglichen.

Aus unserer Sicht wäre eine umfassende und zielgerichtete Behandlung zu einer nachhaltigen Verbesserung der Symptome nicht anders als im häuslichen und familiären Umfeld im Rahmen der stationsäquivalenten Behandlung möglich gewesen. Die Patientin wäre für eine längere stationäre Therapie aufgrund ihres Babys nicht bereit gewesen und hätte am ehesten keine Therapie oder nur unzureichende Angebote in Anspruch genommen.

4.1.5 F40-F48 Neurotische, Belastungs- und somatoforme Störungen

Viele dieser Erkrankungen können gut ambulant oder tagesklinisch behandelt werden. Für den Schweregrad der Erkrankungen, der eine stationäre Behandlung erfordert, werden in der Klinik häufig spezialisierte Behandlungssettings vorgehalten, mit einem großen Anteil an Gruppentherapie. Dies gilt insbesondere für Posttraumatische Belastungsstörungen oder akute Belastungsreaktionen. Demgegenüber kann StäB eine stärkere Betonung der Einzeltherapie ermöglichen. Die Beziehung zu den jeweiligen Therapeuten ist intensiver, auf weniger Personen konzentriert. Die Möglichkeit zum Austausch mit anderen Patienten und zur gemeinsamen Problemanalyse in Therapiegruppen ist dagegen nicht im selben Umfang vorhanden. In Abhängigkeit vom Einzelfall kann StäB dennoch überlegen sein, zu denken ist beispielsweise an schwere Angsterkrankungen, die zu einem völligen Rückzug in die eigene Wohnung führen können und bei denen von daher eine Behandlung in der Klinik kaum möglich erscheint. Dasselbe gilt für schwere Zwangsstörungen. Hier werden Patienten durch StäB ggf. überhaupt erreichbar und behandelbar, da sie nicht selten stationäre Aufnahmen intensiv zu vermeiden suchen. Die Behandlung kann dann direkt an den Alltagsstrukturen ansetzen und auf die Erhöhung der Freiheitsgrade in der schweren Erkrankung fokussieren. Ein Behandlungsziel könnte die innere Stabilisierung und damit verbunden die Fähigkeit zur Aufnahme einer Behandlung im tagesklinischen oder ambulanten Setting sein.

In Abhängigkeit vom Umfang der notwendigen somatischen Diagnostik ist ggf. eine stationäre Behandlung vorzuziehen. Vorteile der StäB sind der Alltagsbezug der Symptombewältigung und damit die verbesserte Übertragung des Therapieerfolges in die poststationäre Behandlungsphase.

Fallbericht 5: Stationsäquivalente Behandlung einer Patientin mit Panikstörung

Die Patientin ist seit 15 Jahren in ambulanter Behandlung und berichtet, seit 30 Jahren an Depressionen und einer Panikstörung zu leiden. Zudem sei sie seit 15 Jahren trockene Alkoholikerin. Die letzte stationäre Behandlung vor der StäB-Aufnahme war vor sieben Monaten zur einwöchigen Krisenintervention. Seither hält sich die Patientin bei ihrem Lebensgefährten auf und meidet ihre eigene Wohnung. Ansonsten lebt sie allein und ist auf Grund eines Autounfalls vor vielen Jahren frühberentet. Als Grund dafür, nicht mehr in die eigene Wohnung gehen zu können, gibt die Patientin an, bei dem Gedanken daran zu zittern, Schweißausbrüche und Schwindelanfälle zu bekommen sowie zu hyperventilieren. Vor dem Aufenthalt kam es nachts immer wieder zum schreckhaften Aufwachen in Verbindung mit dem Gefühl von Todesangst. Über die Institutsambulanz am Heimatort erfolgte die Kontaktaufnahme zum hiesigen StäB-Team.

Als Ziel formuliert die Patientin, ihre Ängste in den Griff zu bekommen und einmal im Monat für eine Woche in der eigenen Wohnung zu sein, auch um den ebenfalls kranken Lebensgefährten zu entlasten und die Skills, welche in stationären Voraufenthalten erlernt wurden, in der Praxis umzusetzen.

Die vorbestehende Medikation mit Sertralin, Chlorprothixen, Trimipramin, Quetiapin sowie Internistika wird fortgeführt.

Im Rahmen ihrer Erkrankung beschreibt sie, immer wieder Tage zu haben, in denen sie das Bett nicht verlassen kann. Generelle Schwierigkeiten bereiten das Einkaufen für den täglichen Bedarf sowie Situationen mit vielen Menschen. Im Laufe der StäB werden deshalb immer wieder Termine geplant, in denen die Patientin in Alltagssituationen, wie Brot beim Bäcker holen, begleitet wird. Sie kann sich gut auf die weiteren angebotenen Therapien, wie Ergo- und Bewegungstherapie, einlassen. Dabei stehen Übungen zum »Kraft spüren« im Vordergrund, von denen sie sehr profitiert. Die Patientin beginnt, das Marburger Angst- und Aktivitätentagebuch zu führen, und erhält nochmals Psychoedukation zur Entstehung von Panikattacken. Im Verlauf zeigt sich, dass es der Patientin durch häufiges Üben von Belastungssituationen gelingt, mit diesen immer besser umzugehen. Nach fünfwöchiger Behandlung erfolgt die Belastungserprobung, in der die Patientin in ihre eigene Wohnung fahren sollte, um dort eine Nacht zu schlafen. Am Tag der Hinfahrt erfolgt am Morgen ein persönlicher Kontakt mit dem StäB-Team zur Vorbereitung und dem Besprechen der Skills. Verabredet wurde ein abendlicher Telefonkontakt, wenn die Patientin in der Wohnung angekommen ist. Die Option, sich über die Rufbereitschaft beim StäB-Team zu melden, stand der Patientin jederzeit offen. Nach unruhiger, aber erfolgreich bewältigter Nacht erfolgte am Morgen ein weiterer Telefon- sowie am Abend ein persönlicher Kontakt, um die Belastungserprobung nachzubesprechen.

In der insgesamt achtwöchigen stationsäquivalenten Behandlung erfolgten noch zwei weitere dieser Belastungserprobungen. Am Entlasstag gelang es der Patientin, mit dem Bus zur Fallbesprechung in die Klinik zu fahren, um daran teilzunehmen. Dies war zuvor viele Jahre nicht mehr möglich gewesen.

Medikamentös konnten im Laufe der Behandlung Quetiapin und Chlorprothixen abgesetzt werden.

4.1.6 F60-F69 Persönlichkeits- und Verhaltensstörungen

Von den Persönlichkeitsstörungen führt die Borderline-Persönlichkeitsstörung am häufigsten zur stationären Aufnahme. Hier gibt es gut etablierte, hoch spezialisierte stationäre Behandlungsprogramme (Bohus et al. 2016), die, so sie personell ausreichend ausgestattet sind, für eine ausgewählte Gruppe von Patientinnen die optimale Behandlungsform darstellt. Vielfach sind aber in Versorgungskliniken Patientinnen mit Mehrfachdiagnosen zu behandeln oder aber Personen mit einer Borderline-Störung, bei denen eine Akutversorgung ohne lange Wartezeiten notwendig ist. Die in manchen Fällen entstehende Negativspirale von Suizidalität und Zwangsmaßnahmen mit einer hohen Dynamik kann, wenn tagesklinische Behandlungsmöglichkeiten nicht ausreichen, durch StäB im Einzelfall ggf. vermieden werden. Die Veränderung der Rollensituation, der Bestimmung der Regeln (das Hausrecht hat die Patientin, nicht die Klinik) und die Möglichkeit, Nähe und Distanz besser zu gestalten, spricht für StäB. Mögliche Krisenszenarien sind sehr genau abzusprechen und auch im gesamten StäB-Team und ggf. mit weiteren zu Dienstzeiten tätigen Mitarbeitenden abzustimmen. Auch der Einbezug der im selben Haushalt lebenden Personen kann in diesem Zusammenhang von Bedeutung sein.

Fallbericht 6: Stationsäquivalente Behandlung einer Anfang 20-jährigen Patientin mit emotional-instabiler Persönlichkeitsstörung

Die Patientin wurde in eine höchst belastete Elternsituation (Vater Alkoholiker, Mutter schizophren und suchtkrank) hinein geboren. Kontakte zur Kinder- und Jugendpsychiatrie bestanden seit dem 5. Lebensjahr. Aufgrund von Suizidalität war es seit der Pubertät zu etlichen Hospitalisierungen mit Zwangsmaßnahmen gekommen. Heimunterbringung im 11. Lebensjahr, Geburt eines Sohnes im 17. Lebensjahr. Es kam zu Drogen- und Alkoholkonsum, Magersucht, Selbstverletzungen und Suizidversuchen. Auch nach dem 18. Lebensjahr war es zu voll- und teilstationären Aufenthalten gekommen. Anlässe dazu hatten Alkohol- und Gewaltexzesse mit Bezugspersonen, die Inhaftierung des Kindsvaters oder Trennungs- und Eifersuchtssituationen geboten. Die Patientin war bereits in ein Hilfenetz über ambulant betreutes Wohnen und Familienhilfe eingebunden. Wir boten dieser Patientin eine stationsäquivalente Behandlung an, um eine Problem- und Konfliktbearbeitung in der Lebenswelt der Patientin zu ermöglichen. Dabei waren die häuslichen Gegebenheiten mit vielen Haustieren gewöhnungsbedürftig und es gab im Team immer wieder eine Überprüfung, ob diese Wohnsituation (auch außerhalb der Behandlung) mit den Erfordernissen der Versorgung ihres fünfjährigen Sohnes vereinbar wären.

In diesem Fall war das Hauptziel, eine gute therapeutische Beziehung zur Patientin aufzubauen und den Behandlungsfokus nicht auf das Verschwinden der Störung, sondern auf eine langfristige und auf die Bedürfnisse der Patientin adaptierte Begleitung mit therapeutischer Beeinflussung der dysfunktionalen Verhaltens- und Emotionsregulationsweisen zu legen. Wir versuchten, dies über eine Kombination aus PIA-Betreuung und tagesklinischen (Intervall-)Behandlungen zu ermöglichen. StäB bietet die Möglichkeit, diesen eher ambulanten Rahmen mit stationsäquivalenter Intensivunterstützung zu Hause vorzubereiten und zu ermöglichen.

In der ersten, neunwöchigen StäB-Behandlung sahen wir eine nicht psychotische, aber in ihrem Erleben sensitive Patientin, die sich gelegentlich »verfolgt« fühlte, dies aber kritisch distanzierend überprüfen konnte. Es bestanden Depersonalisations- und Derealisationserleben sowie Dissoziationen (Schlafwandeln seit Kindheit; sie schneide Gespräche nicht mit, habe »Löcher im Tag«). Sie äußerte große Ängste, allein zu sein oder verlassen zu werden. Die letzten Selbstverletzungen (Ritzen, Kopf gegen die Wand schlagen, gegen Gegenstände schlagen, sich beißen) lagen zwei Wochen zurück. Sie berichtete über Risikoverhalten (Alkoholkonsum, über die Straße laufen). Es bestanden unangemessen heftige Wut und Trauer sowie Selbsthass. Sie konnte nicht einschlafen, berichtete, maximal zwei Stunden pro Nacht zu schlafen und sonst zu grübeln. Sie hatte Angst davor, die Kontrolle über eigen- und fremdaggressive Impulse zu verlieren. Wir hielten sie für chronisch suizidal.

In dieser ersten StäB-Behandlung ging die Patientin nur sehr zögerlich mit uns in Kontakt und vermied immer wieder Gesprächssituationen unter vier Augen, indem sie »Gäste« oder Freundinnen nicht verabschieden wollte. Wir achteten darauf, nicht in Konkurrenz zum bisherigen Hilfesystem zu geraten, sondern gemeinsame Sichtungs- und Klärungsgespräche bezüglich ihrer sozialen Situation herzustellen. Hier wurde deutlich, wie sehr ihr die Regelung ihrer Finanzen über den Kopf gewachsen war, es bestanden Schulden im vierstelligen Bereich. Einvernehmlich mit ihr regten wir eine juristische Betreuung für diesen Bereich an. Eine von uns gebahnte tagesklinische Behandlung trat die Patientin nicht an, zwei Monate nach der Entlassung unternahm sie einen Suizidversuch (Intoxikation mit Tabletten und Alkohol). Anstelle einer erneuten vollstationären Hospitalisierung übernahmen wir die Patientin direkt aus dem (somatischen) Kreiskrankenhaus erneut stationsäquivalent.

In dieser zweiten, zehnwöchigen StäB fiel es der Patientin viel leichter, sich auf psychotherapeutische Gespräche und Interventionen einzulassen. Wir legten einen Schwerpunkt auf die Bearbeitung dysfunktionaler Interaktions- und Konfliktbewältigungsmuster in der Partnerschaft. Hier war es hilfreich, den Partner immer wieder vor Ort zu haben. In triangulierten Verhältnissen gelang es beiden gut, konstruktive Lösungen für konkrete Problemstellungen zu finden – wenn es jedoch um einen »gesund erwachsenen« Umgang mit Bedürfnissen des jeweils anderen ging, dominierten dysfunktionale distanzierte und aggressive Bewältigungsstile. In dieser Behandlung gelang es der Patientin, Gefühle und Verhaltensweisen in ein schematherapeutisches Modusmodell einzuordnen und erste Erfolgserlebnisse in Konfliktsituationen über eine Modifikation »alter« Verhaltensmuster zu ermöglichen. Wir unterstützten die Patientin in Gesprächen mit dem Jugendamt, dem Kindergarten und der aufnehmenden Grundschule und machten die Erfahrung, dass diese Institutionen angesichts der unterstützenden Begleitung durch die Klinik mit Bereitschaft einer »Vor-Ort-Behandlung« deutlich mehr Vertrauen in die Verantwortungsübernahmemöglichkeiten der Patientin signalisierten.

Seit nunmehr fast zwei Jahren kam es zu keinen Hospitalisierungen oder suizidalen Krisen mehr. Das außerklinische Betreuungsnetz erweist sich als ausreichend. Die Patientin möchte weiter an ihrer Emotionsregulation arbeiten und steht auf der Warteliste für eine DBT-Behandlung.

4.1.7 F70-F79 Intelligenzstörung

Personen mit Intelligenzminderung und zusätzlicher akuter psychischer Erkrankung aus den verschiedenen Diagnosegruppen bedürfen eines speziellen Settings, auch im stationären Behandlungskontext. Besondere Kenntnisse im gesamten Behandlungsteam sind nötig, um den Rahmen für eine gelingende Behandlung zu spannen. Die Grundkompetenzen im Umgang mit intelligenzgeminderten Personen liegen in den Teams von Heimeinrichtungen oder betreuten Wohngruppen ebenfalls vor. Insofern kann StäB in der Einrichtung unterstützt durch das ergänzend tätige Behandlungsteam auch dort gut gelingen, wo eine Spezialstation fehlt. Dasselbe gilt für die Behandlung in einer betreuungserfahrenen Familie. Da Verhaltensauffälligkeiten höchst vielfältigen Ursprunges sein können, kann eine entsprechende Diagnostik im gewohnten häuslichen Umfeld äußerst hilfreich und wegweisend sein. Die Schwierigkeit, ein spezialisiertes Behandlungsteam auch für StäB vorzuhalten, liegt in der doch insgesamt kleinen Patientengruppe pro Einwohnerzahl.

Auch bei dieser Zielgruppe gab es bereits einzelne Fälle mit Behandlungsversuchen in StäB. Der Fokus in dieser Patientengruppe lag bislang vor allem darauf, die stationäre Liegedauer zu verkürzen und StäB somit stationsverkürzend einzusetzen. Gerade der Übertrag der ersten stationär erreichten Erfolge in die Alltagswelt scheint bei dieser Zielgruppe von besonderer Bedeutung. Zukünftig soll StäB aber auch bei dieser Patientengruppe in betreuten Wohneinrichtungen als primäre Form der Akutbehandlung angeboten werden, ohne stationäre Initialphase. Die Erfahrungen der kommenden Jahre werden es auch für diese Zielgruppe ermöglichen, konkrete Fallbeispiele zu beschreiben und StäB möglicherweise dann auch umfassender als heute noch anzubieten.

Literatur

Bohus M, Schmahl C, Herpertz SC et al. (2016) Leitliniengerechte stationäre psychiatrisch-psychotherapeutische Behandlung der Borderline-Persönlichkeits-störung. Nervenarzt, 87,7: 739–745.

Dilling H, Mombour W, Schmidt MH (Hrsg.) (2014) Internationale Klassifikation psychischer Störungen. ICD-10 Kapitel V (F). Klinisch-diagnostische Leitlinien. Bern: Huber.

Johnson S, Needle J, Bindman JP et al. (2008) Crisis Resolution and Home Treatment in Mental Health. Cambridge: Cambridge University Press.

Mann K, Hoch E, Batra A (Hrsg.) (2016) S3-Leitlinie Screening, Diagnose und Behandlung alkoholbezogener Störungen. Berlin: Springer.

4.2 Indikationsstellung und Therapiezielplanung

Behandlung ist immer individuell und die Indikation für die Behandlung durch das Krankenhaus kann sich zwar an Zielgruppen und an allgemeinen Regularien, Leitlinien und Empfehlungen orientieren, die konkrete Entscheidung ist jedoch immer am Einzelfall zu treffen und ggf. zu begründen. Dies sind wir gewohnt aus der Aufnahme in die stationäre Behandlung und dies ist auch die Anforderung an die stationsäquivalente Behandlung. Die Voraussetzungen, die im Gesetz niedergelegt sind und in den Rahmenvereinbarungen ausgeführt werden, wurden bereits erläutert (▶ Kap. 2).

Bei der Entscheidung über die stationsäquivalente Behandlung im Einzelfall bietet sich ein zweistufiges Vorgehen an:

> Zum einen muss entschieden werden, ob, nach klassischen Kriterien, eine stationäre Behandlungsbedürftigkeit vorliegt. Nur wenn und solange diese Frage positiv beantwortet wird, stellt sich die zweite Frage: Ist die stationsäquivalente Behandlung der stationären überlegen oder zumindest gleichwertig oder, wenn sie die einzig denkbare ist, ausreichend erfolgversprechend?

4.2.1 Indikation zur stationären Behandlung

Die erste Frage zu beantworten ist nicht banal. Es gibt bundesweit und im internationalen Schrifttum kaum Veröffentlichungen dazu, in welchem Fall eine stationäre Behandlungsbedürftigkeit bei psychischer Erkrankung vorliegt. Angesichts der sehr unterschiedlichen Gesundheitssysteme, gerade auch im Vergleich zu den angloamerikanischen Ländern, sind Empfehlungen aus anderen Ländern kaum auf die deutschen Verhältnisse übertragbar. Die S3-Leitlinien der deutschen Fachgesellschaften zur Behandlung psychischer Erkrankungen geben über die Frage der stationären Behandlungsindikation wenig Hinweise. Jenseits von richterlich verfügten Unterbringungen nach dem jeweiligen Unterbringungsgesetz der Länder oder nach dem Betreuungsrecht und abgesehen von hoch akuter Suizidalität finden sich wenig konkrete Anhaltspunkte, wann Patientinnen stationär aufgenommen werden sollten. Die Leitlinien der Fachgruppen des Medizinischen Dienstes der Krankenkassen entstanden interessegeleitet und sind ebenfalls nicht zielführend. In dieser Situation hat sich eine Arbeitsgruppe aus der Bundesdirektorenkonferenz (Verband der leitenden Ärztinnen und Ärzte der Kliniken für Psychiatrie und Psychotherapie (BDK)) zusammengefunden und 2016 ein Buch herausgebracht, das das Schrifttum zu dieser Fragestellung zusammenfasst, übersichtlich darstellt und anhand von drei zentralen Kriterien in detaillierter Form eine strukturierte, kriteriengeleitete Entscheidungsfindung ermöglicht (Gouzoulis-Mayfrank et al. 2016). Anhand von 42 Fallvignetten aus allen Bereichen der psychischen Erkrankungen wird dargestellt, wie in der Expertengruppe die Frage der stationären Aufnahmeindikation diskutiert wurde, welche Kriterien als relevant herausgearbeitet wurden und wie die Entscheidung für oder gegen eine stationäre Aufnahme in der Gruppe begründet ist. Abgeglichen werden diese Entscheidungen mit den Empfehlungen der Fachgesellschaften bezogen auf den jeweiligen Fall, soweit diese vorliegen.

Diese Form der Darstellung wurde gewählt, weil bald deutlich wurde, dass ein objektives System, möglichst einfach mit einem Punktwert versehen, das überall gleichermaßen gültig ist und das aller Orten akzeptiert wird, angesichts der Komplexität psychischer Erkrankung und der Vielfalt der Versorgungssysteme in den Regionen nicht realistisch ist.

Dies gilt damit auch für den ersten Schritt bei der Überprüfung der Indikation für die StäB.

Als Unterstützung für klinisch weniger Erfahrene und als Hilfe zur Argumentation bei Infragestellung der Indikationsstellung sollen die Überlegungen und Kriterien der Expertengruppe in der Folge in Kürze dargestellt werden. Dazu werden Auszüge aus dem genannten Leitfaden (Gouzoulis-Mayfrank et al. 2016) hier abgedruckt. Wir danken dem Verlag und der Autorengruppe, dass sie mit diesem Vorgehen einverstanden sind.

»So konnte schließlich im Juni 2012 ein kategoriales Modell mit einer 4-stufigen Graduierung der Indikationsstärken auf beiden Indikationsachsen konsentiert werden (›absolut‹, ›stark‹, ›mittelstark‹ und ›bedingt‹). Dabei nimmt im Allgemeinen die relative Bedeutung der modulierenden psychosozialen Faktoren mit abnehmender Stärke der Indikationen auf den zwei Hauptachsen zu (▶ Abb. 4.1). So muss z. B. ein Patient im Alkoholentzugsdelir zunächst stationär aufgenommen werden, unabhängig davon, ob er alleine oder gemeinsam mit einer verlässlichen Partnerin lebt; anderseits kann bei einem Patienten mit einer erneuten mittelschweren bis schweren Manifestation einer bekannten rezidivierenden depressiven Störung eine ambulante Behandlung versucht werden, solange er nicht akut suizidal erscheint, wenn eine verlässliche, um ihn sorgende Partnerin mit ihm zusammenlebt; wenn der gleiche Patient alleinstehend ist, neigt sich die Entscheidungswaage in der Regel deutlich stärker in Richtung Aufnahme.« (S. 26)

4.2 Indikationsstellung und Therapiezielplanung

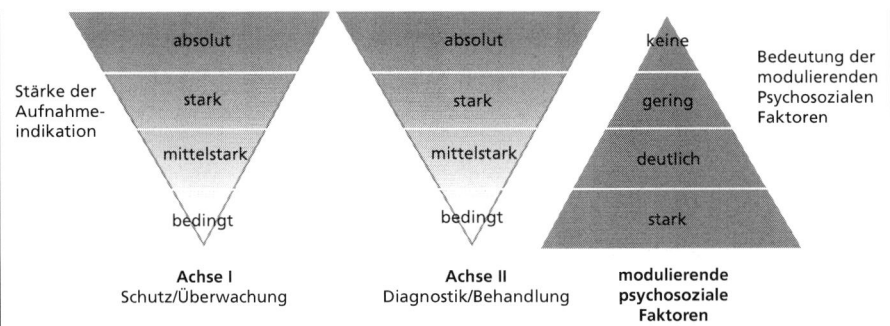

Abb. 4.1: Kriterien für eine stationäre psychiatrische Behandlung: Kategoriales Modell mit zwei Indikationsachsen mit je vier Graduierungen und einer Achse von modulierenden psychosozialen Faktoren (Gouzoulis-Mayfrank et al. 2016, S. 26)

»Wenn wir die Gründe für eine stationäre Aufnahme betrachten und analysieren, müssen wir grundsätzlich zwei Aspekte bzw. zwei Indikationsachsen unterscheiden. Auf der einen Seite geht es um medizinisch-psychiatrische Symptomkonstellationen, die eine Aufnahme zum Schutz des Patienten bzw. wegen der notwendigen Überwachung erforderlich machen, wie z. B. das Vorliegen einer akuten Suizidalität, Verwirrtheit, starker Angst oder auch Aggressivität etc. Der Patient oder die Patientin wird dann – jeweils mit explizitem Wunsch, freiwillig oder unter Druck oder gar Zwang – stationär aufgenommen, weil die psychiatrische Symptomatik ein Verbleiben im ambulanten Setting nicht oder nicht mehr zuzulassen scheint und/ oder weil der stationäre Rahmen durch seine vom Patienten so empfundene Schutzfunktion per se hilft, die Belastung zu reduzieren oder die Symptomatik zu entaktualisieren. Auf der anderen Seite geht es um die Erfordernisse einer spezifischen Diagnostik und/oder Therapie, die im ambulanten Setting nicht bzw. nicht suffizient durchführbar erscheinen. Dabei kann es sich beispielsweise um umfangreiche Untersuchungen, eine Verhaltensbeobachtung über einen längeren Zeitraum bei komplexem, unklarem Krankheitsbild, um schwierige medikamentöse Einstellungen bei somatischen Komorbiditäten oder auch um die Einleitung einer intensiven, störungsspezifischen multimodalen Behandlung der psychiatrischen Grunderkrankung handeln. In bestimmten Aufnahmekonstellationen überwiegt eindeutig einer der beiden Indikationsaspekte. Stellen wir uns beispielsweise einen Mann vor, der bereits in der Vorgeschichte zwei depressive Episoden gehabt hatte, die jeweils gut auf das erste Antidepressivum angesprochen hatten. Er hatte sich damals gegen eine Phasenprophylaxe entschieden und erhält nun bei dem zweiten Rezidiv seit drei Tagen das gleiche Antidepressivum wie damals. Die komplette Diagnostik einschließlich organischer Ausschlussdiagnostik war bereits bei der Erstmanifestation erfolgt. Es ist keine umfangreiche Diagnostik mehr erforderlich und auch die Therapie (anti- depressive Neueinstellung) kann grundsätzlich zunächst ambulant erfolgen. In dieser Konstellation entscheidet hauptsächlich die Schwere der aktuellen Symptomatik bzw. eine mögliche Eigengefährdung durch Suizidalität über die Aufnahmeindikation, die dann eine Indikation primär zur Überwachung bzw. zum Schutz des Patienten sein würde. In anderen Fällen greifen in der Praxis die beiden Indikationsbereiche sehr eng ineinander und sind ähnlich bedeutsam: Wird zum Beispiel ein verwirrter älterer Herr zur Aufnahme gebracht, der bei Nachbarn ratlos suchend angeklopft hatte, weil er seine Wohnung nicht mehr gefunden hatte, so ist die Aufnahmeentscheidung einerseits bestimmt durch die Symptomatik und deren Erfordernis von Schutz und Überwachung, zugleich aber auch durch die diagnostischen Notwendigkeiten zur Abklärung der Ursachen und die konsekutiven Behandlungsmaßnahmen. Auch in diesen Fällen erscheint es jedoch sinnvoll, die beiden Indikationsbereiche analytisch auseinanderzuhalten und zunächst in gewisser Weise »künstlich« getrennt zu betrachten, damit der Entscheidungsprozess klar fundiert und transparent beschrieben wird, zumal die Entscheidungen je nach Blickrichtung voneinander abweichen können.« (S. 31–32)

»Bezieht man die genannten Indikationsbereiche beispielhaft auf konkrete Aufnahmesituationen, so wird rasch deutlich, dass sich in den meisten Fällen der Patient nicht nur durch seine psychiatrische Symptomatik selbst auszeichnet, sondern seine Situation von modulierenden Faktoren aus seiner Lebenswelt mitbestimmt ist. Diese Faktoren haben nicht unbedingt direkt mit der Person und ihrer psychiatrischen Auffälligkeit zu tun, sie können aber dennoch ausschlaggebend und richtungsweisend für eine Entscheidung pro oder kontra Aufnahme sein. So kann eine stationäre Aufnahme zum Beispiel nötig werden aufgrund fehlender Unterstützung, die der Patient durch sein soziales Umfeld erfährt, oder auch weil Angehörige durch die Erkrankung des Patienten erschöpft und überfordert sind etc. Wir nennen diese Faktoren modulierende psychosoziale Faktoren, die die Aufnahmeindikation mitbestimmen. Sie sind insbesondere relevant, wenn sich aus Symptomatik oder Diagnostik/Therapieindikation keine eindeutigen richtungsgebenden Voten abzeichnen. Mit der Definition dieser Modulatoren entsteht eine dritte, häufig entscheidende Ebene der Determinanten für eine stationäre psychiatrische Behandlung. Die Berücksichtigung von Bedingungsfaktoren, die die regionale Versorgungslandschaft betreffen, fließt mehr oder weniger bewusst in alle Aufnahmeentscheidungen ein. Sie sind der Grund dafür, dass ein Kliniker sich in der heimischen Versorgungsregion bei der Entscheidung, ob ein Patient stationär zu behandeln ist, sicher fühlen kann, während er bei vergleichbarem Patientenanliegen in einer anderen Region, z. B. nach einem Stellenwechsel, viel mehr Unsicherheit in der Einschätzung haben wird. Unabhängig vom Einzelfall berücksichtigen wir also die strukturellen Verhältnisse unserer Versorgungsregion: Wie ist das ambulante Umfeld aufgestellt, gibt es Möglichkeiten einer ambulanten Intensivbetreuung in schwierigen Krankheitsphasen, sind tagesklinische Angebote in der Region verfügbar? Gibt es gemeindepsychiatrische Zentren mit Krisenbetten etc.?« (S. 43–44)

Kriterien für die Einstufung in die beschriebenen Kategorien sind als Auszüge im Anhang dargestellt (▶ Anhang 2).

4.2.2 Indikationsstellung zur stationsäquivalenten Behandlung (StäB) bei Vorliegen der stationären Behandlungsbedürftigkeit

Wenn, orientiert an den oben ausgeführten Kriterien, die Notwendigkeit einer stationären Behandlung festgestellt wurde, ist zu entscheiden, ob die Behandlung besser oder zumindest gleichwertig auch zu Hause beim Patienten im Rahmen einer StäB durchgeführt werden kann und soll.

Weitgehend Einigkeit besteht dahingehend, dass eine richterlich angeordnete Behandlung gegen den Willen der Patientinnen im Rahmen einer StäB nicht denkbar ist. Voraussetzung für StäB ist die freiwillige Teilnahme an einer Behandlung. Denkbar ist jedoch, dass StäB in einer Situation durchgeführt wird, in der die stationäre Behandlungsbedürftigkeit und -notwendigkeit gegeben ist, die Voraussetzungen für eine Behandlung gegen den Willen der Patientinnen auch gegeben wären, diese sich aber – im Gegensatz zu einer stationären Behandlung – zu einer stationsäquivalenten Behandlung freiwillig bereitfänden. Dann wird kaum eine Richterin die stationäre Behandlung erzwingen, sondern zunächst die freiwillige Durchführung der StäB empfehlen. Ob eine solche Konstellation dann trägt und zu einer gelingenden Behandlung führt, bleibt abzuwarten. Wir werden uns bemühen, entsprechende Einzelfälle zu sammeln und zu dokumentieren.

In allen anderen Fällen gilt es nach den Vorgaben des Gesetzes und der Rahmenvereinbarung zu prüfen, ob eine stationsäquivalente Behandlung zu Hause möglich ist und ob die Therapieziele in diesem Kontext voraussichtlich besser zu erreichen sind als in der stationären Behandlung. Die bestmögliche Zielerreichung und der effizienteste Ressourceneinsatz sind die Kriterien für die Prüfung des Einzelfalles. Dies entspricht auch dem Anliegen der Kostenträger. Am Ende wird es aber dazu im Einzelfall nur Wahrscheinlichkeitsaussagen geben. Eine absolute Sicherheit, welche Behandlung überlegen ist, ist nicht zu erreichen.

Einfach ist die Situation, wenn eine Behandlungsbedürftigkeit zweifelsfrei besteht, die Patienten einer Aufnahme auf Station aber keinesfalls zustimmen werden und die Therapieziele in StäB ebenfalls erreichbar erscheinen. Dann wird zu Hause aufsuchend behandelt.

In allen anderen Fällen ist, soweit dies möglich ist, mit den Patientinnen gemeinsam zu prüfen, welche Therapieziele im Vordergrund stehen und wo diese am ehesten zu erreichen sein werden.

Dabei orientiert sich die Entscheidung im Einzelfall an den im vorigen Kapitel dargestellten allgemeinen Überlegungen:

- Wurde eine stationäre Behandlung mit den dort gängigen Bausteinen schon mehrfach durchlaufen und ist ein sicherer Mehrwert durch die Gruppenbehandlung noch zu erwarten?

- Ist es sinnvoll, die Patienten aus dem häuslichen Umfeld herauszunehmen und eine Behandlung in einem ruhigen, geordneten klinischen Rahmen durchzuführen (sofern dieser so zur Verfügung steht)?
- Oder muss es darum gehen, krankheitsverursachende Faktoren im Lebensumfeld zu identifizieren und diese unter Einbindung des sozialen Umfeldes zu modifizieren?
- Wie groß ist die Wahrscheinlichkeit, dass Therapieerfolge bei der Entlassung, d. h. dem Übergang in die Häuslichkeit, verloren gehen und damit zur Sicherung des Therapieerfolges von vornherein eine Behandlung zu Hause (oder nach kurzer Zeit eine Verlegung aus der stationären Behandlung in StäB) sinnvoller erscheint?

Zu prüfen ist ebenfalls, ob eine Stationsaufnahme vermieden werden sollte, weil durch die Aufnahme eine zumindest vorübergehende Verschlechterung des Gesundheitszustandes zu erwarten wäre. Dies gilt insbesondere bei Personen, die durch die Veränderungen der Umgebungsbedingungen zusätzlich irritiert oder verwirrt werden. Zu denken ist hierbei an Demenzkranke, Personen mit Intelligenzminderung oder aber in einer betreuten Wohnform sehr gut integrierte Patientinnen.

Weiterhin sollte geprüft werden, ob durch die stationäre Aufnahme eine Situation entsteht, die diese Patienten oder andere im stationären Kontext behandelte Personen zusätzlich belastet und einer Verbesserung der Symptomatik im Wege steht. Es geht dabei um die Fähigkeit der Patienten, sich in den Rahmenbedingungen einer stationären Behandlung zurechtzufinden, mit der Nähe zu anderen Personen umzugehen und eine angemessene Interaktion zu Mitpatienten und dem Personal in diesem Rahmen aufrechtzuerhalten. Vorerfahrungen mit einer möglichen Exacerbation von inneren Spannungszuständen und/oder verbal oder körperlich aggressivem Verhalten müssen dabei berücksichtigt werden.

Die Notwendigkeit umfangreicher körperlicher bzw. apparativer Diagnostik oder der Bedarf an umfassenderen Pflegemaßnahmen muss ebenfalls in die Entscheidung für oder gegen eine StäB einbezogen werden.

Weitere Voraussetzungen für die Durchführung der StäB sind die ausreichende Absprachefähigkeit der Patientinnen und der grundsätzliche Wille, sich zu Hause behandeln zu lassen. Hierzu gehört z. B. die Bereitschaft, die Tür zu öffnen und, ggf. mit Unterstützung, eine notwendige Medikation durchzuführen.

Sofern sich Patient und Therapeut über die Durchführung der StäB einig sind, sollte geprüft werden, ob dies auch vom evtl. beteiligten Umfeld toleriert wird. Im Vordergrund stehen hier die erwachsenen Mitbewohner in der eigenen Wohnung, seien es Lebenspartner, Familienangehörige oder Mitbewohner in einer Wohngemeinschaft. Über das formale Einverständnis hinaus ist es im Einzelfall hilfreich, wenn zumindest eine positive Grundhaltung zu StäB bei den Mitbewohnern vorliegt. Im Idealfall kann, wo sinnvoll und von allen Betroffenen gewünscht, eine Einbeziehung in die Behandlung erfolgen.

Die Frage nach der Indikationsstellung für StäB ist aber nicht nur zu Beginn der Behandlung zu beantworten. Die Indikationsprüfung für StäB ist auch bei einer zunächst durchgeführten stationären Aufnahme in regelmäßigen Abständen vorzunehmen. Die Leitfrage bleibt dieselbe: Sind zum jetzigen Zeitpunkt, bei der jetzt im Vordergrund stehenden Zielsetzung diese Ziele im stationären oder stationsäquivalenten Setting besser zu erreichen?

Falls eine StäB vorgezogen wurde, ist auch hier immer wieder zu prüfen, ob zum einen diese Intensität der Behandlung, vergleichbar zur stationären, noch notwendig ist und zum zweiten, falls dies der Fall ist, ob die Behandlung auf einer Station nicht eher zielführend wäre.

4.2.3 Therapiezielplanung

So wie die Indikationsstellung für eine stationäre oder stationsäquivalente Behandlung individuell vorzunehmen ist, kann auch die Therapiezielplanung nur am Einzelfall orientiert sein. Neben der Abmilderung des akuten Krankheitsgeschehens wird, je nach Diagnose und Indikation, die Symptomreduktion, die Stabilisierung des psychischen Gesamtbefundes oder die Reduktion von Problemverhalten im Vordergrund stehen. In jedem Fall aber dient eine stationäre Akutbehandlung zumindest mittelfristig der Rückführung in das bisherige Lebensumfeld und einer Stärkung der persönlichen Ressourcen für die dort notwendige Leistungsfähigkeit. Dieser Aspekt trat in den vergangenen Jahren und Jahrzehnten zunehmend in den Vordergrund, auch in der stationären Behandlung von Menschen mit psychischen Erkrankungen. Die zugrundeliegende Konzeption ist in den Prinzipien der Funktionsfähigkeit und Teilhabe nach dem WHO-Konzept des ICF (International Classification of Functioning, ICF) niedergelegt (Deutsches Institut für Medizinische Dokumentation und Information 2005). Moderne Konzepte psychiatrischer Behandlung und Versorgung orientieren sich an den Kriterien des ICF. Auch die neuere Gesetzgebung wie die Behindertenrechtskonvention (Beauftragte der Bundesregierung für die Belange von Menschen mit Behinderungen 2017), die Unterbringungsgesetze der Länder (Landtag von Baden-Württemberg 2014) und das Bundesteilhabegesetz (BTHG) (Bundesgesetzblatt Jahrgang 2016) basieren auf dieser Denkweise. Die Domänen des ICF, die im Mittelpunkt des therapeutischen Handelns stehen, sind folgende:

1. Lernen und Wissensanwendung
2. Allgemeine Aufgaben und Anforderungen
3. Kommunikation
4. Mobilität
5. Selbstversorgung
6. Häusliches Leben
7. Interpersonelle Interaktionen und Beziehungen
8. Schule, Arbeit, wirtschaftliches Leben
9. Gemeinschafts-, soziales und staatsbürgerliches Leben

Erhebungsinstrumente wie der WHO-DAS (Üstün et al. 2010) stützen sich auf diese Funktionsbereiche.

Ein wesentliches Ziel einer psychiatrischen Akutbehandlung ist das Erlangen einer möglichst weitgehenden Teilhabe an der Gesellschaft, die im Idealfall der einer gesunden Person entspricht. An diesem Ziel orientiert sich auch die Therapieplanung. Um die verschiedenen Facetten der sozialen Teilhabe zu erfassen und die Vielzahl der therapeutischen Ansätze kombiniert einsetzen zu können, ist es notwendig, die Therapiezielplanung im multiprofessionellen Team gemeinsam mit den Patientinnen zu erarbeiten. Dies ist in modernen psychiatrischen Therapiekonzepten im stationären Setting üblich und auch zielführend in der StäB. Eine Orientierung an den Domänen des ICF bereits in der frühen Therapiezielplanung nach Aufnahme der Patientinnen in die Behandlung ist in StäB deutlich erleichtert, da im häuslichen Umfeld die dort vorliegenden Einschränkungen unmittelbar erkennbar werden und auch therapeutische Erfolge direkt in eine Verbesserung der Teilhabe umgesetzt werden können. Die eher theoretische Orientierung an den Teilhabezielen, wie sie im stationären Setting notgedrungen erfolgen muss, gewinnt im häuslichen Umfeld an Leben.

Da für die Verbesserung der sozialen Teilhabe im weiteren Gesundungsprozess auch andere an der Betreuung und Behandlung Beteiligte einen wichtigen Anteil haben, erleichtert es die StäB, durch frühzeitige Einbeziehung dieser Personen in den Therapieprozess eine nachhaltige Wirkung der Behandlung zu verankern. Hierbei kann man sich an neuen Konzepten wie dem aus der skandinavischen psychiatrischen Versorgung stammenden Open Dialogue orientieren (Olson et al. 2014).

Die in der Rahmenvereinbarung vorgeschriebene und klinisch gebotene wöchentliche Therapiezielplanung hat eine mehrfache Funktion: Zum einen dient sie dem multiprofessionellen Austausch und der Evaluation der bisherigen und der Planung der nächsten Schritte im therapeutischen Vorgehen. Zum anderen dient sie der Überprüfung, ob die stationäre/stationsäquivalente Behandlungsbedürftigkeit noch vorliegt oder ob sich der akute Krankheitszustand so stabilisiert hat, dass weitere Behandlungsformen wie die tagesklinische Behandlung oder ambulante Behandlung ausreichend sind.

Falls die Behandlungsindikation weiterhin besteht, wird niedergelegt, welche Ziele in der kommenden Woche erreicht werden sollen und welche therapeutischen Maßnahmen dazu eingesetzt werden. Naturgemäß wird es sich im Wesentlichen um einzeltherapeutische Maßnahmen handeln. Sofern Angehörige oder Personen des häuslichen Umfeldes in die Behandlung mit einbezogen werden, sind auch gruppentherapeutische Sitzungen möglich. Bewährt haben sich beispielsweise psychoedukative Konzepte, die bei verschiedenen Diagnosen im familiären Kontext gut eingesetzt werden können (Klingberg et al. 2003; Bäuml 2008; Rentrop et al. 2012).

Die konkreten Inhalte der Therapiemaßnahmen können vom stationären Setting abweichen. So wird sich beispielsweise ergotherapeutisches Kochtraining im häuslichen Umfeld anders gestalten als in einer Kochgruppe auf Station. Die individuelle Betreuung und die Möglichkeit eines Wiedererwerbs von Kompetenzen im gewohnten häuslichen Umfeld bieten erkennbare Vorteile. Entsprechend wird auch die Therapiezielplanung zumindest zum Teil andere Ziele enthalten als wir dies aus dem stationären Setting gewohnt sind.

Literatur

Bäuml J, unter Mitarbeit von Werner Kissling (2008) Psychosen aus dem schizophrenen Formenkreis. Ein Ratgeber für Patienten und Angehörige. Ein Leitfaden für professionelle Helfer. Eine Einführung für interessierte Laien. Heidelberg: Springer.

Beauftragte der Bundesregierung für die Belange von Menschen mit Behinderungen (2017) Die UN-Behindertenrechtskonvention. Übereinkommen über die Rechte von Menschen mit Behinderungen. (https://www.behindertenbeauftragte.de/SharedDocs/Publikationen/ UN_Konvention_deutsch.pdf?__blob=publicationFile&v=2, Zugriff am 29.07.2021).

Bundesgesetzblatt Jahrgang 2016 Teil I Nr. 66. Gesetz zur Stärkung der Teilhabe und Selbstbestimmung von Menschen mit Behinderungen (Bundesteilhabegesetz – BTHG). (https://www.bgbl.de/xaver/bgbl/start.xav?startbk=Bundesanzeiger_BGBl&start=//*[@attr_ id=%27bgbl116s3234.pdf%27]#__bgbl__%2F%2F*%5B%40attr_id%3D%27bgbl116s3234. pdf%27%5D__1629617953156, Zugriff am 24.08.2021).

Deutsches Institut für Medizinische Dokumentation und Information (DIMDI) (Hrsg.) (2005) Internationale Klassifikation der Funktionsfähigkeit, Behinderung und Gesundheit. Genf: Weltgesundheitsorganisation.

Gouzoulis-Mayfrank E, Längle G, Koch-Stoecker S (2016) Kriterien stationärer psychiatrischer Behandlung. Leitfaden für die klinische Praxis. Stuttgart: Kohlhammer.

Klingberg S, Wiedemann G, Pitschel-Walz G (2003) Psychoedukative Interventionen in der Behandlung von Patienten mit schizophrenen Störungen. Nervenarzt 74: 789–808.

Landtag von Baden-Württemberg (2014) Gesetz über Hilfen und Schutzmaßnahmen bei psychischen Krankheiten (Psychisch-Kranken-Hilfe-Gesetz – PsychKHG). Drucksache 15/5521. (https://sozialministerium.baden-wuerttemberg.de/de/gesundheit-pflege/medizinische-versorgung/psychiatrische-versorgung/, Zugriff am 29.07.2021).

Olson M, Seikkula J, Ziedonis D (2014) The key elements of dialogic practice in Open Dialogue: Fidelity Criteria. The University oft Massachusetts Medical School. Worcester, MA. (http://www.offener-dialog.de/materialien/downloads/index.html, Zugriff am 29.07. 2021).

Rentrop M, Reicherzer M, Schwerthöffer D et al. (2012) Psychoedukation bei Borderline-Persönlichkeitsstörungen für Betroffene und Angehörige. Münchner Modell: Überblick und theoretischer Hintergrund. Psychotherapeut 57: 291–300.

Üstün TB, Chatterji S, Kostanjsek N et al. (2010) Developing the World Health Organization Disability Assessment Schedule 2.0. Bull World Health Organ 88: 815–823.

4.3 StäB in der Kinder- und Jugendpsychiatrie

Isabel Böge

4.3.1 Beschreibung der Zielgruppe

Auffälligkeiten und Störungen im Kindes- und Jugendalter sind häufig und gehen mit erheblichen Beeinträchtigungen nicht nur für die Betroffenen, sondern auch für die Familie sowie die Schule und das soziale Umfeld einher. Dabei wird die Prävalenz psychischer Störungen im Kindes- und Jugendalter auf ca. 10–20 % geschätzt (Ihle und Esser 2002), die Persistenzrate von kinder- und jugendpsychiatrischen Störungen liegt innerhalb von 2–5 Jahren bei über 50 %.

Während es in der Erwachsenenpsychiatrie in den letzten Jahrzehnten ein hohes Interesse gab, psychiatrische Patienten nicht mehr primär stationär, sondern ambulant in der Gemeinde zu behandeln, fand die aufsuchende Behandlung in der Kinder- und Jugendpsychiatrie in Deutschland bisher kaum statt, obwohl nachweislich mehr Patienten mit stationärer Behandlungsbedürftigkeit über eine aufsuchende Behandlung erreicht werden können (Rhiner et al. 2011).

Die KIGGS-Studie zur Gesundheit von Kindern und Jugendlichen in Deutschland stellte dar, dass immer noch 50 % der psychiatrisch zu evaluierenden Kinder nicht oder erst sehr spät erreicht werden (Ravens-Sieberer et al. 2008). Die KIGGS-Folgebefragung zeigte dabei eine zeitliche Stabilität für eine symptombasierte Häufigkeit von etwa 20 % für psychische Auffälligkeiten bei Kindern und Jugendlichen im Alter von 3–17 Jahren in Deutschland nach einem Zeitraum von sechs Jahren. Von diesen behandlungsbedürftigen Kindern und Jugendlichen befanden sich aber nur 18,6 % in psychiatrischer oder psychotherapeutischer Behandlung (Hölling et al. 2014). Neben Angst vor Stigmatisierung, Unkenntnis über mögliche Hilfen sowie Furcht vor Entzug der elterlichen Sorge bestanden oftmals ganz reale Hindernisse wie Transportprobleme, Strukturdefizite oder das Vergessen von Terminen. Von Walter et al. (1988) wurde aufgezeigt, dass mit zunehmender Entfernung zwischen Wohnort und Standort der Klinik die Inanspruchnahme ambulanter Angebote sinkt, dafür die stationäre Aufenthaltsdauer wächst. Dieses kann aber nicht im Sinne der Kinder und Jugendlichen sein, welche gerade zum gesunden Aufwachsen ihre Familie, die Peergroup und die Heimatschule benötigen.

Lamb und Mitarbeitende (2009) haben ein breites Spektrum von ambulant durchgeführten Behandlungsangeboten evaluiert, welche statt stationärer kinder-/jugendpsychiatrischer Behandlung angeboten wurden. Sie benannten, dass sich in den vorhandenen Ergebnissen eine vergleichbare Effizienz von stationärer und aufsuchender Behandlung abzeichnet. In einer deutschen Studie wiesen Mattejat et al. (2001) an 92 Patientinnen nach, dass Hometreatment-Patientinnen im Langzeitverlauf ein gleich gutes Behandlungsergebnis erreichen wie Patientinnen, die eine stationäre Behandlung erhalten haben. Ergänzt wurde diese Aussage in einer anderen Studie von Schmidt et al. (2006), welche berichteten, dass zwar zum Zeitpunkt der Entlassung der Behandlungserfolg von Patientinnen, welche länger stationär behandelt worden waren (n = 35), besser war als der von Hometreatment-Patientinnen (n = 70), die 1-Jahres-Stabilität des Behandlungserfolges allerdings in der Gruppe der Hometreatment-Patientinnen deutlich höher lag. International wurde von Woolston und Mitarbeitenden aus den USA (2007) gezeigt, dass ein intensives Hometreatment-Model für psychiatrisch erkrankte Kinder und Jugendliche (intensive, in-home child and adolescent psychiatric services, IICAPS) die Notwendigkeit von stationären Behandlungen und/oder jugendhilflichen Angeboten reduzierte. Ougrin et al. aus Großbritannien (2013) zeigten in einem Pilotprojekt (n = 30) eine signifikant reduzierte stationäre Verweildauer anhand aufsuchender Behandlung von Jugendlichen und ihren Familien, während Baier et al. aus der Schweiz (2013) berichteten, dass eine im Durchschnitt 4,2 Monate dauernde ACT-Behandlung bei Jugendlichen zu einer deutlichen Verbesserung des psychosozialen Funktionsniveaus der Jugendlichen führt. Böge et al. (2015) zeigten, dass alle Diagnosen in dem aufsuchenden Hometreatment-Modell BeZuHG (Behandelt zu Hause Gesund werden) behandelt werden konnten. Eine Kosteneffizienz konnte für BeZuHG aufgezeigt werden. Corpus et al. berichteten ergänzend, dass sowohl initial als auch im Follow-up eine Patientinnenzufriedenheit (2014) gegeben ist.

Zusammenfassend ist aufsuchende Behandlung im Kindes- und Jugendalter unter Einbezug der Eltern bei vielen Störungsbildern machbar, wie auch indiziert, um möglichst viele Kinder- und Jugendlichen mit psychischen Störungen zu erreichen und zu behandeln.

Die stationsäquivalente Behandlung (StäB) bietet die Möglichkeit, einerseits genau die Kinder und Jugendlichen, die bisher – trotz Indikation zur stationären Behandlung – nicht mit dem Angebot einer stationären Behandlung erreicht werden konnten, z. B. aufgrund von Angst vor Stigmatisierung (durch die stationär bedingte längere Abwesenheit) oder aufgrund von Trennungsängsten der Eltern/Kinder/Jugendlichen, ein adäquates Behandlungsangebot zu machen. So kann ein hochfrequenter Einbezug des familiären oder schulischen Umfelds ermöglicht werden bei gleichzeitiger Verringerung von Schwellenängsten zur Behandlung.

Analog einer StäB in der Erwachsenenpsychiatrie sind die formalen Behandlungskriterien für eine StäB auch in der KJPP zu beachten: täglicher Kontakt, Leitung des multiprofessionellen Teams mit eigenen Fachtherapien durch einen Facharzt, 1x/Woche multiprofessionelle Fallbesprechung, 1x/Woche Facharztvisite vor Ort, 24h/7d Erreichbarkeit.

Es müssen aber verschiedene Besonderheiten einer StäB bei Kindern und Jugendlichen beachtet werden:

Erster Hauptunterschied ist, dass die meisten Kinder und Jugendlichen nie alleine wohnen, sondern immer in ein familiäres Umfeld eingebettet sind. Dieses erleichtert einerseits Fragestellungen wie: Versorgung, Medikamentengabe, ggf. finanzielle und strukturelle Angelegenheiten etc. Auf der anderen Seite hat die behandelnde Therapeutin so im Rahmen einer StäB eines Kindes/Jugendlichen auch nie nur eine Patientin, sondern immer ein ganzes Familiensystem, welches nicht nur einbezogen werden sollte, sondern einbezogen werden muss. Je nach Konstellation der Familienstruktur sind dabei mindestens ein Elternteil, meist aber zwei Elternteile und/oder auch ggf. Geschwister, Großeltern, neue Partnerinnen der Eltern ebenfalls Teil der Behandlung. Hierin besteht eine deutliche Unterscheidung zum Erwachsenenbereich, in dem Angehörige eher punktuell und in aller Regel – wenn – dann immer unter Beteiligung der Patientin einbezogen werden.

Stolperstein

Im Gegensatz dazu findet der Einbezug von Angehörigen in die Behandlung von Kindern und Jugendlichen im Rahmen von Elterngesprächen zur Psychoedukation/pädagogischen Elternanleitungen/Elterntraining regelhaft mindestens 1-2x/Woche statt und ist nachweislich einer der Hauptwirkfaktoren von

> StäB in der Kinder- und Jugendpsychiatrie (Corpus et al. 2014). Dieses ist in den aktuellen Rahmenbedingungen (Stand Mai 2021) aber nur möglich, wenn auch das Kind am Gespräch beteiligt ist. Einheiten hingegen, welche ohne das Kind/den Jugendlichen stattfinden sollten/müssen, da nicht alle für ein Familiensystem relevanten Themen vor dem Kind/Jugendlichen besprochen werden sollten/können, z. B. Ehekonflikte, sind in der aktuellen Vergütung vom Gesetzesgeber – anders als im Stationären- oder Ambulanzkontext – als alleinige Behandlungsleistung/Tag nicht vorgesehen. Fehlt ein Kontakt zum Kind/Jugendlichen an einem solchen Tag, wird entweder der Tag als Behandlungsleistung gestrichen, oder aber der ganze Fall als eine sekundäre Fehlbelegung gewertet. Insofern ist an einem solchen Tag ein zweiter Termin mit dem Kind/der Jugendlichen erforderlich, wenn Elterngespräche ohne die Patientin indiziert sind, um die Bedingungen einer StäB zu erfüllen. In der Realität ist es jedoch nicht immer leicht, dies in einer Anfahrt darzustellen (z. B. 60 Minuten Elterngespräch und im Anschluss 30 Minuten Kind), da manche Eltern solche Gespräche z. B. gerne vormittags, in Abwesenheit des Kindes, führen, da – gerade in Familien mit mehreren Kindern – dann mehr Ruhe herrscht.

Eine weitere Besonderheit in der Kinder- und Jugendpsychiatrie in diesem Zusammenhang kann sein, dass das häusliche Setting, welches vorher durch einen Facharzt als geeignet für eine StäB geprüft werden muss, nicht nur aus einem Haushalt besteht, sondern bei getrennt lebenden Eltern mit regelmäßigen Umgängen des Kindes/Jugendlichen mit dem getrennt lebenden Elternteil an Wochenenden auch aus zwei Haushalten bestehen kann. Es geht auch noch komplizierter: Lebt das Kind/der Jugendliche in einer Pflegefamilie, hat aber unter der Woche oder aber am Wochenende Kontakt zu den jeweiligen leiblichen Eltern, so kann sich das Behandlungssetting sogar auf drei Orte erstrecken. Dabei sollte der Lebensmittelpunkt des Kindes/Jugendlichen, an dem das Kind/der Jugendliche seinen Alltag lebt, der Ort sein, welcher primär und als erstes vom Facharzt als StäB geeignet oder ungeeignet geprüft wird, um – bei Eignung – eine StäB aufnehmen zu können. Die weiteren Wohnorte sollten dann im Verlauf auf deren Behandlungseignung geprüft werden sowie das Einverständnis zur StäB von allen erwachsenen Personen an den jeweiligen Wohnorten vor oder beim ersten StäB-Termin eingeholt werden.

Fallbericht: Komplexe Systeme in StäB

Marie, 13 Jahre, wurde vor 1,5 Jahren aus ihrer Herkunftsfamilie vom Jugendamt herausgenommen und lebt heute in einer Pflegefamilie, in der neben den Pflegeeltern noch ein 25-jähriges vormaliges Pflegekind sowie drei eigene Kinder der Pflegefamilie leben. Sie besucht jeden Dienstag ihre Mutter sowie deren Lebenspartner und an den Wochenenden im Wechsel ihre Mutter und ihren Vater. Der Vater lebt gemeinsam mit Maries 20-jährigem

Bruder in einer Einzimmerwohnung. Die Mutter hat eine 3-Zimmer-Wohnung. Da die Konfliktpunkte, welche zu Maries Belastung mit depressivem Rückzug und Anzeichen einer Posttraumatischen Belastungsstörung geführt haben, u. a. im Herkunftssystem begründet liegen, soll nicht nur in der Pflegefamilie gearbeitet werden, sondern auch die Eltern, welche zudem aufgrund des Sorgerechts der Behandlung zustimmen müssen, miteinbezogen werden. Zwei der drei Wohnorte sind dabei StäB-geeignet (Pflegefamilie und mütterlicher Haushalt), die Einzimmerwohnung des Vaters hingegen ermöglicht keinen Rückzugsort für Gespräche. Es wird daraufhin mit Marie, der Pflegefamilie und den Eltern vereinbart, Einzelgespräche an Tagen, an denen Marie beim Vater ist, im Rahmen von Spaziergängen durchzuführen. Einverstanden mit der StäB müssen sein: die Pflegeeltern sowie deren 25-jähriges vormaliges Pflegekind, die Mutter, ihr neuer Partner, der Vater und der 20-jährige Bruder von Marie.

Der Einbezug des Familiensystems in die therapeutische Arbeit nimmt somit gerade bei der Behandlung von Kindern und Jugendlichen in einem StäB-Konzept eine wesentlich größere Rolle ein als in der Erwachsenenpsychiatrie oder im stationären Kontext. Fallen im Rahmen der Behandlung des Kindes/Jugendlichen behandlungsbedürftige Strukturen der Eltern oder auch Geschwister auf, welche ggf. Auswirkungen auf die gesamte Familie haben, bis hin zur Kindeswohlgefährdung des behandelten Kindes/Jugendlichen oder auch dessen Geschwister, so sollte eine Beratung der Eltern bezüglich eigener Hilfsmöglichkeiten erfolgen oder ggf. das Jugendamt hinzugezogen werden.

Auch weitere umliegende Strukturen im Heimatumfeld spielen oftmals in einer StäB eine Rolle. Schulprobleme, z. B. fehlender oder unregelmäßiger Schulbesuch oder aber Leistungseinbrüche oder Mobbing, sind nicht selten Diagnosen in StäB, da im StäB-Setting die Heimatschule besser als im stationären Rahmen in die Behandlung einbezogen werden kann. Dabei muss die Rektorin der jeweiligen Schule den StäB-Mitarbeitenden erlauben, sich in der Schule aufzuhalten, um mit dem Kind/Jugendlichen zu arbeiten bzw. Lehrerinnen oder gar Mitschüler und Mitschülerinnen miteinzubeziehen. Eine Schweigepflichtsentbindung der StäB-Mitarbeitenden gegenüber den Lehrerinnen und vice versa ist erforderlich. Eine Behandlung in der Schule kann verschiedene Elemente beinhalten, die von einem einfachen Lehrergespräch, über eine morgendliche Begleitung des Kindes zur Schule bei schulmeidendem Verhalten, über eine Beobachtung des Verhaltens des Kindes/Jugendlichen zu diagnostischen Zwecken bis hin zum gezielten Training einzelner Kompetenzen/Psychoedukation von Kindern und Jugendlichen ggf. unter Einbezug der ganzen Klasse stattfinden kann. Bei Einbezug der Klasse muss ein Einverständnis zur Teilnahme der Schülerinnen von den Eltern der jeweiligen Mitschüler und Mitschülerinnen in der Klasse eingeholt werden, bevor eine Intervention erfolgen kann. Da eine StäB an Klinikstrukturen angegliedert ist, kann bei einer entsprechenden Indikation aber auch die Klinikschule zunächst genutzt werden, um ein(e) Kind/Jugendliche bei z. B. schon lang bestehendem Schulabsentismus zu reintegrieren oder auch in ihrem Leistungsstand zu evaluieren, um sie dann erst im 2. Schritt an die Heimatschule oder eine neue Schule zurückzuführen.

Weitere zu involvierende Außeninstanzen bei einer StäB von Kindern und Jugendlichen sind oftmals Jugendamt, Arbeitsamt oder auch Gericht, wenn es z. B. um die Installation von Folgemaßnahmen in der Familie/Integration in Arbeitsmaßnahmen oder z. B. um die Ableistung von Sozialstunden bzw. die Begleitung zu Gerichtsverhandlungen geht.

Aber nicht nur das häusliche Umfeld ist auf verschiedenen Ebenen in eine StäB einzubeziehen. Die StäB in der Kinder- und Jugendpsychiatrie beinhaltet wie in der Erwachsenenpsychiatrie auch unterschiedliche Berufsgruppen, die in jedem Behandlungsfall einbezogen werden müssen. So soll eine StäB auch in der Kinder- und Jugendpsychiatrie immer multiprofessionell aus mindestens drei Berufsgruppen unter Einbezug von Fachtherapie erfolgen. Dies entspricht in der vorzuhaltenden Multiprofessionalität dem stationären Setting. Gerade Kinder- und Jugendlichentherapie besteht lange nicht immer aus Gesprächspsychotherapie oder weitergehenden medizinischen Maßnahmen (Medikation), sondern sollte immer aus verschiedensten Bausteinen/Zugängen zum Kind bestehen, da Kinder oft indirekt mehr lernen und so besser motivierbar und abholbar sind als in direkter Gesprächstherapie. Wichtige Zusatzelemente in StäB stellen dar: verhaltenstherapeutisch strukturierende Maßnahmen (z. B. Belohnungsprogramme), erlebnistherapeutische Elemente (zum Stärken von Selbstwert und Selbstwirksamkeitserleben wie z. B. Bogenschießen), kreative Fachtherapie-Elemente (Ergotherapie, Heilpädagogik) oder Elemente aus dem sozialen Kompetenztraining (zur Integration in die Peergruppe). In einer Studie zur Patientenzufriedenheit mit Rückmeldung zu den Elementen, die Kinder- und Jugendliche bisher als besonders effektiv erlebt haben, wurde von stationär aufgenommenen, gleichaltrigen Kindern und Jugendlichen die erlebnistherapeutischen Angebote sowie die Gespräche als am effektivsten angegeben (Corpus et al. 2014). Im Sinne einer Äquivalenz der Behandlungsformen ist eine Etablierung von diesen Elementen auch in einer StäB als sinnvoll zu erachten und ist in den Vorgaben für eine StäB (eigene Fachtherapien) vorgegeben.

Dadurch ergibt sich die Notwendigkeit einer hohen Kompetenzbreite von einem StäB-Team gerade in der Kinder- und Jugendpsychiatrie, welches neben einer Fachärztin und einer Psychologin wenn möglich sowohl Jugend- und Heimerzieherinnen als auch Gesundheits- und Krankenpflegerinnen enthalten sollte, ergänzt durch Erlebnistherapeutinnen, systemische Therapeutinnen und Fachtherapeutinnen (v. a. Ergotherapeutinnen/Heilpädagoginnen/ Kunsttherapeutinnen). Kinder und Jugendliche lernen so pro Woche ca. 5–6 Mitarbeitende kennen, welche mit unterschiedlichen Kompetenzen zum gleichen Thema Angebote machen, so dass die Kinder/die Jugendlichen aktiv auswählen können, welche Angebote sie konstruktiv in ihre Lebenswelt mit einbauen und welche sie ggf. auch durch das Netz fallen lassen.

Ebenfalls ist eine hohe (zeitliche) Flexibilität der StäB-Mitarbeitenden gefordert, welche sich in der Terminierung der jeweiligen Angebote nicht nur nach Stundenplänen der Schule, sondern auch Arbeitszeiten der Eltern, Freizeitaktivitäten und Verabredungen mit Peers richten müssen, solange die StäB integrativ unter Erhalt der bestehenden Alltagsstrukturen verstanden werden will. Sinnvoll ist es deswegen, einmal wöchentlich in den fallorientierten Teambesprechungen je nach Kompetenzen der Mitglieder des StäB-Teams einen Wochenplan festzulegen, in welchem der jeweilige Mitarbeiter sowie der thematische Schwerpunkt, an dem dieser arbeitet, zur Orientierung der Familie und des StäB-Teams vermerkt wird.

Fallbericht für einen Behandlungseinstieg

Levin wurde erstmals vor sechs Monaten auffällig. Er entwickelte zu dem Zeitpunkt Wiederholungszwänge beim Öffnen von Türen, Tippen von Buchstaben sowie beim Gehen, wo er für jede zwei Schritte vorwärts auch einen Schritt rückwärts machen musste. Levin lebt mit seinem vier Jahre älteren Bruder und seinen Eltern in einem Einfamilienhaus. Er besucht die 8. Klasse des Gymnasiums, geht gerne zur Schule, zeigt auch gute Leistungen. Er ist in einer Freundesgruppe aus Jungs gut integriert, mit denen er sehr gerne Fußball spielt. Ebenso spielt Levin zweimal wöchentlich Fußball im Verein. Er benennt, keine Ahnung zu haben, warum er diese Zwänge ausführen müsse. In der Anamnese finden sich bis zur 2. Grundschulklasse keinerlei Auffälligkeiten, in der 2. Klasse habe er eine Weile Angst vor dem Busfahren gehabt. Die Mutter habe dies dann aber mit ihm trainiert, daraufhin seien die Ängste auch wieder verschwunden. Ebenso habe Levin extreme Ängste bei spannenden Passagen in Fernsehfilmen gezeigt und sei in letzter Zeit punktuell ohne Grund in Weinen ausgebrochen. Bei der Aufnahme in StäB zeigte sich Levin als ein ernster, nachdenklicher, intelligenter Jugendlicher, welcher unter dem zwanghaften Verhalten leidet. Die Schule habe er in letzter Zeit nicht mehr besucht.

Es wird mit Levin besprochen, die Beschulung über die Klinikschule wiederherzustellen, therapeutisch mit ihm eine Angsthierarchie zu erstellen, ein Krankheitsverständnis für die Entstehung der Zwänge zu entwickeln sowie dann die ersten Angstexpositionen bzw. eine Veränderung der Zwänge zu besprechen. Ergänzt wird diese Planung durch aktive Elemente wie Bogentherapie, um zu beobachten, ob Levin auch in diesem Kontext Wiederholungszwänge zeigt, welche man dann sofort therapeutisch aufgreifen kann. Parallel erfolgt mit den Eltern Psychoedukation zum Thema einer Angst/Zwangsstörung. In der ersten Woche erhielt Levin den nachfolgenden Wochenplan:

KW	Mo.	Di.	Mi.	Do.	Fr.	Sa.	So.
Vor dem Mittag	Schule bis 12:45	Schule bis 15:00	Schule bis 12:45	Schule bis 16:00	Schule bis 12:00		
Nach dem Mittag	14:00 VT: Grundannahmen eruieren	14:00 ET: Bogentherapie	14:30 Ergo: »eigenes Tempo finden«	15:00 Elterngespräch	12:00 Schulgespräch, Aktivierung	12:00 Psychoedukation, Denkfehler	14:30 Angsthierarchie erstellen

KW	Mo.	Di.	Mi.	Do.	Fr.	Sa.	So.
	Fr. Müller (Psychol.)	Hr. Maier (Erzieher)	Fr. Schmitt (Ergoth.)	Fr. Dr. Hiller (Fachärztin)	Hr. Falke (Pflege)	Fr. Müller (Psychol.)	Fr. Müller (Psychol.)

Ziel der Behandlung war, mit den Eltern und Levin ein Krankheitsmodell zu entwickeln, nach der Erstellung einer Angsthierarchie alternative Problemlösungsstrategien zu den Zwängen zu erarbeiten, das Einbinden der Eltern in Zwänge zu verhindern und Levin so zu ermöglichen, die Zwänge mit konstruktiven Problemlösestrategien für seine zugrundeliegende diffuse Angst zu ersetzen. Eine Überprüfung und Anpassung der Behandlungsziele und einzusetzenden Methodik sollte jede Woche erfolgen.

Fazit

StäB in der Kinder- und Jugendpsychiatrie ist eine sehr individualisierte, intensive, aufsuchende Behandlungsform für Kinder und Jugendliche im Alter von 5–18 Jahren mit stationärer Behandlungsindikation unabhängig von der vorliegenden Diagnose. Der Schwerpunkt der Behandlung liegt auf einer multiprofessionellen Arbeit mit dem Kind/der Jugendlichen unter intensivem Einbezug des häuslichen Umfelds. Flexibilität von Mitarbeitenden und Familien spielt eine entscheidende Rolle, tradierte Zuständigkeiten von Therapeutinnen, Pflege-Erziehungsdienst und Fachtherapie verändern sich, jedes Teammitglied – unabhängig von der Berufsgruppenzugehörigkeit – hat so die Kompetenz zur Fallführung, schreibt Berichte und erstellt Behandlungsplanungen für das Kind/die Jugendliche, für die der Mitarbeitende zuständig ist.

Literatur

Baier V, Favrod J, Ferrari P et al. (2013) Early tailored assertive community case management for hard-to-engage adolescents suffering from psychiatric disorders: An exploratory pilot study. Early intervention in psychiatry 7(1): 94–99.

Boege I, Copus N, Schepker R (2014) Behandelt zu Hause Gesund werden. Zeitschrift für Kinder-und Jugendpsychiatrie und Psychotherapie 42(1): 27–37.

Boege I, Corpus N, Schepker R et al. (2015) Cost-effectiveness of intensive home treatment enhanced by inpatient treatment elements in child and adolescent psychiatry in Germany: A randomised trial. European Psychiatry 30(5): 583–589.

Corpus N, Schepker R, Fegert JM et al. (2014) Eltern und Patienten als Subjekt der Behandlung. Psychotherapeut 59(5): 378–384.

Hölling H, Schlack R, Petermann F et al. (2014) Psychische Auffälligkeiten und psychosoziale Beeinträchtigungen bei Kindern und Jugendlichen im Alter von 3 bis 17 Jahren in Deutschland–Prävalenz und zeitliche Trends zu 2 Erhebungszeitpunkten (2003–2006 und 2009–2012). Bundesgesundheitsblatt-Gesundheitsforschung-Gesundheitsschutz 57(7): 807–819.

Ihle W, Esser G (2002) Epidemiologie psychischer Störungen im Kindes-und Jugendalter: Prävalenz, Verlauf, Komorbidität und Geschlechtsunterschiede. Psychologische Rundschau.
Lamb CE (2009) Alternatives to admission for children and adolescents: Providing intensive mental healthcare services at home and in communities: what works? Current Opinion in Psychiatry 22(4): 345–350.
Mattejat F, Hirt BR, Wilken J et al. (2001) Efficacy of inpatient and home treatment in psychiatrically disturbed children and adolescents. European child & adolescent psychiatry 10(1): 71–79.
Ougrin D, Zundel T, Corrigall R et al. (2013) Innovations in Practice: Pilot evaluation of the supported discharge service (SDS): clinical outcomes and service use. Child and Adolescent Mental Health 19(4): 265–269.
Ravens-Sieberer U, Wille N, Erhart M et al. (2008) Prevalence of mental health problems among children and adolescents in Germany: Results of the BELLA study within the National Health Interview and Examination Survey. European child & adolescent psychiatry 17(1): 22–33.
Rhiner B, Graf T, Dammann G et al. (2011) Multisystemic Therapy (MST) for adolescents with severe conduct disorders in German-speaking Switzerland-implementation and first results. Zeitschrift fur Kinder-und Jugendpsychiatrie und Psychotherapie 39(1): 33–39.
Schmidt MH, Lay B, Göpel C et al. (2006) Home treatment for children and adolescents with psychiatric disorders. European child & adolescent psychiatry 15(5): 265–276.
Walter R, Kampert K, Remschmidt H (1988) Evaluation der kinder-und jugendpsychiatrischen Versorgung in drei hessischen Landkreisen. (Keine Angabe).
Woolston JL, Adnopoz J, Berkowitz S et al. (2007) IICAPS: A home-based psychiatric treatment for children and adolescents: Yale University Press.

4.3.2 Indikationsstellung und Therapiezielplanung

Die Indikation zu einer StäB sollte in der Ambulanz oder während eines (teil)stationären Aufenthalts sorgfältig gestellt und dann bei Aufnahme eines Patienten überprüft werden. Wie sich in der Studie BeZuHG gezeigt hat (Boege et al. 2014), sind alle Diagnosen der Kinder- und Jugendpsychiatrie prinzipiell für eine aufsuchende Behandlung geeignet. Der Hauptschwerpunkt von einer StäB liegt bisher im Bereich der F3-, F4- und F9-Diagnosen. Die besten Behandlungsergebnisse wurden dabei zumeist bei Patienten mit externalisierenden Störungen erzielt (Boege et al. 2015). Dieses ist u. a. der Fall, da gerade bei dieser Patientengruppe der Zugewinn an elterlichen Kompetenzen, bzw. die Befähigung der Eltern zum Setzen von Regeln und Grenzen, für den Behandlungserfolg eine entscheidende Rolle spielt. Der enge Einbezug von Eltern ist dabei in StäB leichter darstellbar als während einer stationären Behandlung. Patienten mit internalisierenden Störungen hingegen benötigten nicht selten mehr Zeit für einen positiven Abschluss der Behandlung, u. a. da der initiale Beziehungsaufbau zu dem multiprofessionellen Team, welcher Offenheit und Vertrauen zu vielen neuen Personen benötigt, oftmals bei z. B. depressiven Erkrankungen länger braucht. Schon allein aus diesem Grund ist die sorgfältige Indikationsstellung für eine StäB mit Überprüfung der Motivation zur Behandlung vom Kind/Jugendlichen und den Eltern essenziell für einen positiven Behandlungsverlauf.

In der Regel findet zunächst ein Ambulanztermin statt mit einer generellen Abklärung der vorliegenden Symptomatik/Problematik und den daraus resultierenden weiteren Behandlungsempfehlungen. Sollte eine Indikation zu einer stationären Behandlung vorliegen, wird in einem zweiten Schritt geprüft, ob auch eine StäB in Frage kommt und in diesem Fall das Behandlungskonzept dann dem Kind/der Jugendlichen bzw. der Familie vorgestellt. Dabei ist für manche Kinder/Jugendliche v. a. die Möglichkeit, im vertrauten häuslichen Umfeld und so in der Peergruppe zu bleiben sowie in die Heimatschule gehen zu können, ein entscheidender Faktor für den Wunsch, lieber eine StäB als eine stationäre Behandlung zu machen. In anderen Fällen liegt die Problematik sehr offensichtlich insbesondere im häuslichen Umfeld (z. B. ein Trennungskonflikt der Eltern als Auslöser der Problematik beim Kind/der Jugendlichen oder schulmeidendes Verhalten mit der Notwendigkeit einer Zusammenarbeit mit der Heimatschule, um eine Beschulbarkeit wiederherstellen zu können). In dem Fall erfasst eine aufsuchende Behandlung besser die Problematik, als wenn das Kind/die Jugendliche durch den stationären Aufenthalt aus der Familie genommen würde. Andererseits gibt es auch Problemfelder, bei denen eine stationäre Aufnahme im Vordergrund stehen sollte. So ist z. B. bei einem ausgeprägten sozialen Rückzug oftmals die Peergruppe im Stationsalltag hilfreich für eine erfolgreiche Behandlung, da sich hier ein Übungsfeld für soziale Interaktion ergibt, das im häuslichen Umfeld so meist nicht gegeben ist. Auch eine Anorexie mit einem BMI < 12 sollte zumindest zu Beginn zunächst einmal stationär behandelt werden. Wenn dann aber erst einmal wieder die eigenständige Nahrungsaufnahme gewährleistet werden kann, ist durchaus denkbar, dass diese Patientinnen, statt sehr lange – bis zu einem BMI von > 17 – auf der Station zu bleiben, eine Anschlussbehandlung mit einer StäB wahrnehmen und hierfür vorzeitig aus der stationären Behandlung verlegt werden. So können zugrundeliegende familiäre Problematiken besser aufgegriffen werden sowie die meist vorhandene Problematik des Essens im Heimatumfeld in der Realität unter therapeutischer Begleitung erprobt werden.

Wenn die Indikationsstellung für eine StäB in der psychiatrischen Institutsambulanz, von niedergelassenen Kollegen oder auf einer Station erfolgt ist, und eine Patient dann zur Aufnahme ansteht, sollte diese Indikation ebenso wie die Motivation zur Behandlung bei der Aufnahme nochmals fachärztlich überprüft werden, da sich gerade bei jungen Patienten Aufträge für eine Behandlung schnell ändern oder aber ganz verschwinden. Ebenfalls wird im Aufnahmegespräch die Eignung des häuslichen Umfelds für eine StäB überprüft sowie die Bereitschaft der Eltern zur Mitarbeit in der Behandlung. Sind diese drei Kriterien erfüllt,

a) es liegt ein annehmbarer Behandlungsauftrag vor,
b) es besteht eine Motivation zur Mitarbeit von dem Kind/Jugendlichen und den Eltern sowie
c) das häusliche Umfeld ist für eine StäB geeignet,

kann eine Aufnahme in StäB erfolgen.

Auf der Basis der Auftragsklärung wird dann ein Behandlungsplan erstellt, welcher therapiezielorientiert an den benannten Behandlungszielen entlangarbeitet. In der ersten Woche einer StäB in der Kinder- und Jugendpsychiatrie steht das Kennenlernen aus dem Blickwinkel der verschiedenen Fachdisziplinen im

Vordergrund. Vorhandene Ressourcen des Kindes/Jugendlichen werden erarbeitet. Am Ende der Woche erfolgt dann ein fachlicher Austausch in der multiprofessionellen Fallbesprechung. Infolge derer werden entsprechend der Kompetenzen der Mitarbeitenden die in dieser Familie einzusetzenden Mitarbeitenden ausgewählt und in den Wochenplänen für die kommenden Wochen mit jeweiligen Unterzielen versehen. Diese werden dann in den folgenden Behandlungswochen gemeinsam mit dem Kind oder dem Jugendlichen unter Einbezug der Familie bearbeitet. Jede Woche wird in der multiprofessionellen Fallbesprechung aufs Neue überprüft, wo das Team in der Behandlung steht und ob Anpassungen vorgenommen werden müssen.

Fallbericht: Komplexe Fälle brauchen viele Professionen – auch in StäB

Leon, 11 Jahre, wurde auf Empfehlung einer niedergelassenen Kollegin vorgestellt und aufgenommen. Er somatisiere häufig, vermeide/verweigere die anstehenden Aufgaben und Anforderungen z. T. von außen gesehen aus nichtigen Gründen. Er schreie dann und lege »regelrechte Wutausbrüche« hin. In der Schule habe er viele Misserfolge, weigere sich, schriftlich mitzuarbeiten. Er gehe inzwischen nur noch sehr unregelmäßig zur Schule. Er komme morgens schwer aus dem Bett, abends nicht zur Ruhe. Oft müsse er vorzeitig von der Schule abgeholt werden, weil er gerade emotional nicht mehr weiterkomme. Leon sei in der Schule kaum noch tragbar. Er habe deutliche Wahrnehmungsschwierigkeiten – sowohl für andere als auch für sich selbst. So habe er häufig »fixe Ideen« und könne nur schwer davon abrücken, was stellenweise Erwachsene, häufiger Kinder/Gleichaltrige, überfordere und diese dann auf Abstand zu ihm gehen würden. Im häuslichen Umfeld laufe es besser, aber auch da sei Leon auffällig, wobei die Eltern sich auf seine Eigenheiten eingestellt hätten und so oftmals sich anbahnende Konflikte abfedern könnten. Leons Verhalten habe sich dabei schon immer von dem seiner zwei Geschwister unterschieden. Auf die Eltern höre er nur punktuell. In der Vorgeschichte sei eine ADHS diagnostiziert worden, auf Medikation habe er nicht reagiert, Leon habe viel Ergotherapie erhalten.

Leon zeigte sich bei der Aufnahme zunächst einmal abwartend. Er blieb aber dabei, eine StäB machen zu wollen und erklärte sich zur Mitarbeit bereit. Es wurden mit Leon und seinen Eltern folgende Ziele vereinbart: Es sollte diagnostisch nochmals eine Einschätzung der bestehenden Symptome erfolgen, die Schlafsituation sollte sich verbessern, eine Stärkung erzieherischer Kompetenzen der Eltern sollte erfolgen, eine Reduktion der Impulsivität sollte erzielt werden, damit Leon wieder zur Schule gehen könne, ggf. sollte eine medikamentöse Einstellung erfolgen. Ebenfalls sollte perspektivisch die richtige schulische Verortung von Leon ausgearbeitet werden.

Folgende Mitarbeitenden beteiligten sich an der Behandlung: Der *fallführende Therapeut*, ein *Gesundheits- und Krankenpfleger* mit einer Weiterbildung zur Fachpflege Kinder- und Jugendpsychiatrie und -psychotherapie und einer systemischen Beraterausbildung, führte einmal pro Woche regelmäßige

Elternberatungs-/coachingtermine durch. Mit Leon wurde an seinen Impulsen und seiner sozialen Kompetenz gearbeitet. Hier kamen v. a. Elemente aus der Erlebnistherapie (*Erlebnistherapeut*), dem sozialen Kompetenztraining und der tiergestützten Therapie (*Jugend- und Heimerzieherin*) zum Einsatz, da Leon in klassischer Gesprächstherapie sich nicht so gut einbringen konnte. Er lernte, wie Interaktionen stattfinden, wo man Impulse einbremsen sollte und welche Verhaltensweisen zu Reaktionen des Gegenübers führen. Es gelang ihm so immer wieder, eigene Verhaltensmuster zeitweilig, wenn auch noch nicht durchgängig, zu verändern.

Diagnostisch tauchte anhand der klinischen Beobachtung vor Ort zunehmend der Verdacht auf, dass bei Leon eine Störung aus dem autistischen Formenkreis vorliegen könnte. Dies wurde von der *Psychologin* im Team anhand von Testdiagnostik überprüft und war eindeutig in der Zusammenschau der unterschiedlichen Beobachtungen nachhaltbar. Der *Kunsttherapeut* arbeitete mit Leon ausdruckszentriert am Darstellen von Emotionen. *Fachärztlich* erfolgte die Einstellung einer impulshemmenden Medikation mit Quetiapin. Die Nebenwirkung von Quetiapin war Müdigkeit, weswegen dieses Medikament abends zum Einschlafen genutzt wurde. Schulisch wurde Leon zeitweilig in der Klinikschule (*Lehrerin*) zur Einschätzung seiner Leistungsfähigkeit beschult und die dort gewonnenen Eindrücke mit der Heimatschullehrerin abgeglichen. Gemeinsam wurden zwei Kooperationsgespräche mit der Heimatschule, der Klinikschule, dem Jugendamt, den Eltern, der Fachärztin sowie dem fallführenden Therapeuten des StäB-Teams geführt und eine Entscheidung für eine weiterführende Schule getroffen. Nach sechs Wochen konnte Leon zunächst zurück an seine Heimatschule entlassen werden, in die er nun freudig wiedereinstieg. Kompliziert waren zwischenzeitlich die immer mal wieder auftretenden Verweigerungen Leons zur Mitarbeit gewesen. So äußerte er bei einem Facharzttermin, er brauche mal einen Sonntag frei und könne nicht jeden Tag zur Verfügung stehen. Die StäB-Bedingungen setzen aber eine tägliche Behandlung voraus, was Leon nur schwer einsehen konnte. Hier mussten dann Kompromisse gefunden werden. Die Eltern benannten bei Entlassung, dass sie viel an Sicherheit im Umgang mit Leon gewonnen hätten.

Dieses Fallbeispiel zeigt, dass gerade die Multiprofessionalität und mögliche Individualität ein entscheidender Wirkfaktor einer StäB ist. Aber auch, dass sich die Familien mit vielen Behandlerinnen auseinandersetzen müssen. Die multiprofessionelle Fallbesprechung ist dabei ein Kernelement einer jeden StäB, um den Informationsverlust an den Schnittstellen möglichst zu minimieren. Die Vielzahl an Mitarbeitenden, die mit den Patientinnen arbeiten, haben sonst im Alltag zu wenig Treffpunkte, um als eine Einheit funktionieren zu können. Die Informationsbasis der Behandlungsplanung wird dann bei akut auftauchenden Themen in einem Termin ergänzt durch eine direkte Weitergabe relevanter Informationen an denjenigen Mitarbeitenden, welcher am folgenden Tag in der Familie ist: per Anruf, per Mail, per SMS oder aber durch die zeitnahe Dokumentation im klinikeigenen Dokumentationssystem, auf das alle StäB-Mitarbeitenden mobil Zugriff haben. So kann die Patientin/die Familie StäB als eine Einheit wahrnehmen, welche lediglich sich ergänzende, verschiedene Köpfe und Hände hat.

Literatur

Boege I, Copus N, Schepker R (2014) Behandelt zu Hause Gesund werden. Zeitschrift für Kinder-und Jugendpsychiatrie und Psychotherapie 42(1): 27–37.
Boege I, Mayer L, Muche R et al. (2015) Home treatment–insbesondere für expansive Jungen? Zeitschrift für Kinder-und Jugendpsychiatrie und Psychotherapie.

5 Einführung und Umsetzung der StäB

5.1 Budgetierung und Ressourcenplanung

Im Folgenden sollen einige Überlegungen niedergelegt werden, die den Budgetverantwortlichen und den Controllern helfen können, die StäB-Behandlung für ihre eigene Klinik zu kalkulieren. Für Pflegesatzverhandlungen müssen die Rahmenbedingungen für die einzelne Klinik spezifisch bedacht und die Kalkulation ausgearbeitet werden. Ergänzend werden anhand der Erfahrungen aus mittlerweile mehr als dreijähriger Praxis in StäB Erkenntnisse und Hinweise für die Organisation der StäB-Teams erläutert.

5.1.1 Personalbedarf und Kalkulation des Personalaufwandes

Als erste Orientierung kann für die Untergrenze der Personalplanung die PsychPV bzw. die PPP-RL zugrundegelegt werden. Auch die StäB-Teams anderer Kliniken orientieren sich daran (vgl. Boyens et al. 2020). Wie in der vollstationären Behandlung macht auch in StäB die Pflege den wesentlichen Anteil aus (Holzke et al. 2020; Gottlob et al. 2021a; Schwarz et al. 2021). Ergänzend müssen nicht ärztliche Rufbereitschaften, anteilige ärztliche Hintergrundbereitschaften sowie Personalvorhaltung für eine untertägige Krisenintervention kalkuliert werden.

Bislang in unseren Häusern nicht refinanzierter Personalaufwand fällt im Bereich der Routenplanung und Logistik an. In der Praxis wurde deutlich, dass vor allem der Koordinationsaufwand (z. B. für die Touren- und die Behandlungsplanung) sehr hoch ist (Gottlob et al. 2021b). Dieser hängt einerseits von der Teamorganisation ab (▶ Kap. 5.3), aber auch von der Anzahl der Behandlungsplätze: Mit zunehmender Anzahl der gleichzeitig behandelten Patientinnen erhöht sich der Aufwand für die Terminplanung. Mittlerweile wird von bis zu einer Vollkraft für 15 Plätze ausgegangen.

Darüber hinaus zeigte sich in der Praxis eine Reihe von Tätigkeiten, die in der StäB entweder deutlich zeitintensiver sind als angenommen, die neu hinzugekommen sind oder bei denen zunächst davon ausgegangen wurde, dass diese beispielsweise bei den Patienten vor Ort erledigt werden können, was sich in der Realität aber als schwierig herausstellte. So war zunächst angedacht, Medikamente vor Ort mit den Patienten gemeinsam zu richten. Es zeigte sich allerdings, dass vielen Betroffenen die Verwaltung der Medikamente insbesondere in akuten Krankheitsphasen nicht immer gut gelingt, sodass die Mitarbeitenden die Medikamente letztendlich vor den Hausbesuchen richten und mitbringen müssen, um die tägliche Zugriffsfähigkeit zu den Medikamenten sicherzustellen. Hinzu kommt jeglicher Vorbereitungsaufwand für Tätigkeiten, die eine spezielle Ausstattung erfordern. So müssen Ergo- oder Bewegungstherapeuten vor aufsuchenden Kontakten stets überlegen, welche Materialien sie benötigen und diese dann entsprechend einpacken. Der Sozialdienst muss häufig Unterlagen ausdrucken, solange eine digitale Umsetzung vor Ort nicht möglich ist. Dadurch entsteht zusätzlicher Zeitaufwand, der berücksichtigt werden muss. Eine weitere Erfahrung ist, dass die wöchentlichen Fallbesprechungen nicht ausreichen, um sich im Team umfassend auszutauschen. Es braucht zusätzliche Abstimmungstermine, um sich auf den aktuellen Stand zu bringen. Diese werden je nach Team systematisch (Übergabe) oder bedarfsorientiert (Einzelabsprache) durchgeführt.

Der Personalbedarf muss in Vollkraftanteilen kalkuliert werden, unabhängig davon, ob die Realisierung eines StäB-Teams mit ausschließlich dafür eingesetztem Personal oder Personalanteilen aus den verschiedenen klinischen Behandlungsbereichen zusammengesetzt wird.

Wenn man die Personalkalkulation ganz unabhängig von der PsychPV herleiten will, sind hierfür Annahmen für die Intensität der Behandlung, die Kontaktdichte und die Zusammensetzung der beteiligten Berufsgruppen notwendig. Als Orientierung kann dienen, dass sich pro Woche rund 15–20 Regelkontakte am Patienten als sinnvoll erwiesen haben. Die Zeitdauer kann pro Kontakt zwischen 20 Minuten und drei Stunden variieren, je nach Berufsgruppe, Therapiemaßnahme, Diagnose und Akuität der Erkrankung. Mittlerweile gibt es hierzu Erfahrungen aus mehreren StäB-Teams. Die tägliche Kontaktzeit liegt nach einer Studie von Gottlob et al. (2021b) im Durchschnitt bei rund einer Stunde pro Tag – hierbei gibt es jedoch gewisse Unterschiede, die vermutlich von der Zielgruppe, der Organisation sowie der fachlichen Ausrichtung abhängen. In unseren Kliniken (ZfP Südwürttemberg und PP.rt Reutlingen) liegt die Kontaktzeit im Durchschnitt bei mehr als 70 Minuten. Anhand der Anzahl der geplanten Behandlungsplätze kann somit aber der ungefähre Personalbedarf für die Behandlung ermittelt werden. Fahrzeiten und der patientenbezogene Aufwand ohne direkten Patientenkontakt müssen zusätzlich berücksichtigt werden.

Auch die Möglichkeit von Kontakten per Telefon oder Videotelefonie sollte in die Kalkulation einbezogen werden. Telefonkontakte gelten auch nach allgemeiner Einschätzung der Kostenträgerseite als im Einzelfall sehr sinnvolle und auch kostengünstige ergänzende Behandlungseinheiten, die jedoch den in der Rahmenvereinbarung festgeschriebenen täglichen persönlichen Therapeutinnenkontakt vor Ort nicht ersetzen können. Die Therapiezielplanung erfolgt individuell und legt die für die kommende Woche orientierende Zahl, den Inhalt und die Dauer der jeweiligen Behandlungsbausteine fest. Je nach behandelter Zielgruppe und nach Patientinnenklientel der einzelnen Klinik sind hier unterschiedliche Planungsdaten in die Verhandlungen mit den Krankenkassen einzubinden. Vorgesehen werden muss über die geplanten Kontakte hinaus immer auch die Möglichkeit der zeitnahen Krisenintervention vor Ort.

Eine sachgerechte Kalkulation der Fahrzeiten ist notwendig, wobei diese ggf. in einem dünn besiedelten Flächenlandkreis anders zu berücksichtigen sind als in einer Kleinstadt oder einem großstädtischen Ballungszentrum. Je nach Größe der Versorgungsregion, Zahl der StäB-Patienten und den spezifischen Verkehrsverhältnissen können die Fahrzeiten unterschiedlich sein. Für unsere Kalkulation haben wir je Fahrt, also für Hin- und Rückfahrt, jeweils 20 Minuten zugrundegelegt, von Kostenträgerseite wurden je Kontakt diese 40 Minuten Fahrzeit akzeptiert. Ein Vergleich mit Fahrzeitpauschalen von Hausärzten oder Pflegediensten, wie er gelegentlich eingebracht wird, verbietet sich aufgrund der räumlichen Ausdehnung der Versorgungsgebiete und der fehlenden Möglichkeit einer kurzstreckigen Tourenplanung bei geringer Patientenzahl. Unsere Erfahrung zeigt, dass die Pauschalzeit von 40 Minuten realistisch ist – ausgehend von einem Einzugsgebiet in einem Umkreis von etwa 30 Kilometern vom Stützpunkt aus gesehen. Vereinzelt werden auch Patienten behandelt, die außerhalb dieses Gebiets wohnen, im Durchschnitt ist die Fahrzeit aber ausreichend.

5.1.2 Technische Ausstattung

Die StäB erfordert ein hohes Maß an Mobilität und Flexibilität, da die Patientinnen zu Hause besucht werden und die Mitarbeitenden auch unterwegs erreichbar sein müssen. Deshalb muss überlegt werden, welche Ausstattung nötig ist, um diese Mobilität zu gewährleisten. Technische Hilfsmittel können außerdem die Arbeit erleichtern und Zeit einsparen. Hier sollen zunächst grundlegende Überlegungen, mögliche und nötige Anforderungen an Ausstattung und Technik sowie Gestaltungsmöglichkeiten dargestellt werden. Für die eigene Planung sollte dabei die bestehende Ausstattung einer Einrichtung berücksichtigt werden, auf der gegebenenfalls aufgebaut werden kann.

Es liegt auf der Hand, dass für StäB als aufsuchende Behandlung PKW benötigt werden, um zu den Patienten nach Hause fahren zu können. Wichtig ist hierbei zunächst, eine ausreichend große Anzahl an Fahrzeugen einzuplanen. Je nachdem, wie viele Patienten versorgt werden, werden mehrere Mitarbeitende gleichzeitig unterwegs sein, um einen oder mehrere tägliche Kontakte für alle Patienten zu ermöglichen. Außerdem müssen Ausfallzeiten durch Wartungen und Reparaturen einkalkuliert werden. Auch in solchen Fällen muss die Mobilität stets gewährleistet sein. All dies sollte in die Planung des Fuhrparks einfließen. Aus Erfahrungen aus der aufsuchenden ambulanten Arbeit im ZfP Südwürttemberg wurde als Orientierungswert ein Bedarf von einem PKW pro drei Patienten ermittelt. Eventuell kann an bestehende Ressourcen angeknüpft werden, wenn beispielsweise durch eine aufsuchende Ambulanz bereits Fahrzeuge zur Verfügung stehen, die gemeinsam genutzt werden können. In städtischen Zentren haben wir mittlerweile den »Fuhrpark« durch e-Bikes und e-Roller ergänzt, die in den Innenstädten die Beweglichkeit erhöhen und (e-Roller) ggf. zur Überwindung von Kurzstrecken im Auto mitgeführt werden können. Die Nutzung des ÖPNV hat sich dagegen nicht bewährt.

Um unnötigen Zusatzaufwand zu vermeiden, ist außerdem wichtig, die Fahrzeuge sinnvoll auszustatten. Durch technische Lösungen kann Zeit eingespart und die Flexibilität für die Mitarbeitenden erhöht werden. So sollten die Fahrzeuge in jedem Fall mit Navigationsgeräten ausgestattet werden, um Zeitverluste durch langes Suchen zu reduzieren. Sind die Navigationsgeräte außerdem durch Spracheingabe und somit leichter während der Fahrt steuerbar, kann zusätzlich Zeit eingespart werden. Freisprechanlagen für Smartphones sind ebenfalls wichtig, um Telefonate mit Patientinnen als auch mit Kolleginnen während der Fahrt zu ermöglichen. Um eine ständige Erreichbarkeit des StäB-Teams während des Tagdienstes zu ermöglichen, kann es durchaus nötig sein, dass Mitarbeitende auch während einer Fahrt erreichbar sind.

Idealerweise sollten alle Mitglieder der StäB-Teams mit Smartphones ausgerüstet werden. So kann die Erreichbarkeit der Mitarbeitenden sowohl im Büro als auch unterwegs sowie während der Rufbereitschaft sichergestellt werden. Smartphones bieten vielfältige Möglichkeiten, mit den Patienten sowie mit dem Team in Kontakt zu bleiben. E-Mails sowie die Möglichkeit, gemeinsame Kalender zu führen, können vor allem zur Abstimmung mit dem Team hilfreich sein. Darüber hinaus können Messenger-Systeme einen einfachen schriftlichen Dialog mit den Patienten ermöglichen. Des Weiteren bieten Smartphones eine Vielzahl an Applikationen, beispielsweise als Diktierfunktion. Dadurch können unterwegs und/oder direkt im Anschluss an einen Patienten-Kontakt kurz das Gespräch, die häusliche Situation und wichtige Eindrücke festgehalten werden. Dies erleichtert die spätere Dokumentation. Manche Applikationen ermöglichen eine Texterfassung von Tonaufnahmen. Smartphones sind darüber hinaus mittlerweile standardmäßig mit einer Kamera ausgestattet, was Telefonate mit Bildübertragung ermöglicht. Dies kann interessant sein im Hinblick auf Kontakte zu Patienten vor allem im Rahmen der Rufbereitschaft. Kann der Patient nicht nur gehört, sondern auch gesehen werden, erleichtert dies eventuell die Einschätzung, ob es nötig ist, zu ihm zu fahren oder nicht.

Weiterhin können Laptops nützlich sein, je nachdem, wie die Dokumentation organisiert wird. Diese kann, mit Hilfe von Aufzeichnungen und Notizen, immer am Dienstende für den gesamten Tag erfolgen. Durch Laptops sowie den Einsatz eines Dokumentationssystems ist die Dokumentation allerdings auch direkt im Anschluss an einen Kontakt – im Auto oder sogar direkt vor Ort – möglich. Das spätere Nachtragen schriftlicher Daten oder von Sprachaufzeichnungen kann dadurch vermieden werden. Eine solche Lösung bietet nicht nur eine Zeitersparnis, sondern auch die Möglichkeit, die Patientinnenakte elektronisch anzuschauen – direkt vor einem Kontakt, auch unterwegs. So können sich die Mitarbeitenden nochmals die Situation der Patientinnen sowie weitere relevante Informationen wie eine eventuelle Medikation in Erinnerung rufen. Um unterwegs auf solche Dokumentationssysteme zugreifen zu können, sind Laptops mit Internetzugang nötig. Zusätzlich muss eine mobile Datenverbindung zur Verfügung stehen, was vor allem in ländlichen Regionen nicht immer gewährleistet ist. In diesem Fall kann abgeklärt werden, ob die Patientin über einen Internetzugang verfügt und diesen zur Verfügung stellt.

Je nachdem, was zeitlich und organisatorisch sinnvoller ist, sollten die Mitarbeitenden die Geräte auch mit nach Hause nehmen und, vor allem auch im Rahmen der Rufbereitschaft, von zu Hause tätig werden und zu den Patienten fahren können. Dies gilt auch für die Fahrzeuge. Dabei sind allerdings vor allem datenschutzrechtliche aber auch versicherungs- und steuerrechtliche Aspekte zu berücksichtigen und eventuell im Rahmen von beispielsweise Dienstanweisungen zu regeln. Hinzu kommt, dass die permanente Erreichbarkeit nicht zur Überschreitung der vereinbarten Arbeitszeiten oder einer Vermischung von Dienstzeit und Freizeit führt. Hierzu sind fürsorgliche Vorgaben des Arbeitgebers hilfreich.

5.1.3 Verwaltung, Organisation und Logistik

Die bisherigen Erläuterungen weisen bereits darauf hin, dass die StäB durch einen erhöhten organisatorischen Aufwand gekennzeichnet ist, sie erfordert ein hohes Maß an Planung und Abstimmung – vor allem im Hinblick auf die Koordination der Fahrzeuge. Auch eine möglichst ökonomische Routenplanung ist essenziell für das Gelingen von StäB. Deshalb sind logistische Überlegungen notwendig, um reibungslose Abläufe zu gewährleisten.

Die Koordination der Fahrzeuge betrifft nicht nur die zeitliche Nutzungsplanung, auch die Ausfallzeiten durch Reparaturen sowie durch regelmäßige Wartungen und Arbeiten wie Reifenwechsel müssen, wie im vorherigen Abschnitt bereits angedeutet, eingeplant werden. Ziel ist, sicherzustellen, dass jederzeit ausreichend Fahrzeuge zur Verfügung stehen, damit die StäB-Teams zu den Patientinnen fahren können. Die Nutzung von Kalendern oder spezifischen Logistik-Programmen ist hierbei empfehlenswert.

Damit zusammen hängt auch die Dienst- und Routenplanung. Denn daraus ergibt sich, wann wie viele Fahrzeuge benötigt werden. Für die Dienstplanung müssen, je nachdem, wie das StäB-Team organisiert ist, unterschiedliche Aspekte berücksichtigt werden. Hierauf wird im Kapitel zur Personalorganisation (▶ Kap. 5.3) näher eingegangen. Die Routenplanung befasst sich mit der Fragestellung, welcher Patient wann besucht wird. Die therapeutischen Erfordernisse sind hier an erster Stelle zu berücksichtigen. Daneben spielen die Entfernung des Wohnortes zum Krankenhaus sowie die Entfernung zwischen den einzelnen Wohnorten eine Rolle. Auch der Wohnort der Mitarbeitenden kann mit einfließen, wenn dieser näher am Wohnort des Patienten liegt und somit ein Tourenstart von zu Hause aus sinnvoller wäre. Aus diesen Parametern muss einerseits die effizienteste Route geplant werden. Andererseits können sich hieraus auch Hinweise darauf ergeben, ob ein Patient in StäB behandelt werden kann oder nicht. Liegt der Wohnort grundsätzlich außerhalb des Einzugsgebiets, aber in der Nähe eines bereits behandelten Patienten, kann die Fahrt verbunden werden und die Behandlung somit dennoch möglich sein.

Da all diese Aufgaben mit einem hohen Zeitaufwand verbunden sind, insbesondere die Routenplanung, die nie abgeschlossen ist und mit jeder neu aufgenommenen Patientin nach dem individuellen Behandlungsbedarf überarbeitet und angepasst werden muss, ist es notwendig, eine Stelle für die Organisation und Logistik zu kalkulieren. Ab einer Teamgröße von mehr als fünf Personen ist eine Unterstützung durch eine entsprechende Software notwendig, entsprechende Produkte sind am Markt erhältlich bzw. sind in Entwicklung.

Die Idee der aufsuchenden Behandlung verleitet außerdem zu der Überlegung, Büros sowie Lagerräume unberücksichtigt zu lassen, da die Mitarbeitenden im Grunde ständig unterwegs sind. Doch wie im vollstationären Bereich müssen Formulare wie der Behandlungsvertrag, Informationsblätter, eventuell auch Krisenpläne den Patienten mitgebracht werden. Auch die Versorgung mit Medikamenten ist durch das behandelnde Krankenhaus zu gewährleisten. Entsprechend sind auch für die StäB-Mitarbeitenden Büro-Arbeitsplätze notwendig. Es kann ein eigenes Büro nur für das StäB-Team sinnvoll sein oder es können Arbeitsplätze auf einer Station mit genutzt werden. Dies hängt von der Organisation ab. In jedem Fall braucht es jedoch die Möglichkeit, Unterlagen auszudrucken, Medikamente vorrätig zu halten und gegebenenfalls zu dokumentieren. Je nach Größe des Einzugsgebiets kann es außerdem sinnvoll sein, Büro-Räume außerhalb der Klinik als (zusätzlichen) Stützpunkt anzumieten, um weiter entfernt wohnende Patienten zu erreichen (Gottlob et al. 2021a).

Damit lässt sich festhalten, dass sich StäB bezüglich der Verwaltungskosten nicht wesentlich von der stationären Behandlung unterscheidet. Bezüglich der Sachkosten ergeben sich geringe Abschläge, was die Verköstigung, Bettwäsche usw. anbetrifft. Dem gegenüber stehen mindestens Bedarfe der technischen Ausstattung (▶ Kap. 5.1.2). Wesentliche Einsparungen in der Vorhaltung von Betten und Räumen dürften sich zumindest mittelfristig nicht in relevanter Größenordnung abbilden, da die Kliniken weiterhin dazu verpflichtet sind, jederzeit aufnahmefähig zu sein für die StäB-behandelten Patientinnen.

5.2 Personalgewinnung

Die Möglichkeit der StäB stellt psychiatrische Krankenhäuser nicht nur vor die Herausforderung der grundlegenden Organisation und Generierung eines neuen Versorgungsangebots. Frühzeitig müssen auch Überlegungen angestellt werden, aus welchen Berufsgruppen sich das Behandlungsteam zusammensetzen sollte, wie geeignetes Personal gewonnen werden kann, und ob es spezifische Kompetenzen benötigt, um in diesem neuen Setting der psychiatrischen Versorgung arbeiten zu können. In Zeiten des oftmals beschworenen Fachkräftemangels sicherlich keine zu vernachlässigende Problematik. Im Folgenden sollen daher Überlegungen dargestellt werden, die bei der Personalgewinnung für StäB-Teams hilfreich sein können. Weiterhin werden Erfahrungen aus Sicht der StäB-Mitarbeitenden sowie im Hinblick auf die Personalgewinnung zusammengefasst. Bereits eingangs sei jedoch festgehalten, dass die Ausweitung der StäB seit der Einführung und somit auch die Vergrößerung der Teams bislang gut gelingen konnte.

Es gibt sicher viele Möglichkeiten, wie die Personalgewinnung für die StäB gestaltet werden kann. Jede Einrichtung wird für sich individuelle Lösungen erarbeiten müssen, da die Ausgangslagen der Kliniken sehr heterogen sind. Es bestehen vielfältige Faktoren, die Einfluss auf die Überlegungen der Personalgewinnung haben. Gibt es bereits ambulante, aufsuchende Angebote in der Klinik, kann auf die Erfahrungen des Personals dieses Bereichs zurückgegriffen werden. Existieren diese Strukturen nicht, muss bei der Konzeption der StäB zunächst grundlegende Vorarbeit geleistet werden, auch was den Bereich der Personalgewinnung betrifft.

Es ist ein wesentlicher Unterschied, ob die Mitarbeitenden die Arbeit in einem stationären oder einem ambulanten Setting gewohnt sind. Die Arbeit in einem stationären Rahmen findet überwiegend in einem Team statt. Zu jeder Zeit können Kollegen unmittelbar um Rat, Hilfestellungen oder Unterstützung gebeten werden. Entscheidungen werden in der Regel nach einem gemeinsamen Abwägen der Vor- und Nachteile getroffen, Verantwortung wird, zumindest subjektiv, durch das Team getragen, was ein Gefühl der Sicherheit und Gemeinschaft vermittelt. Gerade Pflegekräfte sind es gewohnt im Team zu arbeiten. Entscheidungen werden gemeinsam getroffen, das Abweichen von zusammen erarbeiteten Plänen und Regeln gilt als Affront gegenüber dem Team. Auch in der StäB wird natürlich als Team gearbeitet. Die Anforderungen an die einzelnen Teammitglieder unterscheiden sich jedoch wesentlich, im Vergleich zu einem stationären Setting. Autonomie, Verantwortungsübernahme, flexible Entscheidungsfindung und Kreativität sind Faktoren, die auch bei der Arbeit in einem stationären Rahmen von Bedeutung sind. In StäB sind sie jedoch besonders hoch gewichtet, da es in der Regel kein Teammitglied im Zimmer nebenan gibt, das kurzfristig zu einem Gespräch hinzugezogen werden kann oder in einem Zeitfenster von ein paar Minuten eine zweite Einschätzung zu Fragestellungen wie akuter Fremd- oder Eigengefährdung möglich macht. Es sind folglich besondere fachliche Kompetenzen notwendig, um den Anforderungen der Arbeit gerecht werden zu können, die zwar im Kontext eines Teams, jedoch zu großen Teilen in konkreter Einzelarbeit mit den Patienten stattfindet.

Ebenso ist es für die Mitarbeitenden des StäB-Teams essenziell, ihren Status im Rahmen der aufsuchenden Behandlung immer wieder bewusst reflektieren zu können. Im Gegensatz zur Arbeit in einem stationären Kontext, sind sie zu Gast in der Lebenswelt der Patientinnen und deren Angehörigen. Entsprechend sollten sie sich verhalten. Dies erfordert eine besondere Sensibilität, Empathiefähigkeit und Toleranz. Der in den stationären Settings – leider – teilweise in Form von spezifischen Anhängern auffällig zur Schau getragene Besitz des »Hausschlüssels« geht auf die Patientinnen über, was bei manchen Mitarbeitenden sicherlich zunächst zu einem gewissen Unbehagen führt. Zudem gibt es weitere Faktoren, in denen sich die Arbeit als Gast in der Lebenswelt der Patientinnen von dem Verständnis der Arbeit in einem stationären Setting unterscheidet.

Werden die Anforderungen an die Mitarbeitenden zusammengefasst, wird deutlich, dass diese tendenziell von hoch kompetenten, langjährig erfahrenen Mitarbeitenden erfüllt werden können, die natürlich in jedem Bereich, ob ambulant oder stationär, gerne gesehen sind. Werden diese Mitarbeitenden aus anderen Versorgungsbereichen in StäB zusammengeführt, entsteht in den abgebenden Bereichen zunächst eine gewisse Lücke. Dessen sollten sich alle Beteiligten bewusst sein beziehungsweise bereits frühzeitig eine entsprechende Strategie dazu entwickeln. StäB sollte keinesfalls zu Lasten der Kompetenz und der Personalausstattung der Stationen betrieben werden.

Da die StäB für viele ein neues Arbeitsfeld darstellen könnte, bietet es sich an, im Rahmen der Personalgewinnung zunächst Informationsveranstaltungen anzubieten. Auftretende Sorgen und Ängste sollten in jedem Fall sehr ernst genommen werden. Da aufgrund der Rahmenbedingungen der StäB an allen Tagen der Behandlung ein direkter Kontakt im Umfeld der Patienten stattfinden muss, sollte bereits im Vorfeld überlegt werden, wie dies organisatorisch umgesetzt werden kann. Gleiches gilt für das Kriterium der ständigen Erreichbarkeit. Je nachdem wie dies organisiert wird, können sich diese Aspekte ebenfalls auf die Personalgewinnung auswirken. Es sollte selbstverständlich sein, dass im Rahmen eines multiprofessionellen Teams alle Berufsgruppen auch an allen Tagen arbeiten und es keine Sonderregelungen bei der Übernahme von Rufbereitschaften gibt.

Mittlerweile zeigen die Erfahrungen mehrerer Kliniken, die StäB etabliert haben, dass der Personalmangel eine wesentliche Hürde darstellen kann, um das neue Angebot umzusetzen (Gottlob et al. 2021b; Schwarz et al. 2020; Blum et al. 2019). Der Mangel an Fachärztinnen wird hier besonders deutlich, da ohne diese eine StäB schlicht nicht möglich ist. Dies könnte ein Grund sein, warum in manchen StäB-Teams die Fachärztin nur mit einem Stellenanteil in StäB tätig ist (Gottlob et al. 2021b). Dies erhöht wiederum den Koordinationsaufwand. In Zwiefalten wird ein Modell erprobt, das sich an den Empfehlungen des National Institute for Mental Health zur Etablierung von Crisis Resolution Teams orientiert: Für die fachärztlichen Kontakte werden pro Woche feste Zeitfenster eingeplant. Dies reduziert zwar die zeitliche Flexibilität für die Patientinnen, aber auch den Koordinationsaufwand für das StäB-Team erheblich (NIMHE 2001).

Die Personalakquise hat sich in manchen Regionen dadurch entspannt, dass Stellen im StäB-Team dezidert, d. h. spezifisch für die aufsuchende Behandlung ausgeschrieben wurden. So konnten Mitarbeitende gewonnen werden, die genau diese Form der Arbeit für sich wünschen und sich in einer Klinik für den Regelbetrieb auf Station nicht beworben hätten. Bei etablierten Teams mit erfahrenen Mitarbeitenden wird auch die Einbindung von Berufsanfängern, mit entsprechender Einarbeitungszeit, zunehmend erfolgreich realisiert.

Nach mittlerweile mehr als drei Jahren Praxiserfahrung in StäB berichten die Mitarbeitenden nicht nur unserer Teams positiv von der Arbeit in StäB: Die Arbeit ermögliche unter anderem mehr Verantwortung, mehr Flexibilität und mehr persönliche Entwicklungsmöglichkeiten (Gottlob et al. 2021b). Vereinzelt wird auch berichtet, dass die beteiligten Berufsgruppen ihre spezifischen Kompetenzen besser einbringen können (ebd., Brieger et al. 2020). Außerdem wird der intensivere, persönliche Kontakt auch aus Sicht der Mitarbeitenden in vielen Teams positiv hervorgehoben (Gottlob et al. 2021b; Schwarz et al. 2021; Brieger et al. 2020; Knorr et al. 2020). Gleichzeitig stellt die Tätigkeit in StäB natürlich auch eine gewisse Herausforderung dar. Die Arbeit im privaten Umfeld, gegebenenfalls mit Mitbewohnern oder Angehörigen, unter Berücksichtigung des Lebensumfeldes/dem Zustand der Wohnung, mit Blick auf den Alltag und die Tagesstruktur stellt ein komplexes Zusammenspiel verschiedener Faktoren dar, die für die Behandlung eine Rolle spielen. Deshalb sind mehrere Kliniken dazu übergegangen, den StäB-Mitarbeitenden systemische Weiterbildungen anzubieten (Holzke et al. 2020; Knorr et al. 2020). Damit wurde auch dem Wunsch einzelner Teams nach einer gemeinsamen Haltung entsprochen. In StäB machen die Mitarbeitenden zunehmend die Erfahrung, dass die Grenzen zwischen den Berufsgruppen verschwimmen. Dies sorgt einerseits für Unsicherheit vor allem dahingehend, welche medizinischen Tätigkeiten durch welche Berufsgruppe übernommen werden dürfen (Schwarz et al. 2020; Holzke et al. 2020), führt aber andererseits eben auch dazu, dass die Teams durch eine gemeinsame Haltung nach einer bedarfsorientierenden Arbeitsstruktur suchen, die neben der systemischen Arbeit beispielsweise auch in einer Recovery-Orientierung gefunden werden kann (Holzke et al. 2020).

Hinsichtlich der Verschiebung der Aufgaben zwischen den Berufsgruppen lohnt sich der Blick auf internationale Vorbilder. Kirchof und Rogge (2021) verweisen im Kontext des Hometreatment auf das Modell der Advanced Nursing Practice, welches im englischsprachigen Raum seit vielen Jahren etabliert ist. Für die Einführung einer StäB wäre zunächst jedoch zu empfehlen, zu klären, welche Aufgaben durch welche Berufsgruppen übernommen werden können (ebd.).

5.3 Personalorganisation

Bei der Personalorganisation der StäB bietet es sich an, auf die Erfahrungen anderer aufsuchender Dienste zurückzugreifen. Die Idee, aufsuchende Dienstleistungen in der Lebenswelt von Menschen anzubieten, ist schließlich nicht mit dem PsychVVG entstanden. Daher gibt es bereits weitreichende Erfahrungen, wie solche Dienste zu organisieren sind, wo die besonderen Herausforderungen liegen und wie diese bewältigt werden können.

Gerade im Bereich der psychiatrischen Versorgung gibt es bereits vielfältige Erfahrungen mit aufsuchenden Diensten. Psychiatrische Institutsambulanzen, der sozialpsychiatrische Dienst, psychiatrische Pflegedienste, Hometreatment, usw., allesamt Bereiche, die bereits im Vorfeld von StäB teilweise oder überwiegend in der Lebenswelt der Menschen stattgefunden haben. Doch die Besonderheit von StäB liegt eben darin, dass es sich um vollstationär behandlungsbedürftige Patientinnen handelt, die bislang stationär behandelt wurden und nun von einem Angebot in mindestens derselben Intensität in deren häuslicher Umgebung profitieren sollen.

Wie kann ein solches Angebot organisiert werden?

In der psychiatrischen Versorgung gibt es unterschiedliche Ansätze der Patientenversorgung. Das Spektrum reicht von tendenziell kleinen Allgemeinpsychiatrischen Abteilungen, in denen ein breites Spektrum der unterschiedlichen Krankheitsbilder auf einer Station behandelt werden, bis zu hochspezialisierten Fachabteilungen, in denen es diagnosespezifische Spezialstationen für die jeweiligen Krankheitsbilder gibt. Bei der Konzeption der StäB und der dazugehörigen

Personalorganisation stellt sich daher die Frage, ob das StäB-Team als übergreifendes Allgemeinpsychiatrisches Team organisiert wird, das Patienten diagnoseübergreifend behandelt oder ob es spezialisierte StäB-Teams geben sollte, die entsprechend der Spezialstationen einen Schwerpunkt der Behandlung haben. Dies sollte innerhalb der Klinik als eine der ersten konzeptionellen und organisatorischen Fragen geklärt werden, da davon letztlich die weitere Organisation des Personals abhängig ist.

Im Weiteren muss entschieden werden, ob das StäB-Team ein eigenständiges separates Team sein soll oder ob es an eine bestehende Station oder eine Abteilung angegliedert wird. Ein separates Team kann sich zum Beispiel aus den Mitarbeitenden unterschiedlicher Abteilungen zusammensetzen. Diese können dann entweder komplett in das StäB-Team wechseln oder jeweils zu einem gewissen Anteil weiterhin in ihrer bisherigen Abteilung arbeiten. Ein entsprechendes Modell wird in der folgenden Abbildung (▶ Abb. 5.1) dargestellt.

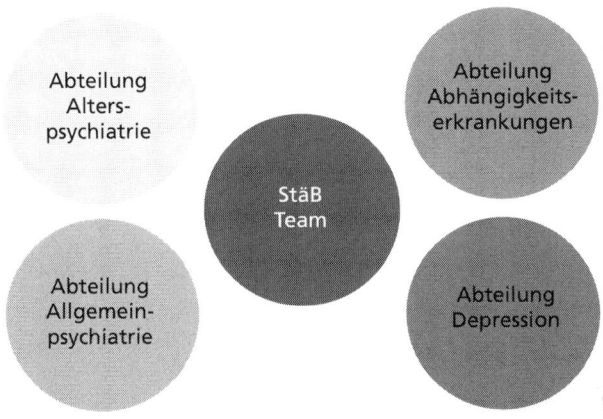

Abb. 5.1: Organisation eines zentralen StäB-Teams

Ein Fachabteilungen übergreifendes StäB-Team, bei dem die Mitarbeitenden weiterhin anteilig in einer der spezialisierten Abteilungen arbeiten, hat unter anderem den Vorteil, dass insgesamt nur ein StäB-Team zu organisieren ist, jedoch die unterschiedlichen Kompetenzen aus den verschiedenen Abteilungen in die Behandlung einfließen können. Auf der anderen Seite wird die Dienstplanung, insbesondere in den Urlaubsmonaten, mutmaßlich zu einem Nervenspiel, da es bereits schwer genug ist, die Planung innerhalb einer Station oder einer Fachabteilung zu bewältigen. Diese nun übergreifend mit einem zentralen StäB-Team abzustimmen dürfte an mehreren Stellen ein gewisses Konfliktpotential beinhalten. Die StäB-Planung hätte dann viele weitere Schnittstellen, die zu Interessenkonflikten, Unmut und letztlich auch einem Gefühl der Überforderung führen können.

Erschwerend kommt hinzu, dass die Mitarbeitenden solcher Modelle berichten, dass es Ihnen durch die Aufteilung des Stellenumfangs in unterschiedliche

Bereiche mitunter schwerfällt, sich in die jeweiligen Arbeitsfelder zu integrieren, da sie sich immer neu auf die Besonderheiten der jeweiligen Settings und der Teams einstellen müssen.

Eine weitere Möglichkeit ist es, jeweils in jeder Fachabteilung ein eigenes StäB-Team zu organisieren (▶ Abb. 5.2). Dadurch ist sichergestellt, dass die Patientinnen der entsprechenden Abteilung auch von der dort entwickelten, spezifischen Fachkompetenz profitieren. Es kann ein sehr individuelles, fachspezifisches StäB-Angebot entwickelt und angeboten werden. Dabei müssen jedoch auch die Anforderungen der Rahmenvereinbarung erfüllt werden. Dies führt vermutlich insbesondere an Wochenenden und bei der Organisation der Rufbereitschaft zu Problemen. Diese müssen dann ebenfalls entweder für jede Fachabteilung separat organisiert werden, was einen hohen Personalaufwand bedeutet. Alternativ können zumindest Teilbereiche wie die Rufbereitschaft zentralisiert werden, was allerdings mit einem Verlust der Fachlichkeit und zusätzlich einem Verlust der persönlichen Beziehung verbunden wäre, da eine zentral organisierte Rufbereitschaft die StäB-Patientinnen der anderen Abteilungen nicht so gut kennt.

Wie bereits angedeutet arbeiten die Mitarbeitenden des StäB-Teams evtl. weiterhin in anderen Abteilungen, sofern sie nicht komplett in das StäB-Team wechseln. Dies bedeutet für sie, je nach Organisationsform, ein hohes Maß an persönlicher Flexibilität, da sie sich immer wieder auf die Besonderheiten der unterschiedlichen Settings einstellen müssen. Bei der Gestaltung der Dienstpläne stehen diesbezüglich unterschiedliche Optionen zur Verfügung. Die Spanne reicht dabei von völliger Flexibilität und Freiräumen z. B. in Form von Bezugspersonensystemen, in denen die Mitarbeitenden einen verkürzten Dienst auf der Station ausüben und im Anschluss noch ihre Bezugsperson im Rahmen von StäB aufsuchen, über tägliche Wechsel, feste StäB-Tage bis hin zu kompletten Wochenblöcken.

Die bisherigen Erfahrungen legen nahe, zur Einführung der StäB zunächst ein zentrales Team zu bilden, welches diagnoseübergreifend tätig ist. Insbesondere wenn zunächst ein kleineres Team gebildet werden soll, bietet sich dies an (Knorr et al. 2020; Gottlob et al. 2021b). Mit zunehmender Anzahl an Behandlungsplätzen kann – und sollte – über eine Spezialisierung nachgedacht werden. Darüber hinaus berichten manche Teams von einem sehr hohen Koordinations- und Abstimmungsaufwand, wenn die StäB stationsintegriert organisiert ist (Schwarz et al. 2020).

Mittelfristig wird sich zumindest in den größeren Kliniken als Gegenstück zu den selbstverständlich diagnose-/abteilungsspezifisch organisierten Stationen und Tageskliniken die Einrichtung eines spezialisierten StäB-Teams zumindest für die Bereiche Allgemeinpsychiatrie, Suchtpsychiatrie und Gerontopsychiatrie herausbilden. Auch rein diagnosespezifische Teams werden in einzelnen Kliniken bereits realisiert. Eine Spezialisierung setzt nach unserer Erfahrung eine Größenordnung von zumindest fünf Behandlungsplätzen pro spezialisiertem Team voraus.

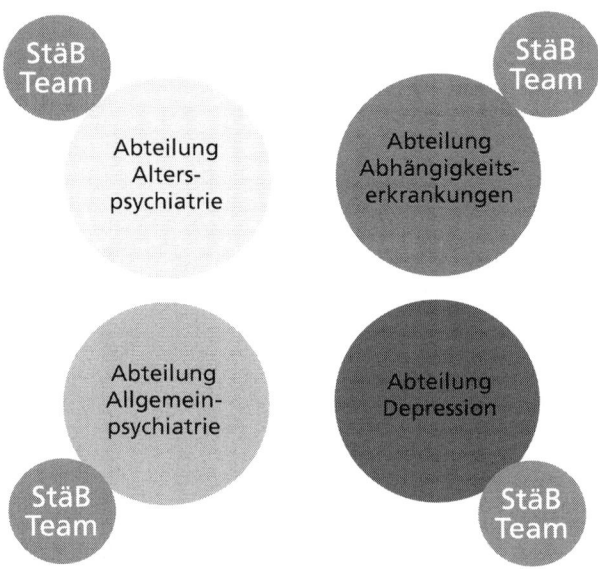

Abb. 5.2: Abteilungsbezogene StäB-Teams

5.4 Dokumentation

Die Dokumentation ist der Vorgehensweise im vollstationären Bereich sehr ähnlich. Welche Parameter wie, wo und durch wen zu dokumentieren sind, geht im Wesentlichen aus der Rahmenvereinbarung (▶ Kap. 2.2) sowie aus dem OPS-Kode (▶ Kap. 2.4) hervor. Allerdings sind einige Besonderheiten zu beachten. Deshalb werden einzelne zentrale Aspekte hier nochmals detaillierter aufgegriffen.

Da die StäB ein eigenständiges Behandlungssetting darstellt, muss sie sich entsprechend als eigenständiger Bereich im jeweiligen Dokumentationssystem abbilden. Hierbei ergeben sich bereits erste Unterschiede im Vergleich zur Dokumentation im Rahmen einer vollstationären Behandlung. Gemäß § 301 SGB V »Übermittlung an die Krankenkassen« ist gefordert, die häusliche Umgebung der Patienten einzelfallbezogen kenntlich zu machen. Es sollte also ersichtlich sein, in welcher Umgebung die Patienten wohnen. Hierfür sind in der Rahmenvereinbarung drei Kategorien benannt: »Privatwohnung«, »Pflegeheim« und »weitere Wohnformen«. Zur Erfassung der häuslichen Umgebung in diesen Kategorien wurden neue Fachabteilungsschlüssel eingerichtet. Entsprechend müssen die neuen Bereiche im Dokumentationssystem angelegt werden. Da es viele verschiedene Wohnformen gibt – beispielsweise betreutes Wohnen in Einzelwohnungen, in Wohngruppen, in Privatwohnungen, in von Einrichtungen zur Verfügung gestellten Wohnungen oder als betreutes Wohnen in Familien –sollten die Leistungserbringer für sich definieren, welche Wohnform und -organisation welcher oben genannten Kategorie zugeordnet wird, um eine einheitliche Dokumentation zu gewährleisten.

Den größten Unterschied zur Dokumentation der vollstationären Behandlung stellt die minutengenaue Erfassung der Kontaktzeiten einer StäB-Behandlung dar. Während im vollstationären Bereich einzelne Leistungen in 25-Minuten-Einheiten erfasst werden, müssen im Rahmen der StäB die tatsächlich an den Patientinnen erbrachten Kontaktzeiten in Minuten pro Berufsgruppe, unabhängig von der Art der Leistung, dokumentiert werden. Kontaktzeiten innerhalb einer Berufsgruppe werden pro Tag summiert. Hierbei ist zu beachten, dass auch 0 Minuten angegeben werden können. Dies ist relevant, wenn ein Kontakt nicht zustande kommen konnte, weil beispielsweise die Tür nicht geöffnet wurde. Dies kann trotzdem als Kontaktversuch dokumentiert werden. Dabei sollte die Situation ebenfalls beschrieben werden.

Wird im Dokumentationssystem für die StäB-Dokumentation das gleiche Vorgehen wie im vollstationären Bereich zugrunde gelegt, kann dies zur Folge haben, dass zunächst die Erfassung in Therapieeinheiten übernommen wird. In diesem Falle ist es nötig, nach Erfassung der Therapieeinheit die exakte Kontaktzeit einzugeben. Dies ist jedoch umständlich, kann für Verwirrung und somit zu fehlerhaften Zeiterfassungen führen. Falls es technisch möglich ist, sollte daher darauf geachtet werden, dass im Kontext der StäB-Dokumentation eine direkte Zeitangabe vorgenommen werden kann.

Darüber hinaus sind die Besonderheiten in der fachärztlichen Dokumentation relevant. Wie in der Rahmenvereinbarung beschrieben, sind unter anderem die Eignung des häuslichen Umfeldes sowie die Zustimmung der weiteren im Haushalt lebenden Personen im Dokumentationssystem zu erfassen. Um eine detaillierte und umfassende Dokumentation und die Erfüllung der Anforderungen zu gewährleisten, kann es hilfreich sein, die Anforderungen in einer Checkliste zusammenzufassen und an geeigneter, zentraler Stelle im System einzubinden. Einige Dokumentationssysteme bieten bereits eine Checkliste an, die die Anforderungen an die fachärztliche Dokumentation in Form eines spezifischen Formulars integriert haben. Ergänzend kann eine eigene Übersicht für alle Berufsgruppen sinnvoll sein, in der aufgelistet ist, was, wo und wie zu dokumentieren ist. Weiterhin können die für StäB relevanten Besonderheiten in Schulungen einfließen, eine Darstellung beziehungsweise Zusammenfassung in Form eines Handouts kann als zusätzliche Hilfestellung verteilt werden. Durch Schulungen kann einerseits sichergestellt werden, dass alle Mitarbeitenden die Information erhalten. Handouts zum Ausdrucken sowie Checklisten im Dokumentationssystem bieten die Möglichkeit, die Information leicht zugänglich zu machen.

Die in der Rahmenvereinbarung geforderte Dokumentation der Therapiezielplanung könnte in Verbindung mit der ebenfalls geforderten Dokumentation der wöchentlichen multiprofessionellen Fallbesprechung ein Ansatzpunkt sein, um die mittlerweile seit Jahren parallel bestehenden Dokumentationen der an der Behandlung beteiligten Berufsgruppen zusammenzuführen. Es erscheint wenig zielführend, dass beispielsweise der Pflegeprozess in einem Dokumentationssystem losgelöst von den Behandlungszielen anderer Berufsgruppen abgebildet wird und es nahezu von jeder Berufsgruppe eigenständige und voneinander unabhängige Orte zur Anamnese bzw. Informationssammlung gibt, wodurch das Risiko besteht, dass die Patienten sich immer wieder mit denselben Fragen konfrontiert sehen. Da es in StäB organisationsbedingt weniger direkte Schnittstellen zu einem Informationsaustausch gibt, sollte das Dokumentationssystem diesen daher so einfach und effizient wie möglich gestalten. Zentrale Stellen zur Informationssammlung und der daraus abgeleiteten multiprofessionellen Therapiezielplanung könnten einen wichtigen Schritt in diese Richtung darstellen.

Ebenfalls besonders wichtig bei der StäB-Dokumentation ist die Erfassung von Fahrten. Diese werden, wie in Kap. 5.1.1 beschrieben (▶ Kap. 5.1.1), in Baden-Württemberg pauschal mit 40 Minuten pro Kontakt abgerechnet. Eine minutengenaue Erfassung der Fahrzeit ist also nicht nötig. Zu Beginn war es noch notwendig, diese Fahrt gesondert zu erfassen, zusätzlich zu den persönlichen Kontakten. Dies wurde jedoch nicht selten von den Mitarbeitenden vergessen. Deshalb wurde die Dokumentation dahingehend angepasst, dass die Fahrzeit-Pauschale automatisch ausgelöst wird, sobald ein persönlicher Kontakt erfasst wird. Da allerdings auch vereinzelt Kontakte in der Klinik oder auch häufig Telefonate stattfinden, sind zusätzliche Kategorien notwendig, die im ZfP Südwürttemberg als »persönlicher Kontakt Klinik« und »telefonischer Kontakt« betitelt sind.

Trotz der sehr klaren Vorgaben aus den Rahmenvereinbarungen zur StäB-Dokumentation ergeben sich in der Praxis immer wieder neue Fragestellungen – auch zur Dokumentation. Einerseits braucht es eine gewisse Routine in der Umsetzung der neuen Anforderungen, was auch zu Rückfragen durch den MDK führen kann. Auf mögliche Fragestellungen wird in den Kapiteln »MDK-Strategie« (▶ Kap. 5.6) sowie »Häufig gestellte Fragen« (▶ Kap. 5.7) näher eingegangen. Andererseits ergeben sich im Alltag auch praktische Fragen, beispielsweise im Hinblick auf die Dokumentation von Gruppen, die in der Klinik stattfinden.

5.5 Krisenplanung

Die Vereinbarung zur stationsäquivalenten psychiatrischen Behandlung nach § 115d Abs. 2 SGB V zwischen dem GKV-Spitzenverband, dem Verband der privaten Krankenversicherung und der deutschen Krankenhausgesellschaft regelt in § 9 die Sicherstellung der Behandlung. Darin ist geregelt, dass das Krankenhaus eine verbindliche Vorgehensweise festzulegen hat, wie individuelle Hilfeleistungen bei sehr kurzfristigen und wechselnden Bedarfslagen von Patientinnen im Rahmen der StäB organisiert werden. Zudem muss die Erreichbarkeit von mindestens einem Mitglied des Behandlungsteams werktags, im Rahmen des üblichen Tagesdienstes sichergestellt werden. Dies kann beispielsweise durch eine Rufbereitschaft erfolgen. Weiter ist eine jederzeitige, 24 Stunden an sieben Tagen in der Woche, ärztliche Eingriffsmöglichkeit durch das Krankenhaus zu gewährleisten. Bei kurzfristigen Verschlechterungen des Gesundheitszustandes der Patientinnen muss umgehend mit einer vollstationären Aufnahme reagiert werden können.

> Da sich die Arbeitsorganisation bei Tag und bei Nacht aufgrund der unterschiedlichen zur Verfügung stehenden Personalressourcen unterscheidet, ist es sinnvoll, entsprechend jeweils spezifische Regelungen zum Krisenmanagement festzulegen.

Dabei müssen unterschiedliche Faktoren berücksichtigt werden. Je nach Zusammensetzung des multiprofessionellen Teams arbeiten dort unterschiedliche Berufsgruppen miteinander, bei denen es im Rahmen der gängigen Stationsorganisation nicht üblich ist, Wochenend-, Nacht-, oder Rufdienste zu übernehmen. Für die Organisation des Krisenmanagements der StäB können diese, eher aus Tradition gewachsenen, Regelungen neu strukturiert werden. Es ist beispielsweise zu diskutieren, ob der Wochenenddienst beziehungsweise die Abdeckung der Zeiten außerhalb der Kernzeiten an Werktagen automatisch von Pflegefachpersonen abgedeckt werden müssen. Die Akuität oder die individuelle Behandlungsbedürftigkeit nimmt mutmaßlich keine Rücksicht auf Wochentage. Die Regelungen zum Krisenmanagement müssen daher unabhängig von der jeweiligen Profession sicherstellen, dass eine Handlungskette ausgelöst wird, welche Patienten in Krisensituationen Sicherheit und eine hochwertige Versorgung bietet. Im Folgenden werden zwei Musterkrisenpläne dargestellt, welche die spezifischen Besonderheiten des Tagdienstes und der Rufbereitschaft berücksichtigen.

Akute Krisen während des Tagdienstes

1. Versuch einer telefonischen Krisenintervention. Reicht dies nicht aus werden die Patientinnen aufgesucht, um eine Krisenintervention vor Ort durchzuführen.
2. Information der StäB-Leitung, damit die Versorgung der weiteren Patientinnen organisiert werden kann, bzw. diese über eine Abweichung des Tagesplans informiert werden können.
3. Ist eine Krisenintervention vor Ort notwendig, ist die zuständige Therapeutin zu informieren, ggf. kann die Patientin gemeinsam aufgesucht werden.
4. Falls mehrere Mitarbeitende im Dienst sind, kann zudem im Einzelfall geprüft werden, ob ein Hinzuziehen weiterer Mitarbeitender notwendig/sinnvoll ist.
5. Ist nach Rücksprache mit der Therapeutin ein Wechsel des Behandlungssettings notwendig, wird gemeinsam das weitere Vorgehen besprochen.
6. Der Transport der Patientin in die Klinik wird in Krisensituationen nicht durch die Mitarbeitenden des StäB-Teams oder Angehörige durchgeführt. Es muss immer ein Krankentransport organisiert werden.

7. In akuten Krisensituationen kann der Rettungsdienst bzw. die Polizei verständigt werden. In diesem Fall sollten die Mitarbeitenden ebenfalls zum Wohnort der Patientinnen fahren, um das weitere Vorgehen zu begleiten.

Akute Krisen im Rahmen der Rufbereitschaft

1. Versuch einer telefonischen Krisenintervention.
2. Reicht dies nicht aus, ist im Einzelfall zu prüfen, ob die Rufbereitschaft die Patienten aufsucht, um eine Krisenintervention vor Ort durchzuführen. Ob dies nötig ist, entscheidet immer die aktuell diensthabende Rufbereitschaft.
3. Erscheint eine Krisenintervention vor Ort notwendig, ist die regional zuständige Stelle (z. B. Station, Info-Zentrale) über Beginn und Ende zu informieren. Sofern durch die Rufbereitschaft keine Rückmeldung über das Ende der Krisenintervention stattfindet, nimmt die zuständige Stelle Kontakt auf, um sich über die aktuelle Situation zu erkundigen.
4. Zudem kann im Einzelfall geprüft werden, ob – sofern vorhanden – ein Hinzuziehen einer weiteren Bereitschaft von Station möglich ist, um eine gemeinsame Krisenintervention durchzuführen.
5. Im Bedarfsfall wird der ärztliche Hintergrunddienst informiert und die ärztliche Intervention vor Ort oder der Transport in die Klinik beraten.
6. Der Transport der Patienten in die Klinik wird in Krisensituationen nicht durch die Mitarbeitenden des StäB-Teams oder durch Angehörige durchgeführt. Es muss immer ein Krankentransport organisiert werden.
7. Je nach Situation kann der Rettungsdienst bzw. die Polizei verständigt werden. In diesem Fall sollte die Rufbereitschaft, ebenfalls zum Wohnort der Patienten fahren, um das weitere Vorgehen zu begleiten.

Wie aus unterschiedlichen Projekten zu Hometreatment und Assertive Community Treatment bereits bekannt wird auch aus der StäB berichtet, dass die Inanspruchnahme der vorgehaltenen Rufbereitschaft insgesamt gering ist. Letztendlich ist es auch vom Einzelfall abhängig – zu Beginn der Behandlung, bei Menschen mit Ängsten oder chronischen Psychosen oder bei allein lebenden Menschen kann der Bedarf höher sein. Dabei kann der überwiegende Anteil von auftretenden Krisensituationen telefonisch geregelt werden. Hilfreich ist es, frühzeitig Krisenpläne mit den Patientinnen zu entwickeln, auf welche dann auch im Rahmen eines Telefonats zurückgegriffen werden kann, um gegebenenfalls eine daran orientierte Hilfestellung bieten zu können.

5.6 MDK-Strategie

Nach den Erfahrungen mit stationärer, teilstationärer und ambulanter Behandlung, insbesondere nach dem Umstieg auf das PEPP-System, ist allen psychiatrischen Krankenhäusern und psychiatrischen Abteilungen das leidige Thema des Misstrauensaufwandes wegen der allfälligen MDK-Prüfungen gut vertraut. Einige Punkte können jedoch benannt werden, die dazu beitragen sollten, einer Überprüfung durch den MDK gelassener entgegen sehen zu können. In den Rahmenvereinbarungen (▶ Kap. 2.2), die zwischen DKG und GKV / PKV abgeschlossen wurden, sind Kriterien zur Qualität von StäB und zu deren Dokumentation niedergelegt. Sinnvollerweise wird sich der MDK an diesen Kriterien orientieren, alles andere wäre willkürlich.

Unserer Erfahrung nach konzentriert sich der MDK insbesondere bzgl. der Kernanforderungen auf die StäB (Längle et al. 2021): die nachgewiesene Prüfung der Eignung des häuslichen Umfelds, die Zustimmung volljähriger im Haushalt lebender Personen, das multiprofessionelle Behandlungsteam und damit verknüpft die wöchentliche Fallbesprechung und die fachärztliche Visite. Letztere wird zunehmend kritisch geprüft. Während im Landesrahmenvertrag lediglich von einer wöchentlichen Visite in der Regel im häuslichen Umfeld die Rede ist, wurde im Rahmen der Prüfverfahren häufig kritisiert, wenn die Visite in der Klinik stattfand. Dies ist teilweise auch nachvollziehbar: Der Bundesrahmenvertrag gibt vor, dass die Eignung des häuslichen Umfeldes zu Beginn, aber auch im Verlauf einer Behandlung durch die fachärztliche Leitung geprüft werden muss. Dies impliziert, dass die ärztliche Visite im Grunde regelmäßig zu Hause bei den Patienten vor Ort stattfinden muss, da dieses Kriterium sonst nicht erfüllt werden kann. Auch aus fachlicher Sicht erscheint dies sinnvoll.

Die anfängliche Befürchtung, dass im Hinblick auf die Abgrenzung zu ambulanter und insbesondere tagesklinischer Behandlung sowie im Hinblick auf die grundsätzliche Notwendigkeit einer klinischen Behandlung kritische Fragen gestellt werden, bewahrheitete sich allerdings nicht. Eine primäre Fehlbelegung wurde seit Beginn der StäB im Jahr 2018 bundesweit noch äußerst selten unterstellt.

Wie auch im stationären Kontext muss nachvollziehbar sein, warum die Behandlung in dieser Intensität, also vergleichbar der stationären Behandlung, notwendig war und begonnen wurde. Hierbei sollte die Behandlungsnotwendigkeit ableitbar sein aus Anamnese und Befund. Sofern diese nicht aus diesen beiden Aspekten unmittelbar hervorgeht, kann eine kurze Abgrenzung zu den anderen Behandlungsmodalitäten (ambulante Behandlung beim Niedergelassenen, PIA-Behandlung oder teilstationäre Behandlung) erfolgen.

Dies ist zwar im Rahmenvertrag nicht vereinbart, kann aber als Argumentationshilfe bei dem Vorwurf der primären Fehlbelegung im Zweifelsfall helfen. Im klinischen Entscheidungsprozess muss die Abgrenzung ja ohnehin erfolgen. Insbesondere bezüglich der Abgrenzung zur teilstationären Behandlung könnte der MDK kritische Fragen stellen. Auf den ersten Blick erschließt sich möglicherweise nicht in jedem Fall, warum zwar ein Verbleib zu Hause möglich/nötig ist, die Patientinnen jedoch zu krank sind, um eine tagesklinische Behandlung aufzunehmen. Wesentliche Aspekte hierbei sind sicher die Notwendigkeit, sich selbständig jeden Morgen auf den Weg zu machen, die Anreise zu bewältigen, dann einen sieben bis acht-Stunden-Tag im therapeutischen Kontext durchzustehen und wieder die Rückreise zu realisieren. Hier ist eine Leistungsfähigkeit Voraussetzung, die bei StäB-Patientinnen in der Regel nicht vorliegen dürfte. Auch die räumliche Entfernung und die in der Regel nicht verfügbare Behandlung am Wochenende können Gründe gegen eine tagesklinische Behandlung sein. Wenn Therapieziele nur oder wesentlich besser im Kontext der eigenen Häuslichkeit und der dort lebenden Personen erreichbar sind, ist in jedem Fall die Indikation für StäB zu stellen. Dasselbe gilt für Personen, die eine stationäre Behandlung nicht aufnehmen, da sie hierzu die Wohnung verlassen müssten und dies aus Gründen ihrer Erkrankung, beispielsweise einer Angstsymptomatik oder einer Zwangssymptomatik, nicht können. Wenn aus therapeutischer Sicht eine Gleichwertigkeit der stationären und der StäB besteht, sollte sich die Entscheidung am Wunsch der Patientinnen orientieren. Da bei gleichwertiger Behandlung in der Regel auch im Wesentlichen vergleichbare Aufwendungen und damit Kosten entstehen (▶ Kap. 5.1), dürfte die Wirtschaftlichkeit im Einzelfall keine wesentliche Entscheidungshilfe darstellen. Da die Pflegesatzverhandlungen krankhausindividuell geführt werden und so regional unterschiedliche Verhältnisse auch für die StäB entstehen können, sind allgemeingültigen Aussagen hier Grenzen gesetzt. Wichtig ist, dass bei StäB, wie im stationären Behandlungskontext, die Behandlungsbedürftigkeit nicht nur zu Beginn, sondern auch im Verlauf erkennbar und nachvollziehbar wird. Die sachgrundlose Infragestellung der letzten 2-3 Behandlungstage, die wir im stationären und teilstationären Kontext immer häufiger erleben, wird als Strategie sicher gerne auch bei der Prüfung der StäB genutzt werden. Hier hilft die konsequente und transparente Dokumentation bis zum Entlasstag.

Eine kleine Checkliste, die an all die Aspekte erinnert, die in der Rahmenvereinbarung geregelt sind und geprüft bzw. dokumentiert sein sollten, kann zur Vermeidung von kritischen Nachfragen des MDK beitragen. Von manchen Krankenhaus-Informationssystemen wird dies bereits angeboten (▶ Kap. 5.4 »Dokumentation«).

Eine kritische Erfahrung ist, dass in manchen Fällen, bei denen beispielsweise an einzelnen Tagen kein persönlicher Kontakt oder während der gesamten Behandlungsepisode einmal die wöchentliche Fallbesprechung nicht ausreichend dokumentiert wurde, infolgedessen die gesamte Behandlung abgewiesen wurde. Dies erscheint unverhältnismäßig, hier konnte in den meisten Fällen aber eine Abschreibung nur der betroffenen Tage/Woche erreicht werden. Dennoch ist natürlich der Aufwand, der aufgrund der Begründung und Argumentation gegen eine vollständige Abschreibung entsteht, durchaus als unnötig und vermeidbar anzusehen.

Von Seiten der Behandlungsteams kam zunehmend die Frage auf, inwieweit im Rahmen einer StäB-Behandlung Belastungserprobungen – wie im vollstationären Kontext auch – möglich sind (vgl. auch Knorr et al. 2020). Dies erscheint einerseits nachvollziehbar, dürfte andererseits aber schnell die Frage aufwerfen, inwieweit dadurch noch eine vollstationäre Behandlungsindikation und dadurch die Voraussetzung für eine Behandlung zu Hause besteht. Vor allem wenn dies gegen Ende der Behandlungsepisode angedacht ist, wird dies in StäB kritische Fragen aufwerfen, da ein Ausschleichen der Behandlung explizit nicht möglich ist. Zu empfehlen wäre deshalb eher, an eine Unterbrechung der Behandlung zu denken oder am Ende der Behandlung zu einer intensiv aufsuchenden ambulanten Behandlung überzugehen. Letztendlich kann dies nur im Einzelfall beurteilt werden.

Dies sind überwiegend die Erfahrungen aus Baden-Württemberg. Von Kliniken in anderen Bundesländern sind durchaus andere, deutlich kritischere Erfahrungen bekannt (Schwarz et al. 2020), mit einer Prüfquote von bis zu 100 Prozent der StäB-Fälle (Längle et al. 2021; Brieger et al. 2020). Mehrere Kliniken berichten, dass die Abstände der ärztlichen Visite hinterfragt werden. Durch den MDK wurden Fälle abschlägig beschieden, wenn zwischen zwei Visiten mehr als sieben Tage lagen. Die Vorgabe einer wöchentlichen Visite, wie es in der Rahmenvereinbarung beschrieben ist, wird hingegen von den meisten Kliniken als kalenderwöchentlich verstanden. Dies ist auch aus organisatorischen Gründen hoch sinnvoll, da eine Planung von Visiten in einem 7-Tage-Rhythmus für jeden einzelnen Behandlungsfall mit einem enormen Koordinationsaufwand verbunden und kaum umsetzbar wäre.

Wenn aber eine Prüfung zu einem negativen Ergebnis für das Krankenhaus führt, ist ebenso wie im stationären Setting Widerspruch einzulegen und im Zweifelsfall eine gerichtliche Klärung herbeizuführen. Angesichts der kurzen Laufzeit von StäB kann noch auf keine entsprechenden Gerichtsurteile verwiesen werden. Die Autoren sind jedoch sehr daran interessiert, über entsprechende Verfahren und Urteile informiert zu werden, auch um den Austausch im Rahmen von Kongressen, Veröffentlichungen oder in der Neuauflage dieses Buches verbessern zu können. Entsprechende aktuelle Entwicklungen werden auch in den jährlich stattfindenden Südwestdeutschen StäB-Tagungen präsentiert werden.

5.7   Finanzierungsstrukturen

In Baden-Württemberg hat sich das kombinierte Abrechnungsmodell mit einzelnen pauschalen Anteilen und einer leistungsbezogenen Vergütung durchgesetzt. Dieses setzt sich zusammen aus einer Grundpauschale für den Verwaltungsaufwand, die technische und sächliche Ausstattung etc., einer Pauschale für Leistungen ohne direkten Patientinnenbezug (z. B. Teambesprechungen), einer Pauschale für Fahrzeiten, die für jeden aufsuchenden Kontakt mit 40 Minuten hinterlegt ist, sowie einer Pauschale von derzeit noch 10 Minuten für die Dokumentation pro Berufsgruppe (sofern ein persönlicher Kontakt erfolgt ist) (Holzke et al. 2020; Längle et al. 2020; Längle et al. 2021). Die Finanzierungsstruktur ist in Abbildung 5.3 dargestellt (▶ Abb. 5.3). Die Pauschalzeit für die Dokumentation wird Thema der nächsten Verhandlungen sein.

Die direkte, persönliche Behandlung vor Ort wird berufsgruppenspezifisch nach Zeitaufwand vergütet. Jeder persönliche Kontakt wird durch die jeweilige Berufsgruppe erfasst – minutengenau. Die Vergütung der Einzelleistungen ergibt sich aus folgendem Rechenmodell: Die erfassten Minuten werden in Korridore, wie sie im OPS 9.701 beschrieben sind, eingestuft. Wird ein Kontakt mit einer Dauer von 45 Minuten erfasst, wird dieser in den Korridor 30–60 Minuten eingestuft. Dieser Korridor wird gemittelt (also 45 Minuten). Zu diesem Wert werden pauschal 10 Minuten Dokumentationszeit hinzugerechnet (ergibt 55 Minuten). Dieser Endwert wird schließlich mit einem berufsgruppenspezifischen Preis pro Minute multipliziert. Daraus ergibt sich die Vergütung dieser Leistung.

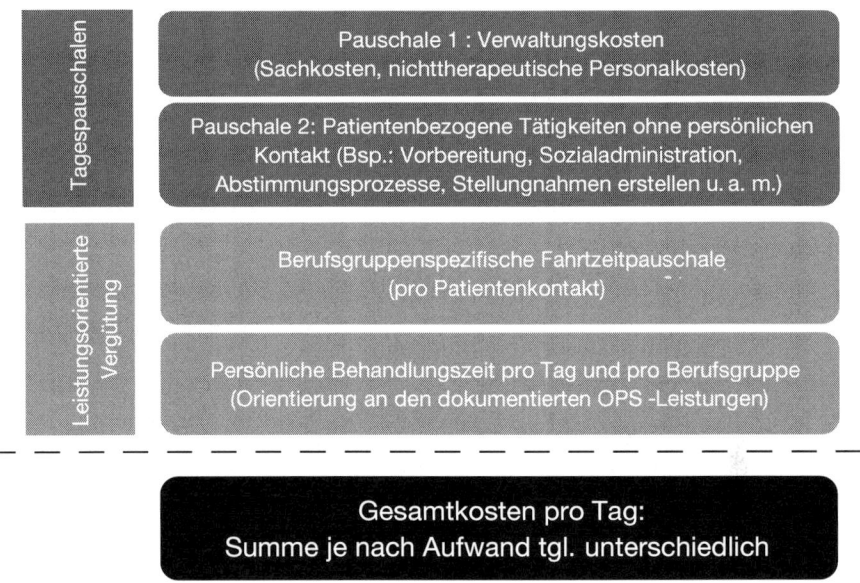

Abb. 5.3: Übersicht der anteilig leistungsabhängigen Vergütung in Baden-Württemberg (modifiziert nach Längle et al. 2021)

Erkennbar wurde auch bald, dass der Zeitaufwand für patientinnenbezogene Leistung ohne direkten Kontakt deutlich höher ist als zunächst angenommen. Tourenplanung, Reservezeiten für Krisenintervention, kurze Abstimmungsgespräche zusätzlich zur wöchentlichen Fallkonferenz/Therapiezielplanung, Rufbereitschaft, Weiterbildung und Supervision, Vorbereitung des therapeutischen Einzelkontaktes, Richten von Medikamenten usw. ergeben einen nicht geringen Aufwand (▶ Kapitel 5.1.1). Insofern ist auch in StäB eine gewisse Basisleistung, wie wir sie aus dem stationären Kontext kennen und die nicht als Einzelleistung erfasst werden kann, ebenfalls als Leistungsbaustein zu finanzieren. Somit erscheint eine Pauschalfinanzierung für das gesamte StäB-Angebot in Form von

Tagespauschalen ebenfalls als eine passende Variante für die Vergütung dieser besonderen Behandlungsform. Deren Höhe kann und muss sich dann am Basisfallwert für die stationäre Behandlung orientieren – auch hier also stationsäquivalent.

In anderen Bundesländern wurde bereits eine Tagespauschale vereinbart. Die Höhe der Vergütung variiert wie im stationären Bereich von Klinik zu Klinik. Vereinzelt wird bei diesem Modell allerdings kritisch hinterfragt, inwieweit die unterschiedliche Häufigkeit an Fahrten und Kontakten beziehungsweise deren unterschiedliche Dauer abgedeckt sind (Schwarz et al. 2020).

5.8 Kooperation mit Niedergelassenen und Institutionen der Sozialpsychiatrie

Noch immer besteht keine abschließende Sicherheit, inwieweit durch die Einbeziehung ambulanter Leistungserbringer in die StäB-Behandlung die Vorgaben des Arbeitnehmer-Überlassungs-Gesetzes zu berücksichtigen sein könnten (Längle et al. 2020, 2021). Dies betrifft insbesondere solche Konstrukte, bei denen Mitarbeitende anderer Institutionen (z. B. ambulante Pflegedienste, Sozialpsychiatrischer Dienst etc.) in die Behandlung eingebunden werden und sozusagen Teil des StäB-Teams werden. Entsprechend sind bislang nur wenige Kooperationsverträge mit ambulanten Leistungserbringern geschlossen worden (Gottlob et al. 2021b). Wo dies geschieht, zeigt sich, dass die Einbindung dieser Dienste in das Leistungs- und Abrechnungsgeschehen, die Dokumentation sowie die vertragliche Absicherung der Kooperation einen hohen zusätzlichen Aufwand bedeutet. Dieser muss im Einzelfall gut begründet sein und bietet sich vor allem bei bereits laufender Betreuung mit dann möglicher personeller Kontinuität im Betreuungsgeschehen an. Im Falle von niedergelassenen Leistungserbringern wie Psychotherapeuten in eigener Praxis ist die Zusammenarbeit hingegen unproblematischer möglich. Hiermit wurden bereits gute Erfahrungen gemacht (ebd. Längle et al. 2020, 2021). Allerdings müssen die Niedergelassenen bei der Vergütung der Einzelleistung gegenüber der Direktfinanzierung durch die Krankenkassen in der Regel deutliche Abstriche machen.

Der Nutzen wird von allen Seiten gesehen: Abgesehen von den bekannten fachlichen Vorteilen (vgl. hier die S3-Leitlinie Psychosoziale Therapien oder das Eckpunktepapier der Fachgesellschaften und Verbände (▶ Anhang 1)) können durch die Einbindung ambulanter Leistungserbringer auch der Personalmangel besser ausgeglichen und in Einzelfällen auch weiter entfernt wohnende Patientinnen versorgt werden (Holzke et al. 2020; Gottlob et al. 2021a, b).

Durch spezifische Kooperationsverträge soll deshalb die Einbindung von Institutionen im ZfP Südwürttemberg und in der PP.rt erprobt werden. Hierfür wurden Vertragsentwürfe erarbeitet, die eine Arbeitnehmerüberlassung im beiderseitigen Einverständnis ausschließen und die Zusammenarbeit auf die Behandlungszeit des Einzelfalls beschränken. Entsprechend werden solche Kooperationsverträge nicht pauschal, sondern fallbezogen getroffen. Dabei ist auch die Vergütung zu regeln: Die Arbeit ambulanter Dienste im Rahmen der StäB-Behandlung wird durch die StäB anbietende Klinik vergütet und durch die Krankenkassen an die Klinik refinanziert. Entsprechend ist auch zwingend notwendig, dass die ambulanten Dienste ihre StäB-Tätigkeit dokumentieren, denn nur so kann der Aufwand gegenüber den Krankenkassen abgerechnet werden. So ist es auch in der Rahmenvereinbarung beschrieben. Modellverträge auch aus anderen Kliniken werden in der AG StäB der DGPPN gesammelt und können über die Autoren vermittelt werden.

5.9 Häufig gestellte Fragen

Als weitere Hilfestellung wurden zahlreiche Fragen gesammelt, die im Rahmen der beiden Erprobungsprojekte sowie in der Arbeitsgruppe, in Diskussionen am Rande von Vorträgen, in Hospitationen, bei den südwestdeutschen StäB-Tagungen 2017, 2018, 2019 und 2021 sowie in der AG StäB der DGPPN gestellt wurden. Eine Reihe von aktuellen Fragen wurde bereits in den verschiedenen Kapiteln dieses Buches beantwortet, manche werden hier beispielhaft aufgegriffen. Nicht alle Fragen können abschließend beantwortet werden, da die gesetzlichen Grundlagen zum Teil noch keine eindeutige Klärung ermöglichen und hier erste Urteile aus Schiedsstellen und/oder Gerichtsverfahren abzuwarten sind. Soweit möglich und vorhanden werden bei nicht klar zu beantwortenden Fragen jedoch Einschätzungen aus Politik und/oder von Interessenverbänden dargestellt.

Wer wird behandelt?

Grundsätzlich richtet sich das Angebot der StäB an Menschen mit einer vollstationären Behandlungsindikation. Dies grenzt die Zielgruppe ein auf Menschen mit schweren psychischen Erkrankungen. StäB ersetzt somit nicht eine tagesklinische oder eine ambulante Behandlung. Im Hinblick auf die möglichen Diagnosen sind keine Einschränkungen gegeben (▶ Kap. 4). Unser Ziel ist es, das Angebot in allen Fachgebieten vorzuhalten.

Wer entscheidet, wer aufgenommen wird?

Die Entscheidung darüber, ob eine StäB in Frage kommt, muss fachärztlich getroffen werden. Den behandelnden Fachärztinnen obliegt die Verantwortung für die gesamte Behandlung ihrer Patientinnen. Die Entscheidung muss auch entsprechend von der Fachärztin dokumentiert werden.

Gibt es ein Vorgehen für Notfälle bzw. Krisen?

Dies ist sogar gesetzlich vorgeschrieben (▶ Kap. 2). In den Rahmenvereinbarungen ist festgelegt, dass ein Vorgehen für Krisenfälle entwickelt werden muss und die Patienten idealerweise darüber informiert werden. Der Umgang mit Krisen in StäB im ZfP Südwürttemberg ist im Kapitel »Krisenplanung« (▶ Kap. 5.5) beschrieben.

Wie kann die Zusammenarbeit mit externen Anbietern gestaltet werden?

Dies ist aktuell Thema vielseitiger Diskussionen. Im Gesetz ist lediglich beschrieben, dass die Zusammenarbeit mit an der ambulanten Behandlung beteiligten Leistungserbringern vertraglich geregelt werden muss. Dies gestaltet sich in der Praxis jedoch schwierig und muss je nach Leistungserbringer differenziert betrachtet werden. Während niedergelassene Fachärztinnen, Psychologinnen, Therapeutinnen oder Ergotherapeutinnen, die eventuelle Leistungen in ihrer eigenen Praxis erbringen, unkompliziert beteiligt werden können, müssen bei einer möglichen Zusammenarbeit mit Trägerinnen aus anderen Leistungsbereichen zunächst rechtliche Fragen geklärt werden. Da in letzterem Fall die Leistungserbringerinnen die Patientinnen im Auftrag des behandelnden Krankenhauses aufsuchen, ist zu prüfen, inwieweit hier die gesetzlichen Vorgaben zur Personalgestellung berücksichtigt werden müssen. Die Fachgesellschaft DGPPN und die Bundesarbeitsgemeinschaft Gemeindepsychiatrie haben Empfehlungen für die Einbindung anderer Leistungserbringer erarbeitet (▶ Anhang 1). Erste Vertragsentwürfe sind über die AG StäB sowie die Autorinnen einsehbar.

Wie können Fahrzeiten dokumentiert werden?

Da Fahrzeiten im Rahmen der OPS-Kodierung nicht abgerechnet werden können, können diese für sich nicht kodiert werden. Es ist dennoch sinnvoll, diese zu erfassen, um einen Überblick über den zeitlichen Aufwand zu gewinnen. Dies kann zum einen in den Dokumentationssystemen erfolgen. Zum anderen können die gängigen Fahrtenbücher ausgewertet werden, die in der Regel bei der Nutzung von Dienstfahrzeugen geführt werden. Auch Laufzettel können erstellt werden, die gezielt angepasst werden können. Im Idealfall geschieht Tourenplanung und Dokumentation über ein geeignetes Logistikprogramm. Derzeit sind verschiedene Systeme in den Südwürttembergischen Kliniken in der Prüfung.

Je nach den in den Pflegesatzverhandlungen vereinbarten Lösungen kann sich dies aber auch anders darstellen. In den Vereinbarungen des ZfP Südwürttemberg und der Reutlinger Klinik ist ein fester Sockel von 40 Minuten vereinbart, der bei jedem Kontakt vor Ort als Leistungszeit erfasst und über einen entsprechenden berufsgruppenspezifischen Prozedurenschlüssel zur Abrechnung gebracht wird. Durch derartige Vereinbarungen kann ein Einbezug der Fahrtzeit gelingen, ohne dass eine aufwändige, über die Kodierung nach OPS hinausgehende Dokumentation notwendig wird.

Was erwartet mich in StäB? Bin ich auf mich alleine gestellt?

Auch wenn die Fachkräfte allein zu den Patienten gehen, besteht immer die Möglichkeit, Kontakt zum Hintergrunddienst aufzunehmen oder, je nach Organisation, sich mit der Abteilung oder einer Station abzustimmen. Je nach Situation kann es auch sinnvoll sein, zu zweit oder zu dritt zu den Patienten zu fahren – wenn beispielsweise die Angehörigen in die Gespräche einbezogen werden. Des Weiteren müssen die anbietenden Krankenhäuser Vorgehensweisen zum Umgang mit Krisen erarbeiten (▶ Kap. 5.5). Hierin sollte beschrieben sein, wer im Notfall kontaktiert werden kann und was zu tun ist. Dies bietet den Mitarbeitenden zusätzliche Sicherheit.

Im Rahmen der Rufbereitschaft kann es außerdem sinnvoll sein, ein Rückmeldesystem einzuführen. Falls Mitarbeitende tatsächlich ausrücken müssen, können sie sich beispielsweise bei der Infozentrale oder einer stationären Einheit melden und Bescheid geben, sobald sie abfahren sowie rückmelden, wenn sie wieder zurück sind. Geht innerhalb von einem festgelegten Zeitraum von beispielsweise zwei Stunden inklusive Fahrzeit keine Rückmeldung ein, können die Kollegen in der Klinik Kontakt aufnehmen und im Notfall Hilfe rufen.

Von der Einrichtung eines »Notfallknopfes« am Handy oder ähnlichen Informationsstrukturen wurde bislang in unseren Häusern abgesehen. Dies ist aber immer wieder in der Diskussion.

Ersetzt StäB nicht eher eine tagesklinische Behandlung?

Die Grundvoraussetzung für StäB ist eine stationäre Krankenhausbehandlungsbedürftigkeit. Ist diese nicht gegeben, ist eine Behandlung zu Hause nicht möglich. Der im Vergleich zur Tagesklinik rein zeitlich gesehen kürzere Kontakt pro Tag im Rahmen einer StäB-Behandlung verleitet zu der Idee, StäB sei für die weniger stark Erkrankten geeignet. Tatsächlich halten Patientinnen, die in StäB behandelt werden können, den langen und engen Kontakt zu einer größeren Gruppe und die hohe Therapiedichte in einer Tagesklinik oft nicht aus. Auch ist es ihnen oft unmöglich, selbstorganisiert und pünktlich morgens das Haus zu verlassen – sie sind zu krank für eine tagesklinische Behandlung.

Ist StäB auch halbtags, als Pendant zu einer Tagesklinik, möglich?

Im klinischen Alltag zeigt sich nicht selten, dass die Lücke zwischen StäB und einer anschließenden ambulanten Behandlung als sehr groß empfunden wird. Das Gesetz bietet derzeit allerdings keine Lösung, die Möglichkeit einer Halbtages-StäB oder einer ausschleichenden Behandlung mit 3–4 Behandlungstagen pro Woche ist nicht vorgesehen.

Eine Lösung bietet in manchen Bundesländern ggf. der Übergang einer StäB in eine (übergangsweise) hochfrequente PIA-Behandlung. Dafür müssen allerdings in vielen Bundesländern erst die vergütungsrechtlichen Voraussetzungen geschaffen werden. Auch eine Verlegung in die Tagesklinik ist nach Besserung im Rahmen einer StäB-Behandlung natürlich möglich.

Je nach den Ergebnissen der Pflegesatzverhandlung öffnet sich in der StäB ein gewisses Fenster für die Modifikation der Intensität der Behandlung: Wenn sich der Abrechnungsbetrag pro Tag aus einem Sockelbetrag und den Kosten für die erbrachten therapeutischen Einzelleistungen (mit Fahrtzeit) errechnet, kann im Bedarfsfall sehr intensiv, aber auch, z. B. gegen Ende der Therapie, deutlich weniger intensiv behandelt werden. Die Fallkosten pro Tag folgen dann dem Aufwand. Grundsätzlich ist dies aber auch bei einer Pauschalfinanzierung über feste Tagessätze möglich. Auch im stationären Setting erhalten Patienten über die Zeit eine unterschiedliche Therapiedichte. Die Untergrenze stellt der in der Rahmenvereinbarung festgelegte persönliche Kontakt zumindest einmal pro Tag dar.

Können mediengestützte Kontakte ebenfalls über den OPS-Kode abgerechnet werden?

Dies geht weder aus der Rahmenvereinbarung noch aus dem OPS-Kode eindeutig hervor, war jedoch inhaltlich in den Verhandlungen der Rahmenvereinbarung unbestritten, da es sich zweifelsfrei um persönliche Kontakte handelt. Da mediengestützte Kontakte jedoch explizit möglich sind, muss hierfür auch eine OPS-Kodierung möglich sein. In den Pflegsatzverhandlungen kann dies ggf. ergänzend festgestellt werden. Dies war umso mehr von Bedeutung in Corona-Zeiten, während der auch im aufsuchenden Setting Videokontakte durchaus gleichwertig mit persönlichen Kontakten gewertet und vergütet wurden. Ein ergänzender Kontakt zum mindestens einmaligen direkten persönlichen Kontakt pro Tag ist jederzeit möglich. In unseren Verhandlungen war dies kein strittiges Thema.

Ist eine Begleitung am Arbeitsplatz möglich?

Grundsätzlich ist eine Krankenhausbehandlung mit einer Arbeitsunfähigkeit verbunden. Allerdings gibt es auch im vollstationären Bereich die Möglichkeit, einen therapeutischen Arbeitsversuch von bis zu vier Stunden am Tag zu unternehmen. Dies wäre in StäB ebenfalls interessant. Im Einzelfall muss dies, wie bei der stationären und teilstationären Behandlung, bei der zuständigen Krankenkasse beantragt und mit ihr vereinbart werden.

Wie kann StäB dokumentiert werden?

Die Dokumentation der StäB ist der Dokumentation der vollstationären Behandlung sehr ähnlich. Die Besonderheiten, die zu berücksichtigen sind, beziehungsweise was dokumentiert werden muss, ist in der Rahmenvereinbarung detailliert beschrieben (▶ Kap. 2). Unabdingbar ist die Dokumentation der Notwendigkeit einer vollstationären Behandlungsbedürftigkeit sowie mindestens eines täglichen persönlichen Kontaktes.

Können auch Menschen in StäB behandelt werden, die in einem Pflegeheim oder einem betreuten Wohnen leben?

Dies ist möglich, im Falle einer Wohngemeinschaft ist das Einverständnis der Mitbewohnerinnen, im Falle eines Pflegeheims das der Einrichtung einzuholen. Die Leistungen, die die Patientinnen bislang aus anderen Leistungsbereichen, beispielsweise der Eingliederungshilfe, erhalten, bleiben weiterhin bestehen und müssen nicht durch das behandelnde Krankenhaus übernommen werden. Dasselbe gilt für die Pflegeleistungen des Pflegeheimes.

Sind die Patienten zu Hause auch über die Berufsgenossenschaft des Krankenhauses versichert?

Aus Sicht der Berufsgenossenschaftlichen Unfallversicherung sowie der DKG besteht kein entsprechender besonderer Unfallversicherungsschutz, da es sich nicht um Räumlichkeiten der Klinik handelt. Es besteht der übliche Krankenversicherungsschutz.

Literatur

Boyens J, Hamann J, Ketisch E et al. (2020) Vom Reißbrett in die Praxis – Wie funktioniert stationsäquivalente Behandlung in München? Psychiatrische Praxis.
Brieger P, Menzel S, Ketisch E (2020) Stationsäquivalente Behandlung: Eine Chance für die Weiterentwicklung psychiatrischer Versorgung. Nervenheilkunde 39: 713–718.
Gottlob M, Längle G, Holzke M et al. (2021a) StäB im ländlichen Raum: Südwürttemberg. In Weinmann S, Bechdolf A, Greve N (Hg.): Psychiatrische Krisenintervention zu Hause. Das Praxisbuch zu StäB & Co. Köln: Psychiatrie Verlag.
Gottlob M, Holzke M, Raschmann S et al. (2021b) Stationsäquivalente Behandlung – Wie geht das? Umsetzungsstrategien aus acht psychiatrischen Fachkliniken und -abteilungen in Deutschland. Psychiatrische Praxis.
Holzke M, Gottlob M, Längle G (2020) Stationsäquivalente Behandlung: Umsetzungserfahrungen der ersten 2 Jahre. Psychiatr Pflege 5: 11–16.
Knorr R, Huter J, Dittmeyer V et al. (2020) Zwei Jahre stationsäquivalente Behandlung: Ein Werkstattbericht. Psychiatrische Praxis.
Längle G, Gottlob M, Raschmann S (2021) Rahmenbedingungen für StäB und Home Treatment in Deutschland. In Weinmann S, Bechdolf A, Greve N (Hrsg.) Psychiatrische Krisenintervention zu Hause. Das Praxisbuch zu StäB & Co. Köln: Psychiatrie Verlag.
Längle G, Raschmann S, Holzke M (2020): Stationsäquivalente Behandlung. Rechtliche und organisatorische Rahmenbedingungen. Nervenheilkunde 39: 704-710.
National Institute for Mental Health in England (2001) Crisis Resolution & Home Treatment. (https://bcuassets.blob.core.windows.net/docs/ccmh_crht_full_report.pdf, Zugriff am 29.07.2021).
Sachverständigenrat zur Begutachtung der Entwicklung im Gesundheitswesen (2019) Bedarfsgerechte Steuerung der Gesundheitsversorgung. (https://www.svr-gesundheit.de/fileadmin/Gutachten/Gutachten_2018/Gutachten_2018.pdf, Zugriff am 20.08.2021).

Schwarz J, Bechdolf A, Hirschmeyer C et al. (2020) »Ich sehe es tatsächlich als Zwischenschritt« – eine qualitative Analyse der Implementierungsbedingungen und -hürden von Stationsäquivalenter Behandlung in Berlin und Brandenburg. Psychiatrische Praxis 48 (04): 193–200.

Schwarz J, Schilling B, Stegemann K et al. (2021) StäB im ländlichen Raum: Brandenburg. In Weinmann S, Bechdolf A, Greve N (Hrsg.) Psychiatrische Krisenintervention zu Hause. Das Praxisbuch zu StäB & Co. Köln: Psychiatrie Verlag.

6 Erfahrungen aus der Praxis sowie erste Forschungsergebnisse und Behandlungsdaten

6.1 Beispielhafte Organisation und Aufbau eines StäB-Teams in Südwürttemberg

Mehrere Kliniken des ZfP Südwürttembergs bieten als Kliniken der ersten Stunde bereits seit dem Jahr 2018 StäB an. Seit der Einführung der neuen Behandlungsform und auch seit der Erstauflage dieses Buches haben sich nicht nur die dortigen Kapazitäten an StäB-Plätzen erhöht, auch die Größe der Teams wurde in Folge dessen nach und nach angepasst, um den Anforderungen der entsprechenden Patientinnenzahlen gerecht werden zu können. Da inzwischen bereits auf über 1.000 behandelte Patientinnen und deren Behandlungsdaten zurückgeblickt werden kann (▶ Kap. 6.2), steht im Fokus dieses Kapitels eine zusammenfassende konkrete Beschreibung der Strukturen und der Organisation eines beispielhaften StäB-Teams am ZfP Südwürttemberg. Die detaillierte Beschreibung der Teamorganisation und weiteren Rahmendaten kann somit anderen als Hilfestellung beim Aufbau eines eigenen StäB-Teams dienen oder auch zu Weiterentwicklungen in bereits existierenden StäB-Teams anregen. Eine beispielhafte Beschreibung weiterer Kliniken im Bundesgebiet bietet auch der Übersichtsartikel von Gottlob et al. (2021), welcher den Implementierungsstand von acht Kliniken bis zum Jahr 2019 gegenüberstellt. Beschrieben werden Teams der Erwachsenenpsychiatrie. Für die Kinder und Jugendpsychiatrie (KJPP) wird auf Kapitel 4.3 (▶ Kap. 4.3) und die Ausführungen von Isabel Böge zur KJPP in Ravensburg verwiesen.

Beschrieben wird die Organisation und der Aufbau des StäB-Teams der Klinik für Psychiatrie und Psychosomatik Zwiefalten in der Region Alb-Neckar des ZfP Südwürttembergs zum Stand 04/2021.

In der Klinik für Psychiatrie und Psychosomatik Zwiefalten stehen derzeit insgesamt 15 StäB-Plätze zur Verfügung. Das Versorgungsgebiet der Klinik in der Region Alb-Neckar erstreckt sich aufgrund der geografischen Gegebenheiten durch die schwäbische Alb über einen relativ großen Radius, weshalb als eine Besonderheit des dortigen StäB-Teams die Betreuung der Patienten von zwei Standorten aus etabliert wurde. Je nach Wohnort werden die Patienten entweder vom zentralen Klinikstandort in Zwiefalten oder von dem etwas tiefer in der schwäbischen Alb gelegenen dezentralen Münsingen aus betreut, sodass die Fahrtwege für die Behandler bei größtmöglicher Abdeckung des gesamten Versorgungsgebietes mit dem Angebot der StäB gering gehalten werden können. Die Patienten in diesem sehr ländlichen Einzugsgebiet werden vom Behandlerteam fast ausschließlich mit

PKWs erreicht, was bei einer Richtgröße von maximal 35 Minuten einfacher Fahrtzeit nicht selten auch eine Entfernung von 35–40 km bedeuten kann. An beiden Standorten stehen dem StäB-Team Räumlichkeiten zur Verfügung, welche zur Dokumentation von Therapien oder für die Terminkoordination genutzt werden können und somit als »Einsatzzentrale« dienen. Diese Räumlichkeiten vor Ort bieten zudem jederzeit die Möglichkeit, Fall- oder Therapiezielbesprechungen abhalten zu können.

Das StäB-Team, mit seinen an den beiden unterschiedlichen Standorten stationierten Mitarbeiterinnen, wird dual geleitet und umfasst insgesamt zwölf Vollkräfte (VK). Der Stellenschlüssel beträgt somit etwa 0,8 VK pro Behandlungsplatz. Die zwölf Vollkräfte verteilen sich auf insgesamt 20 Mitarbeitende, wovon ein Teil ausschließlich in StäB, andere zusätzlich aber auch noch auf Station tätig sind. Neben den beiden rechtlich zwingend erforderlichen Berufsgruppen der Ärztinnen und des Pflegedienstes sind im Behandlungsteam Zwiefalten/Münsingen auch folgende weitere Berufsgruppen integriert: Psychologinnen, Sozialdienstmitarbeiterinnen, Ergo-/Kunsttherapeutinnen, Bewegungstherapeutinnen, Medizinische Fachangestellte sowie Heilerziehungspflegerinnen. Das multiprofessionelle Behandlungsteam kann über die derzeitige zentrale Organisation der Tourenplanung vor Ort im Schnitt pro Patientin jeden Tag rund 1,5 persönliche Kontakte leisten. Die deutliche Mehrheit dieser Kontakte findet im direkten häuslichen Umfeld der Patientinnen (70 %) oder gar unterwegs (20 %) statt. Leidglich in Ausnahmefällen finden vereinzelt auch Kontakte in der Klinik statt (10 %). Die Aufgabe der Terminkoordination und Tourenplanung, welche aktuell ausschließlich über Outlook unterstützt wird, erfordert hierbei einen enormen Zeitaufwand, ist jedoch für eine effiziente Arbeitsweise des StäB-Teams unerlässlich. Um diesen Planungs- und Koordinationsaufwand mit den kontinuierlich steigenden StäB-Kapazitäten bewältigen zu können, werden daher aktuell Lösungen für eine praktikablere Tourenplanung erprobt. Als günstig hat sich in Zwiefalten/Münsingen auch die personelle Unterstützung durch eine medizinische Fachangestellte vor Ort herausgestellt, welche neben der Routenplanung als zentrale Ansprechpartnerin des StäB-Teams vor Ort fungiert und so zudem eine gute telefonische Erreichbarkeit für Patientinnen und Mitarbeitende gewährleisten kann. Gerade diese gute Erreichbarkeit während des Therapiealltags hatte die mobilen Behandlerinnen in den sehr ländlichen Regionen in der Vergangenheit bereits oft vor große Herausforderungen gestellt. Durch fest besetzte Bürozeiten ist die Rufbereitschaft tagsüber so in jedem Fall abgesichert, auch wenn einzelne Behandlerinnen kurzzeitig aufgrund des schlecht ausgebauten Mobilfunknetzes in einigen Regionen der schwäbischen Alb manchmal nicht zu erreichen sind. Aber auch die Rufbereitschaft in der Nacht wird in Zwiefalten/Münsingen vom StäB-Team eigenständig abgedeckt, wobei sich hier alle therapeutisch tätigen Berufsgruppen einbringen und die Rufbereitschaft teilen.

Das hier beschriebene StäB-Team arbeitet Diagnosegruppen-übergreifend, was sich in der Betrachtung der Diagnosegruppen der bislang dort behandelten Patienten (n = 299) zeigt (▶ Tab. 6.1). Am häufigsten wurden in Zwiefalten/Münsingen bislang Patienten mit einer Hauptdiagnose aus dem Bereich der affektiven Störungen behandelt. Neben hohen Anteilen an den weiteren klassischen allgemeinpsychiatrischen Hauptdiagnosen aus dem schizophrenen Formenkreis sowie der Belastungs- und Somatoformen Störungen wurden aber auch bereits mehrere Suchtpatienten oder Patienten mit organischen einschließlich symptomatischen psychischen Störungen behandelt. Dieser diagnoseübergreifende Behandlungsansatz wird durch den Einbezug von Chefärzten aus unterschiedlichen Fachgebieten der Psychiatrie gut abgebildet.

Tab. 6.1: Darstellung der Verteilung der Hauptdiagnosen von den am Standort Zwiefalten/Münsingen behandelten Patienten (n = 299, Zeitraum: 03/2018–03/2021)

Haupt-diagnose	F.0	F.1	F.2	F.3	F.4	F.5/F.8/F.9	F.6	F.7	Sonstiges	Gesamt
Anzahl Fälle	5	30	69	142	38	0	9	1	5	299
Anteil in %	1,7	10,0	23,1	47,5	12,7	0	3,0	0,3	1,7	100

Die Nachfrage nach StäB ist hoch, zu Jahresbeginn lag die durchschnittliche Belegung noch bei rund zwölf Betten. In den vergangenen Monaten steigerte sich diese Zahl jedoch kontinuierlich und der positive Trend lässt vermuten, dass die durchschnittliche Belegung sich bald der maximalen Platzzahl von 15 angleichen wird. Selbstverständlich sind aber auch in StäB zeitweise Schwankungen in der Belegung nicht auszuschließen oder zu vermeiden. Diese Schwankungen bedingen dann, dass es in vereinzelten Fällen bei kurzzeitig sehr hoher Anfrage zu Wartezeiten für eine StäB-Behandlung kommen kann. Eine solche Wartezeit betrug aber in den seltenen Fällen, in denen dies in der Vergangenheit in Zwiefalten/Münsingen bereits vorkam, nie länger als zwei Wochen. Dennoch erfordert dies dann teilweise, dass Patientinnen für diese Überbrückungszeit vollstationär in der Klinik aufgenommen werden müssen, damit ihnen in ihrer akuten Krise die Unterstützung zukommt, die sie unmittelbar benötigen. Eine Verlegung in StäB ist dann eine Weiterführung der dort begonnenen stationären Akutbehandlung.

Die Zuweisung der StäB-Patienten erfolgt zum größten Teil (ca. 40 %) durch niedergelassene Fachärzte und Hausärzte. Auch von der psychiatrischen Institutsambulanz (30 %) sowie den Stationen der Klinik für Psychiatrie und Psychosomatik Zwiefalten (20 %) werden regelmäßig Patienten der StäB zugewiesen. Da mittlerweile zudem bei den Betroffenen selbst sowie den Mitarbeitenden des ZfP Südwürttembergs StäB als Behandlungsangebot stark im Bewusstsein verankert ist, erfolgen auch über diesen direkten Weg vermehrt Zuweisungen (10 %).

Literatur

Gottlob M, Holzke M, Raschmann S et al. (2021) Stationsäquivalente Behandlung – Wie geht das? Umsetzungsstrategien aus acht psychiatrischen Fachkliniken und -abteilungen in Deutschland. Psychiat Prax.

6.2 Routinedaten der bis Ende 2020 behandelten 1.000 Fälle in der Erwachsenenpsychiatrie am ZfP Südwürttemberg und der PP.rt Reutlingen

In diesem Kapitel werden die wichtigsten Routinedaten von den im Zeitraum März 2018 bis Dezember 2020 in StäB behandelten Patientinnen des ZfP Südwürttembergs und der Klinik für Psychiatrie und Psychosomatik Reutlingen (PP.rt) deskriptiv beschrieben. Hierbei sind die Routinedaten standortübergreifend für Patientinnen der StäB-Teams aus Reutlingen, Zwiefalten, Ehingen, Bad Schussenried, Weissenau und Wangen dargestellt. Einbezogen wurden ausschließlich die bis zum oben angegebenen Zeitraum abgeschlossenen Fälle der Erwachsenenpsychiatrie.

Stichprobenbeschreibung

Insgesamt wurden in den 34 betrachteten Behandlungsmonaten 1.007 Patienten in StäB behandelt. Die mittlere Verweildauer, berechnet über die Gesamtberechnungstage der insgesamt berücksichtigten 1.007 Fälle, lag bei durchschnittlich 29,8 Tagen, wobei der längste Fall 136 Tage stationsäquivalent behandelt wurde. Tabelle 6.2 fasst die Verteilung der Berechnungstage (BRT) aller betrachteten Fälle zusammen (▶ Tab. 6.2).

Tab. 6.2: Gruppierung der 1.007 StäB-Fälle anhand ihrer Berechnungstage (BRT)

Anzahl BRT (in Tagen)	Anzahl Fälle
0–10	192
11–20	203
21–30	187
31–40	140
41–50	119
51–60	79
61–70	35
71–80	35
> 80	17

Die Geschlechterverteilung verdeutlicht einen höheren Anteil weiblicher Patientinnen (n = 740) im Vergleich zu den männlichen Patienten (n = 265) sowie divers geschlechtlichen Patienten (n = 2). Dies wird auch in Abbildung 6.1 ersichtlich, in welcher die jeweils prozentualen Anteile der Geschlechter in der

Gesamtstichprobe abgebildet sind (▶ Abb. 6.1). Der höhere Anteil weiblicher Patientinnen, insbesondere auch im Diagnosebereich depressiver Störungen, deckt sich mit den Ergebnissen epidemiologischer Studien, welche ebenso darauf hindeuten, dass Frauen häufiger von psychischen Erkrankungen betroffen sind (Jacobi et al. 2014; DGPPN 2018).

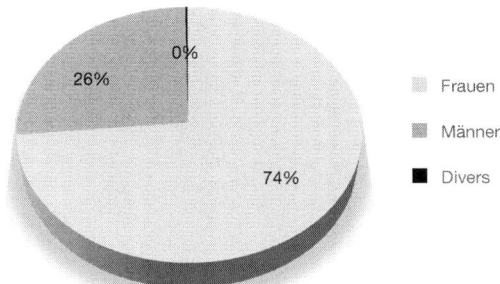

Abb. 6.1: Darstellung der Verteilung der Geschlechter an den behandelten Fällen (n = 1.007)

Die Verteilung der Hauptdiagnosen zeigt, dass in etwa die Hälfte der in StäB behandelten Patientinnen eine Erkrankung aus dem Bereich der affektiven Störungen und der Angststörungen aufwies (▶ Abb. 6.2). Der hohe Anteil an affektiven Störungen und Angststörungen deckt sich auch hier wiederum mit verfügbaren epidemiologischen Daten (Jacobi et al. 2014; DGPPN 2018). Der Anteil an Hauptdiagnosen aus dem schizophrenen Formenkreis machte mit 28 % die zweithäufigste Hauptdiagnose in StäB aus und unterscheidet sich hier zur Verteilung in epidemiologischen Studien (▶ Abb. 6.2). Das insgesamt jedoch breit verteilte Diagnosespektrum der stationsäquivalent behandelten Patientinnen spiegelt so einerseits auch den in den einbezogenen Zentren gelebten diagnoseübergreifenden Behandlungsansatz wider. Auf der anderen Seite wird hierdurch ebenfalls ersichtlich, dass mit StäB durchaus eine Erweiterung des Versorgungsangebots für eine recht breite Patientinnengruppe geschaffen werden konnte. Neben den bereits erwähnten häufigen Diagnosegruppen liegen zudem Erfahrungen mit der StäB bei Abhängigkeitserkrankungen oder Demenzerkrankungen vor. In der Praxis scheint also kein systematischer Ausschluss einzelner Diagnosegruppen vorzuliegen (▶ Tab. 6.3). Ähnliche Erfahrungen diesbezüglich finden sich auch in anderen Praxisberichten zu ersten Behandlungsdaten von bislang in StäB behandelten Patientinnen wider (Böge et al. 2020; Boyens et al. 2020; Knorr et al. 2020).

6 Erfahrungen aus der Praxis sowie erste Forschungsergebnisse und Behandlungsdaten

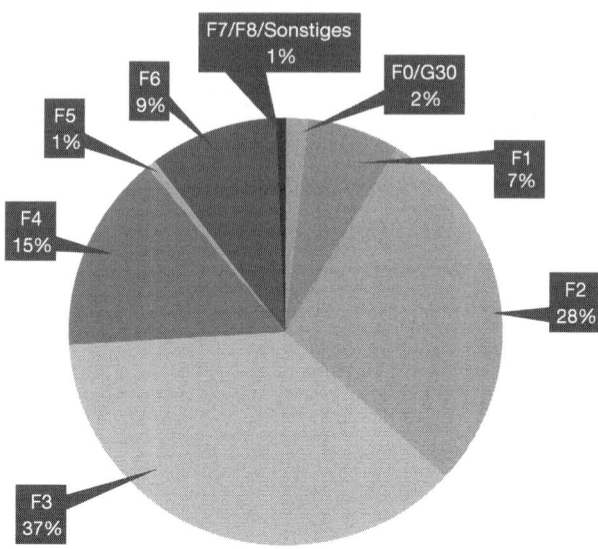

Abb. 6.2: Darstellung der Verteilung der Hauptdiagnosen an den behandelten Fällen (n = 1.007)

Tab. 6.3: Darstellung der Verteilung der Hauptdiagnosen an den behandelten Fällen (n = 1.007)

Hauptdiagnose	Anzahl	Anteil in %
F0/G30	17	2
F1	68	7
F2	285	28
F3	375	37
F4	151	15
F5	7	1
F6	97	9
F7/F8/Sonstiges	7	1

Auch die Verteilung der Patienten über die unterschiedlichen Altersgruppen hinweg zeigt eine sehr breite Streuung (▶ Tab. 6.4). Ebenso ein mögliches Zeichen dafür, dass mit StäB das Versorgungsangebot für eine breite Masse erweitert werden kann.

Tab. 6.4: Verteilung der Stichprobe (n = 1.007) über die unterschiedlichen Altersgruppen hinweg

Altersgruppe (in Jahren)	Anzahl	Anteil in %
18–20	17	2
21–30	141	14
31–40	201	20
41–50	221	22
51–60	220	22
61–64	61	6
≥ 65	146	14

Behandlungsintensität

Die Betrachtung der Behandlungsintensität anhand der OPS-Abrechnungsdaten zeigt, dass im Schnitt rund 1,4 OPS-Leistungen pro Tag und pro Fall über die unterschiedlichen Berufsgruppen hinweg abgerechnet wurden. Da in den Abrechnungsdaten Kontaktzeiten derselben Berufsgruppe pro Tag aufsummiert und zu einer OPS-Leistung zusammengefasst werden, beinhalten diese Daten jedoch eine gewisse Unschärfe, die es zu berücksichtigen gilt. Wenn eine Patientin an einem Behandlungstag vormittags sowie nachmittags für 25 Minuten durch eine Pflegekraft aufgesucht wurde und am Nachmittag zudem ein Kontakt mit der Ärztin (60 Min.) stattgefunden hat, wird dies mit lediglich zwei Kontakten für diesen Behandlungstag abgebildet. Die Minutenwerte der beiden Kontakte der Pflege werden für diesen Tag aufsummiert, sodass die OPS-Leistung 9-701.31 »Therapiezeiten am Patienten durch Pflegefachpersonen mehr als 30 bis 60 Minuten pro Tag« sowie die OPS-Leistung 9-701.01 »Therapiezeiten am Patienten durch Ärzte mehr als 30 bis 60 Minuten pro Tag« abgerechnet wird (Deutsches Institut für Medizinische Dokumentation und Information 2021). Insgesamt zeigte sich anhand der Leistungsdaten dieser 1.007 in StäB behandelten Patientinnen, dass durchweg in allen Minutenkorridoren die Berufsgruppe der Pflege die meisten OPS-Leistungen erbrachte (▶ Abb. 6.3).

Die Betrachtung der Gesamtbehandlungsminuten, differenziert nach der jeweiligen Berufsgruppe, ergibt ein ähnliches Bild der Verteilung (▶ Abb. 6.4). Für die Darstellung wurden die jeweils pro Berufsgruppe erfassten OPS-Leistungen mit dem jeweiligen Mittelwert des Minutenkorridors multipliziert. Im ersten Leistungskorridor (< 30 Minuten) wurden in dieser Hochrechnung also 15 Minuten als Durchschnittswert herangezogen, im zweiten Leistungskorridor (> 30–< 60 Minuten) wurden 45 Minuten als Durchschnittswert veranschlagt. Analog ging auch für die übrigen Minutenkorridore jeweils eine mittlere Minutenzahl als Referenzwert in diese Berechnung ein. In Abb. 6.4 sind die prozentualen Anteile der unterschiedlichen Berufsgruppen an den Gesamtbehandlungsminuten

6 Erfahrungen aus der Praxis sowie erste Forschungsergebnisse und Behandlungsdaten

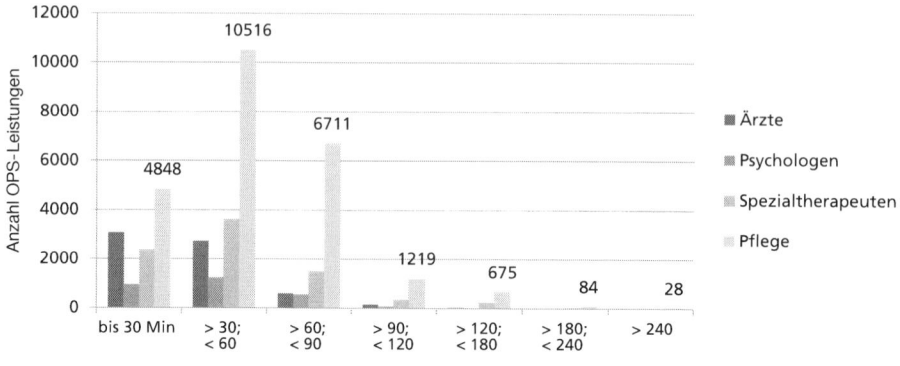

Abb. 6.3: Übersicht der Anzahl der OPS-Leistungen, welche insgesamt im Rahmen der Behandlung der 1.007 StäB-Fälle erbracht wurden, differenziert nach Berufsgruppe und Behandlungsminuten (täglich aufsummierte Behandlungszeiten pro Berufsgruppe)

in der Gesamtstichprobe dargestellt. Auch in dieser Übersicht wird schnell deutlich, dass die Berufsgruppe der Pflege, ähnlich wie auch im stationären Setting, den größten Anteil der Kontaktzeit ausfüllt (63 %). Dem folgt die Berufsgruppe der Spezialtherapeuten (19 %). Der Anteil der ärztlichen Behandlung macht an diesen beispielhaften Fällen insgesamt 12 % aus. Den geringsten Anteil an der Behandlung machen in dieser Darstellung die Psychologen aus (6 %), wobei zu beachten ist, dass noch nicht an allen Standorten von Anfang an Psychologen im Behandlungsteam integriert waren. Die durchschnittliche Kontaktzeit pro Tag und pro Patient über alle Berufsgruppen hinweg betrug für diese 1.007 StäB-Fälle rund 70 Minuten.

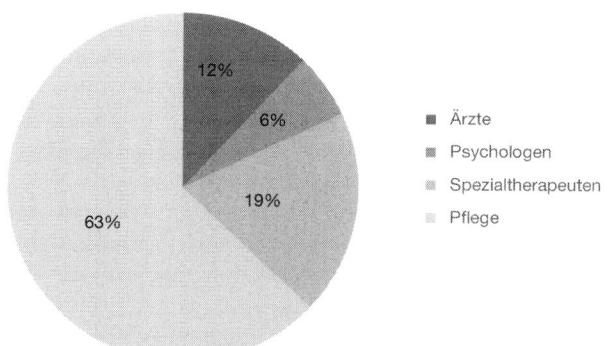

Abb. 6.4: Darstellung der prozentualen Anteile der Behandlungsminuten differenziert nach jeweiliger Berufsgruppe für 1.007 StäB-Fälle. Die Minutenwerte wurden über Multiplikation der jeweiligen Anzahlen an OPS-Leistungen mit dem entsprechenden Mittelwert des Minutenkorridors errechnet.

Literatur

Boege I, Schepker R, Grupp D et al. (2020) Kinder- und jugendpsychiatrische stationsäquivalente Behandlung (StäB): Therapieoption – für alle oder für wenige? [Intensive outpatient treatment – a therapy option for all patients in child and adolescent psychiatry or just for a few?]. Z Kinder Jugendpsychiatr Psychother 48(5): 348–357.

Boyens J, Hamann J, Ketisch E et al (2020) Vom Reißbrett in die Praxis – Wie funktioniert stationsäquivalente Behandlung in München? Psychiatrische Praxis.

Deutsche Gesellschaft für Psychiatrie und Psychotherapie, Psychosomatik und Nervenheilkunde e. V. (DGPPN) (2018) Dossier: Psychische Erkrankungen in Deutschland: Schwerpunkt Versorgung. (https://www.dgppn.de/_Resources/Persistent/f80fb3f112b4eda48f6c5f3c68d23632a03ba599/DGPPN_Dossier%20web.pdf, Zugriff am 29.07.2021).

Deutsches Institut für Medizinische Dokumentation und Information (2021) OPS Version 2021. (https://www.dimdi.de/static/de/klassifikationen/ops/kode-suche/opshtml2021/block-9-70...9-70.htm, Zugriff am 29.07.2021).

Jacobi F, Höfler M, Strehle J et al. (2014) Psychische Störungen in der Allgemeinbevölkerung. Nervenarzt 85: 77–87.

Knorr R, Huter J, Dittmeyer V et al. (2021) Zwei Jahre stationsäquivalente Behandlung: Ein Werkstattbericht [Two Years of Ward-Equivalent In-Patient Treatment (StaeB) in retrospect]. Fortschr Neurol Psychiatr 89: 12–22.

6.3 Ergebnisse aus ersten Patientenbefragungen zur Behandlungszufriedenheit in StäB

Im Folgenden werden die Ergebnisse von 100 in StäB behandelten Patientinnen zu deren Behandlungszufriedenheit zusammengefasst. Die Erkenntnisse basieren auf den Daten zweier Dissertationsprojekte, welche von zwei Doktorandinnen der medizinischen Fakultät der Eberhard-Karls Universität Tübingen in Kooperation mit der Klinik für Psychiatrie und Psychosomatik Zwiefalten (KPP Zwiefalten) sowie der Klinik für Psychiatrie und Psychosomatik Reutlingen (PP.rt) erhoben wurden. Erste Ergebnisse der Untersuchung wurden bereits von Götz et al. (2019) und Hirschek et al. (2019) auf dem DGPPN-Kongress präsentiert. Die ausführlichen Ergebnisse sind unter Berücksichtigung spezifischer Fragestellungen in den beiden zum Teil noch in Ausarbeitung befindlichen Dissertationen (Götz 2021; Hirschek, unveröffentlicht) enthalten, Teile hiervon auch in dem im März online publizierten Artikel in der psychiatrischen Praxis (Raschmann et al. 2021). An den beiden exemplarisch ausgewählten Studienzentren in Zwiefalten und Reutlingen wurden jeweils ab dem Stichtag 01.05.2018 in StäB befindliche Patientinnen für eine Teilnahme an der Studie angesprochen. Der Studieneinschluss erfolgte ab diesem Zeitpunkt konsekutiv, bis zur jeweiligen Fallzahlerreichung von n = 50. Für die Gesamtzufriedenheit wurde die Summe aller Einzelzustimmungswerte der 18 Items gebildet und durch die Anzahl der beantworteten Items geteilt, wobei den einzelnen Antworten der Patientinnen jeweils Zahlenwerte von 0 = »Stimme überhaupt nicht zu« bis 100 = »Stimme uneingeschränkt zu« zugeordnet wurden. Hohe Werte stehen somit für eine hohe Zufriedenheit, wobei die maximale

Zufriedenheit bei 100 liegt. Die Betrachtung der Gesamtzufriedenheit der 100 Patientinnen zeigte, dass diese mit M = 84 (SD = 25,6; n = 1.766) recht hoch war (Götz 2021; Raschmann et al., 2021). Eine zusätzliche Betrachtung der zentralen Tendenz der Gesamtzufriedenheit unter Berücksichtigung der Differenzierung nach ländlicher vs. städtischer Lokation stellte zudem einen höheren mittleren Rang der Zufriedenheit für die Patientinnen auf dem Land (KPP Zwiefalten) als für die Patientinnen in der Stadt (PP.rt) fest (Raschmann et al. 2021). Geringere Zufriedenheit zeigte sich mit M = 74 (SD = 29,5, n = 92) für das Item »Die Medikamente haben zum Erfolg der Behandlung beigetragen«, mit M = 76 (SD = 23,3, n = 99) für das Item »Ich bin zuversichtlich, im Alltag jetzt besser zurechtzukommen« und mit M = 77 (SD = 29,2 , n = 92) für das Item »Ich habe genug Informationen über Wirkung und Nebenwirkungen der Medikamente bekommen.«.

Die Bereiche mit besonders hoher Zufriedenheit bezogen sich auf folgende Items: »Das Personal hat meine Privat- und Intimsphäre respektiert«, »Das mich behandelnde Personal machte einen kompetenten und fachkundigen Eindruck« sowie »In den Einzelgesprächen habe ich mich angenommen gefühlt«. Eine übersichtliche Zusammenfassung der Antworten zu den einzelnen Items ist in Raschmann et al. 2021 nachzulesen. Interessant und auch ausschlaggebend für die Akzeptanz der StäB scheint aber vor allem auch die Zustimmung zum Item »Ich würde die stationsäquivalente Behandlung erneut in Anspruch nehmen«. Hier zeigte sich insgesamt eine Zustimmung von M = 88 (SD = 26,1, n = 99). Bereits diese hohe Zustimmung zu dieser spezifischen Aussage lässt auf eine hohe Akzeptanz bei den Patientinnen mit dem innovativen neuen aufsuchenden Versorgungsangebot schließen.

Bei einer der vier offenen Fragen am Ende des Fragebogens hatten Patienten darüber hinaus die Möglichkeit, im Freitext anzugeben, was ihnen beispielsweise besonders gut an der StäB gefallen hat. Hier wurden viele Dinge angesprochen, welche gerade durch das aufsuchende Setting im häuslichen Umfeld überhaupt erst ermöglicht wurden: »Dass ich zu Hause bleiben konnte«, »Mein Hund konnte bei mir sein« sowie »Ich konnte wieder in meinen Alltag hineinwachsen (nach der Zeit auf Station)« (Götz 2021). In Zusammenschau mit den übrigen Ergebnissen stimmen diese ersten Behandlungsdaten zur Zufriedenheit der in StäB behandelten Patienten also recht optimistisch. Die hier beschriebene tendenziell recht hohe Behandlungszufriedenheit deckt sich auch mit Ergebnissen aus Zufriedenheitsbefragungen zu anderen aufsuchenden Behandlungsangeboten, welche jedoch nur sehr eingeschränkt mit der StäB direkt vergleichbar sind (Weinmann et al. 2009).

In dieser ersten Untersuchung zur Behandlungszufriedenheit in StäB war es besonders wichtig, erste Hypothesen bezüglich möglicher Einflussfaktoren auf die Behandlungszufriedenheit wie Hauptdiagnose, Klinikstandort (ländliche vs. städtische Region) und Behandlungsdauer zu generieren. Der für diese ersten Untersuchungen der Behandlungszufriedenheit in StäB eigens im Rahmen einer Expertenrunde etablierte Zufriedenheitsfragebogen ist mit seinen 18 Items sowie seinen ergänzenden offenen Fragen im Anhang abgebildet (▶ Anhang 3). Weitere ausführliche Informationen zum Instrument sind ebenso in den bereits genannten Veröffentlichungen nachzulesen.

Auch in der multizentrischen AKtiV-Studie zur aufsuchenden Krisenbehandlung (▶ Kap. 6.4), welche vom Innovationsfonds gefördert wird und unter anderem in der Nervenheilkunde von Baumgardt et al. 2020 bereits vorgestellt wurde, ist die Behandlungszufriedenheit der Patientinnen ein interessierendes Betrachtungskriterium (Baumgardt et al. 2020, 2021).

Literatur

Baumgardt J, Schwarz J, von Peter S et al. (2020) Aufsuchende Krisenbehandlung mit teambasierter und integrierter Versorgung (AKtiV). Nervenheilkunde 39(11): 739–745.

Baumgardt* J, Schwarz* J, Bechdolf A et al. (2021) Implementation, efficacy, costs and processes of inpatient equivalent home-treatment in German mental health care (AKtiV): protocol of a mixed-method, participatory, quasi-experimental trial. BMC Psychiatry 21 (1): 173.

Götz E (2021) Umsetzung der stationsäquivalenten Behandlung im städtischen Raum.

Götz E, Hirschek D, Gottlob M et al. (2019) Zufriedenheitsbefragung von an der stationsäquivalenten Behandlung beteiligten Personen. DGPPN-Kongress, Berlin, 27.11.-30.11.2019.

Hirschek D (unveröffentlicht) Umsetzung der stationsäquivalenten Behandlung im ländlichen Raum. (Unveröffentlichte Dissertation).

Hirschek D, Götz E, Gottlob M et al. (2019) Stationsäquivalente Behandlung – Wer entscheidet sich für die neue Behandlungsform, wer könnte profitieren? DGPPN-Kongress, Berlin, 27.11.-30.11.2019.

Raschmann S, Götz E, Hirschek D et al. (2021) StäB–Wie bewerten Patientinnen und Patienten die neue Behandlungsform? Psychiatrische Praxis.

Weinmann S, Puschner B, Becker T (2009) Innovative Versorgungsstrukturen in der Behandlung von Menschen mit Schizophrenie in Deutschland. Nervenarzt 80: 31–39.

6.4 Aufsuchende Krisenbehandlung mit teambasierter und integrierter Versorgung (AKtiV) – Eine multizentrische kontrollierte Beobachtungsstudie zur Evaluierung stationsäquivalenter psychiatrischer Behandlung

Johanna Baumgardt und Andreas Bechdolf stellvertretend für die AKtiV-Forschungsgruppe

Hintergrund

Für den deutschsprachigen Raum liegen zur aufsuchenden Behandlung insgesamt 19 Studien vor (Bechdolf et al. 2020, 2021). Die Übertragbarkeit dieser und der in der aktuellen S3-Leitlinine dargelegten Evidenz (DGPPN 2019) auf die stationsäquivalente psychiatrische Behandlung nach § 115d SGB V (StäB) könnte aus unterschiedlichen Gründen eingeschränkt sein. Für die StäB existieren bis dato nur Erfahrungsberichte und Umsetzungsempfehlungen (Knorr et al. 2021; Längle 2018; Längle et al. 2019; Schwarz et al. 2020; Weinmann et al. 2021); kontrollierte, multizentrische Studien, welche StäB als Sonderform des HT hinsichtlich unterschiedlicher Zielparameter, Perspektiven und methodischer Ansätze evaluiert, stehen jedoch noch aus. Vor diesem Hintergrund ist eine Studie zur Überprüfung der Wirksamkeit von StäB angezeigt. Gegenwärtig wird dies im Rahmen einer multizentrischen, kontrollierten Kohortenstudie mit Vorher-Nachher-Messung realisiert, der AKtiV-Studie (Laufzeit: 01.07.2020–30.06.2023; Förderung: Innovationsausschuss beim Gemeinsamen Bundesausschuss) (Baumgardt et al. 2020).

Studienaufbau

Um die hohe Varianz von Versorgungsrealitäten abbilden zu können, wird die AKtiV-Studie in zehn StäB-praktizierenden Kliniken aus unterschiedlichen Versorgungsregionen Deutschlands durchgeführt. Die Studie ist in die fünf Module A, B, C, D und E unterteilt, die jeweils von eigenständigen Forscher-Gruppen an unterschiedlichen Institutionen bearbeitet werden. Von den einzelnen Modulen werden unterschiedliche Akteursgruppen mittels verschiedenartiger methodischer Ansätze der empirischen Versorgungsforschung befragt.

Quantitative Forschungsmethodik

Patientinnen: Als primärer Endpunkt der AKtiV-Studie dient die Wiederaufnahmerate in die stationär-psychiatrische Behandlung (DGPPN 2019). Als sekundäre Studien-Endpunkte werden unterschiedliche, häufig genutzte Indikatoren für die empirische Analyse der Wirksamkeit aufsuchender Behandlungsformen evaluiert, u. a. die Anzahl stationär verbrachter Tage, die Behandlungskontinuität, das soziale Funktionsniveau, die Arbeitsfähigkeit, die gesundheitsbezogene Lebensqualität, die Behandlungszufriedenheit, die individuelle Recovery sowie die Inanspruchnahme von Versorgungsangeboten (Cavelti et al. 2017; Fankhauser et al. 2017; Leidl und Reitmeir 2017; Morosini et al. 2000; Roick et al. 2001).

Angehörige: Während die deutschsprachige Versorgungsforschung sowie entsprechendes Qualitätsmanagement die Sicht von Patienten mittlerweile zumeist berücksichtigen (Längle et al. 2003; Längle et al. 2002; Möller-Leimkühler und Dunkel 2003; Spießl et al. 2004), vernachlässigen sie die Perspektive der Angehörigen weitgehend (Spießl et al. 2004). Da der Einfluss von Angehörigen auf den Behandlungsprozess jedoch seit langem bekannt ist und bspw. familientherapeutische Ansätze das Behandlungsergebnis signifikant verbessern können (Gasque-Carter und Curlee 1999), werden in der AKtiV-Studie Angehörige hinsichtlich ihrer Zufriedenheit mit der jeweiligen Behandlungsform befragt. Zudem wird ihr Belastungserleben erfasst, da die psychische Erkrankung eines Familienmitglieds sich auch auf Angehörige auswirken kann, bspw. im Rahmen gesundheitlicher Beeinträchtigungen, finanzieller Belastungen sowie hinsichtlich Einschränkungen im Bereich der Freizeitgestaltung oder im Arbeitsleben (Angermeyer et al. 1997).

Gesundheitsökonomie: Zur Klärung gesundheitsökonomischer Fragestellungen wird eine primärdatenbasierte Kostennutzwertanalyse (CUA) aus volkswirtschaftlicher Perspektive nach der Nettonutzenmethode durchgeführt (Drummond et al. 2005; Glick 2010; Salize und Kilian 2010). Grundlage dessen ist die vollständige Erfassung der direkten und indirekten Krankheitskosten sowie die Messung der subjektiven Lebensqualität der Untersuchungsteilnehmerinnen mit einem präferenzbasierten Messverfahren (Bernert et al. 2009; Brooks et al. 2003).

Mitarbeitende: Um Aufbau, Entwicklung, Zusammensetzung und Organisation der StäB-Teams und -prozesse sowie die Zufriedenheit der Teams und deren Auswirkung auf die stationäre Wiederaufnahmerate und das regionale Versorgungssystem (Systemeffekte) zu untersuchen, werden selbstentwickelte Fragebögen, die in Zusammenschau mit den OPS-Leistungsdaten der Kliniken ausgewertet werden, genutzt. Durch eine zentrumsübergreifende Evaluation der Implementierungsbedingungen sollen somit Anweisungen und Richtlinien für die künftige Umsetzung und Dokumentation von StäB entwickelt werden.

Qualitative und kollaborative Forschungsmethodik

Mittels qualitativer Forschungsmethoden sollen die Erfahrungen der Patienten und Angehörigen mit StäB aus lebensweltlicher Perspektive untersucht werden, ohne diesen Prozess durch den »klinischen Blick« der Forschenden zu stark zu beeinflussen. Daher wird ein kollaborativer Forschungsansatz verfolgt. Dies bedeutet, dass Forscher mit und ohne Krisen- oder Psychiatrieerfahrung die Fragestellungen gemeinsam bearbeiten (von Peter 2017). Um alltägliche Praktiken in der Umsetzung von StäB möglichst unverzerrt abbilden zu können, wird das Mitgehen als Methode (»Go Along«) eingesetzt (Kusenbach 2008). Die Go Alongs sowie die Auswertung der gewonnenen Daten erfolgt in einem iterativen Prozess, der sich an der Grounded Theory Methodologie orientiert (Charmaz 2014). Um eventuelle Wissenslücken zu schließen, werden zudem Einzel- und Fokusgruppen-Interviews geführt. Ziel des kollaborativen Forschungsansatzes ist die Entwicklung spezifischer Wirk- und Störfaktoren von StäB aus trialogischer Perspektive.

Mixed-Methods-Ansatz

Durch eine Kombination quantitativer und qualitativer Daten werden Behandlungsprozesse der in die AKtiV-Studie involvierten StäB-Teams und Behandlungsverläufe analysiert und verglichen. Als Datenquelle dienen neben den oben erwähnten Fragebögen im Rahmen der quantitativen Befragung der Patientinnen und Angehörigen auch Basisdokumentationen, Routinedaten der Klinik, die Dokumentation der patientinnenindividuellen Einzelleistungen nach Quantität und Berufsgruppen im zeitlichen Verlauf sowie Struktur- und Prozessdaten der einzelnen Studienzentren. Zudem werden Fokusgruppen-Interviews mit den Behandlerinnen-Teams durchgeführt. Zudem soll analysiert werden, ob und wodurch sich Patientinnen, die direkt ins StäB (stationsersetzend) aufgenommen werden, von solchen unterscheiden, die nach originär stationärer Aufnahme mittels einer Verlegung stationsverkürzend dorthin gekommen sind. In einem Studienzentrum soll detailliert untersucht werden, welche spezifischen Unterschiede zwischen Personen bestehen, die von Anfang an ohne Klinik-Kontakt aufsuchend behandelt werden, und solchen, die in StäB unter Vermittlung der Klinik verlegt werden. Patientinnenindividuelle Daten zum Zeitpunkt der Aufnahme in StäB wie bspw. Diagnose, Alter, Geschlecht, Vorgeschichte und Krankheitsschwere werden mit Prozessdaten wie bspw. Behandlungsverläufen, Behandlungsabbrüchen wie auch Zu- und Weiterleitungen verknüpft.

Weiterführende Informationen zu Fallzahlberechnung, Matching, Einschluss und Studienablauf wurden in einschlägigen Fachzeitschriften veröffentlicht (Baumgardt et al. 2020, 2021).

Ausblick

Da StäB eine komplexe Intervention ist, muss deren Evaluation auf unterschiedlichen Ebenen erfolgen. Da es als besondere Form des Hometreatment eine für den deutschsprachigen Raum verhältnismäßig »junge« Versorgungsform ist, muss ihre Evaluation neben klinischen Endpunkten auch Fragen hinsichtlich Zielpopulation, Implementierungsbedingungen, Behandlungsprozessen und Wirkfaktoren einschließen. Zudem sollte ihre Evaluation sowohl die Perspektive von Patienten, Angehörigen und Mitarbeitenden als auch von Akteuren aus Politik und Selbstverwaltung berücksichtigen. Ein Beispiel für eine solche Erhebung ist die quasi-experimentelle AKtiV-Studie. Deren Stärke besteht v. a. darin, eine Vielfalt unterschiedlicher Perspektiven, Datenquellen und Methoden zu bündeln, um Strukturen und Prozesse ebenso wie klinische und gesundheitsökonomische Effekte von StäB zu untersuchen. Vor diesem Hintergrund kann erwartet werden, dass die Studienergebnisse für ein breites Publikum interessant sein und zur praxiswirksamen Weiterentwicklung des Modells beitragen können.

Literatur

Angermeyer MC, Matschinger H, Holzinger A (1997) Die Belastung der Angehörigen chronisch psychisch Kranker. Psychiatrische Praxis 24: 215–220.
Baumgardt J, Schwarz J, von Peter S et al. (2020) Evaluierung von aufsuchenden Behandlungsformen und deren Wirkfaktoren. In: Weinmann S, Bechdolf A, Greve N (Hrsg.). Psychiatrische Krisenintervention zuhause – Das Praxisbuch zu StäB & Co. 2020. Köln: Psychiatrie-Verlag.
Baumgardt J, Schwarz J, Bechdolf A et al. (2021) Implementation, efficacy, costs and processes of inpatient equivalent home-treatment in German mental health care (AKtiV): protocol of a mixed-method, participatory, quasi-experimental trial. BMC Psychiatry 21(1): 173.
Baumgardt J, Schwarz J, von Peter S et al. (2020) Aufsuchende Krisenbehandlung mit teambasierter und integrierter Versorgung (AKtiV). Nervenheilkunde 39(11): 739–745.

Bechdolf A, Baumgardt J, Weinmann S (2020) Wirksamkeit aufsuchender Behandlung – Aktuelle Evidenz aus dem deutschsprachigen Raum. In: Weinmann S, Bechdolf A, Greve N (Hrsg.) Psychiatrische Krisenintervention zuhause – Das Praxisbuch zu StäB & Co. 2020. Köln: Psychiatrie-Verlag.

Bechdolf A, Bühling-Schindowski F, Nikolaidis K et al. (2021) Evidenz zu aufsuchender Behandlung bei Menschen mit psychischen Störungen aus Deutschland, Österreich und der Schweiz – eine systematische Übersicht. Der Nervenarzt.

Bernert S, Fernández A, Haro JM et a. (2009) Comparison of Different Valuation Methods for Population Health Status Measured by the EQ-5D in Three European Countries. Value in Health 12(5): 750–758.

Brooks R, Rabin R, de Charro F (2003) The Measurement and Valuation of Health Status Using EQ-5D: A European Perspective. Springer Netherlands.

Cavelti M, Wirtz M, Corrigan P (2017) Recovery assessment scale: Examining the factor structure of the German version (RAS-G) in people with schizophrenia spectrum disorders. European Psychiatry 41(1): 60–67.

Charmaz K (2014) Constructing Grounded Theory (2nd edition ed.). SAGE.

DGPPN (2019) S3-Leitlinie Psychosoziale Therapien bei schweren psychischen Erkrankungen. Springer.

Drummond F, Sculpher MJ, Torrance GW (2005) Methods for the economic evaluation of health care programmes (3 ed.). Oxford University Press.

Fankhauser S, Hochstrasser B, Sievers M et al. (2017) Die Eignung der HoNOS (Health of the Nation Outcome Scales) zur Erfassung des Verlaufs und des Schweregrads depressiver Symptomatik im stationären Setting. PPmP – Psychotherapie — Psychosomatik — Medizinische Psychologie 67(09/10): 391–400.

Gasque-Carter KO, Curlee MB (1999) The educational needs of families of mentally ill adults: The South Carolina experience. Psychiatric Services 50(4): 520–524.

Glick HA (2010) Economic evaluation in clinical trials (Reprinted.). Oxford University Press.

Knorr R, Huter J, Dittmeyer V et al. (2021) Zwei Jahre stationsäquivalente Behandlung: Ein Werkstattbericht [Two Years of Ward-Equivalent In-Patient Treatment (StaeB) in retrospect]. Fortschr Neurol Psychiatr 89(01/02): 12–22.

Kusenbach M (2008) Mitgehen als Methode Der »Go-Along« in der phänomenologischen Forschungspraxis. In: Raab J, Pfadenhauer M, Stegmaier P et al. (Hrsg.) Phänomenologie und Soziologie: Theoretische Positionen, aktuelle Problemfelder und empirische Umsetzungen (S. 349–358). VS Verlag für Sozialwissenschaften.

Längle G (2018) Stationsäquivalente Behandlung (StäB) – ein großer Schritt in die richtige Richtung. Debatte – Pro. Psychiatrische Praxis 45(03): 122–123.

Längle G, Baum W, Wollinger A et al. (2003) Indicators of quality of in-patient psychiatric treatment: the patients' view. Int J Qual Health Care 15(3): 213–221.

Längle G, Holzke M, Gottlob M (2019) Psychisch Kranke zu Hause versorgen – Handbuch zur Stationsäquivalenten Behandlung. Stuttgart: Kohlhammer.

Längle G, Schwärzler F, Eschweiler GW et al. (2002) Der Tübinger Bogen zur Behandlungszufriedenheit (TÜBB 2000) [The Tübingen Questionnaire of Treatment Satisfaction]. Psychiatr Prax 29(02): 83–89.

Leidl R, Reitmeir P (2017) An Experience-Based Value Set for the EQ-5D-5L in Germany. Value in Health 20(8): 1150–1156.

Möller-Leimkühler AM, Dunkel R (2003) Zufriedenheit psychiatrischer Patienten mit ihrem stationären Aufenthalt. Der Nervenarzt 74(1): 40–47.

Morosini PL, Magliano L, Brambilla L et al. (2000) Development, reliability and acceptability of a new version of the DSM-IV Social and Occupational Functioning Assessment Scale (SOFAS) to assess routine social funtioning. Acta Psychiatrica Scandinavica 101(4): 323–329.

Roick C, Kilian R, Matschinger H et al. (2001) Die deutsche Version des Client Sociodemographic and Service Receipt Inventory – Ein Instrument zur Erfassung psychiatrischer Versorgungskosten. Psychiatrische Praxis 28: 84–90.

Salize HJ, Kilian R (2010) Gesundheitsökonomie in der Psychiatrie: Konzepte, Methoden, Analysen. Stuttgart: Kohlhammer.
Schwarz J, Bechdolf A, Hirschmeyer C et al. (2020) »Ich sehe es tatsächlich als Zwischenschritt« – eine qualitative Analyse der Implementierungsbedingungen und -hürden von Stationsäquivalenter Behandlung in Berlin und Brandenburg. Psychiatrische Praxis 48 (04): 193–200.
Spießl H, Schmid R, Vukovich A et al. (2004) Erwartungen und Zufriedenheit von Angehörigen psychiatrischer Patienten in stationärer Behandlung. Der Nervenarzt 75(5): 475–482.
von Peter S (2017) Partizipative und kollaborative Forschungsansätze in der Psychiatrie. Psychiatrische Praxis 44(08): 431–433.
Weinmann S, Spiegel J, Baumgardt J et al. (akzeptiert) Stationsäquivalente Behandlung (StäB) im Vergleich mit der vollstationärern Behandlung: 12 Monats- Follow-Up einer gematchten Kohortenstudie.

6.5 StäB in Zeiten der Corona-Pandemie

Nur zwei Jahre blieb den psychiatrischen Krankenhäusern und Abteilungen Zeit, die StäB unter regulären Versorgungsbedingungen aufzubauen und zu erproben. Ab dem 1. Quartal 2020 stand auch die StäB im Bann der Corona-Pandemie. Viele Kliniken, die mit StäB beginnen wollten, setzten diese Planung noch einmal aus, da andere Themen der Krankenhausorganisation die zeitlichen und auch die gedanklichen Ressourcen beanspruchten. In der ersten Welle der Pandemie wurden viele stationäre Angebote zumindest phasenweise geschlossen, die Stationen wurden in Infektionsstationen umgewandelt, in manchen Häusern wurde Personal abgezogen und so die Zahl der psychiatrischen Betten reduziert. Tageskliniken mussten neue Raumkonzepte entwickeln und prüfen, inwieweit eine Behandlung unter Pandemiebedingungen überhaupt noch möglich ist. Vielfach wurden Tageskliniken für gewisse Hochphasen der Infektion geschlossen. Die Kliniken, die StäB bereits eingeführt hatten, standen vor der Frage, ob unter diesen speziellen Bedingungen der Pandemie eine Fortführung dieser Behandlung möglich ist oder ob auch diese Behandlungsform ausgesetzt werden sollte. Gleichzeitig entstand die Diskussion, ob im Gegensatz zum stationären und teilstationären Setting gerade die StäB einen Ausweg aus der pandemiebedingten Minderversorgung der Bevölkerung sein könne.

Die Verantwortlichen hatten bei der grundsätzlichen Entscheidung für StäB in der Pandemie im Wesentlichen zwei Fragen zu beantworten:

1. Besteht in der Pandemie durch die aufsuchende Behandlung verschiedener Therapeutinnen in der eigenen Häuslichkeit eine Infektionsgefahr für die betreuten Patientinnen?
2. Besteht durch die aufsuchende Behandlung in der Häuslichkeit der Patientinnen eine erhöhte Infektionsgefahr für die Mitarbeitenden im Team?

Die Gefährdung auf beiden Seiten war nicht nur abstrakt und auf diese Behandlungsform hin zu berücksichtigen, sondern zugleich auch immer abzugleichen mit den Risiken, die bei einer stationären Behandlung bestünden.

Für den konkreten Einzelfall waren darüber hinaus weitere Leitfragen zu beantworten:

1. Ist eine stationäre/stationsäquivalente Behandlung unabdingbar?
2. Wenn die Intensität der stationären Behandlung notwendig ist, welche Behandlungsform ist eher erfolgversprechend?
3. Welche Behandlungsform kann angesichts des Krankheitszustandes durchgeführt werden?
4. Wo liegt die geringere Infektionsgefahr?

Zunächst aber mussten Krankenhäuser die Grundsatzentscheidung treffen: Führen wir StäB weiter durch oder nicht?

Nach einer kleinen Umfrage, die im Rahmen der AG StäB der DGPPN durchgeführt wurde, zeigte sich folgendes Bild (einzelne Zitate sind weiter unten aufgeführt):

Einige wenige Kliniken stellten aus Sorge vor einer erhöhten Infektionsgefahr StäB ein. Die weit überwiegende Mehrheit der Kliniken mit StäB-Angebot führte diese Behandlungsform jedoch weiter fort. Einige davon verstärkten in der Pandemiephase die StäB ausdrücklich und auch als Ersatz für Behandlungen, die sonst eher stationär durchgeführt worden wären. Die Kliniken, die die Behandlung einstellten, argumentierten damit, dass so wenige Begegnungen wie möglich außerhalb des Krankenhauses und insbesondere auch im privaten Umfeld von Patienten entstehen dürften und StäB daher vermieden werden solle. Das Betreten der Privaträume und die damit verbundene Gefahr der Infektion durch den Aufenthalt in einem potenziell infektiösen Luftraum wurde als zu gefährlich bewertet. Außerdem wurde die Gefahr gesehen, dass Infektionen von der einen Wohnung in die andere verschleppt würden, insbesondere im Rahmen einer Tagestour mit Aufsuchen verschiedener Patienten. Die Station als abgeschlossene, wohngemeinschaftsähnliche Situation mit wenig Außenkontakten durch Besuchsbeschränkungen u. ä. galt als die sicherere Behandlungsform. Die anderen Kliniken bewerteten dies oft anders: Die notwendige körperliche Nähe zum Patienten in StäB sei deutlich geringer als auf Station. Eine Ballung von vielen Personen mit z. T. auch geringer Einsichtsfähigkeit in die Notwendigkeit von Schutzmaßnahmen sei auf den Stationen deutlich höher und damit auch die Gefährdung für Personal und Patienten. Die Erfahrungen von ambulanten Pflegediensten und anderen aufsuchenden unterstützenden Diensten und deren Fortführung ihrer Tätigkeit auch in der Pandemiephase bestärken diese Krankenhäuser im Aufrechterhalten von StäB.

In der Gesamtbetrachtung zu unterscheiden sind dabei die erste, zweite und dritte Welle der Pandemie, da die Risikofaktoren hier unterschiedlich zu bewerten waren. Wo zu Beginn der ersten Welle Schutzkleidung, insbesondere medizinischer Atemschutz und FFP2-Masken nicht zur Verfügung standen und auch Stoffmasken noch Mangelware waren, konnte StäB nur bei einer ausgewählten

Zahl von Patientinnen durchgeführt werden, bei denen mit Gewissheit der notwendige Sicherheitsabstand im Kontakt gewahrt werden konnte. Manche Teams führten in dieser Zeit Gespräche vor allem im Freien durch (die erste Welle fiel mit dem Schwerpunkt in das 2. Quartal 2020, so dass Außenkontakte möglich waren), manche Kontakte wurden durch das offene Fenster geführt oder die Gespräche fanden, wo dies im Sinne der Schweigepflicht möglich war, unter der Haustüre statt. Wo ein Eintreten in die Wohnung notwendig war, wurde auch dort streng auf Abstand geachtet. Bei Patientinnen, bei denen dies nicht gesichert werden konnte, wurde StäB nicht realisiert. In der 2. und 3. Welle, unter den Bedingungen eines möglichen weitgehenden Schutzes durch das entsprechende Material sowohl bei Patientinnen als auch bei Mitarbeitenden, konnte unter Beachtung der vorgeschriebenen Hygienebedingungen StäB weitgehend normal durchgeführt werden. Eine Ansteckung von Mitarbeitenden oder Patientinnen im Kontext der StäB-Behandlung wurde uns nicht bekannt.

Eine besondere Herausforderung war die Behandlung von an COVID-19 erkrankten StäB-Patienten. Auch diese wurde von manchen Krankenhäusern durchgeführt. Mit der entsprechenden Schutzausrüstung wurde hier kein Unterschied zu den Rahmenbedingungen einer Isolierung auf einer Station oder der Behandlung auf einer Isolierstation gesehen. In einigen Fällen wurden Patienten, die noch ohne Krankheitssymptome auf Station positiv getestet wurden, zur Weiterbehandlung und zum Schutz der Mitpatienten in die StäB verlegt und zu Hause weiter behandelt. In Einzelfällen konnte so bei Identifikation eines infizierten Patienten direkt bei Aufnahme vermieden werden, dass eine ganze Station unter Aufnahmestopp gestellt wurde und die Regelversorgung dadurch erschwert wurde.

Aus den Zuschriften zu einer Anfrage an StäB-durchführende Kliniken zu ihrem Verhalten in der Pandemiephase hier nun einige Zitate:

»Auch wir hatten und haben gerade in Corona-Zeiten eine hohe Nachfrage nach stationsäquivalenten Behandlungen und sehen darin häufig eine besonders gute Möglichkeit, Ansteckungsrisiken zu reduzieren und die Kliniksituation zu entlasten.« (Dr. O. Hardt, Chefarzt Vivantes Klinikum Neukölln, Berlin)

»Wir haben wegen der Besuchs- und auch leider für uns zunehmend geltenden Betretungsverbote in Heimen zunehmend versucht, Patienten in ihrer Häuslichkeit zu behandeln. [...] Aufgrund der Schließungen von Tagespflegen und deutlich eingeschränkter Kontakte erleben wir eine hohe Belastung von Patienten mit Depressionen und auch mit Demenz sowie deren Familien in der Versorgung. Hier konnten wir in der langen Phase, in der Aufnahmen in die Klinik vermieden werden sollten wegen der unklaren Entwicklung der Belegungsmöglichkeiten in der Klinik während der Pandemie, tatkräftig entlasten.« (Dr. S. Spannhorst, leitender Oberarzt Zentrum für seelische Gesundheit Klinik für Psychiatrie und Psychotherapie für Ältere, Stuttgart)

»Möglicherweise sind die Patienten aus Furcht vor vollstationären Aufenthalten bei Aufnahme in die StäB aktuell schwerer krank als vor Covid-Zeiten, aber das haben wir noch nicht evaluiert.« (Dr. E. Ketisch, Chefärztin Zentrale Patientenaufnahme mit Ambulanz und StäB kbo-Isar-Amper-Klinikum, München)

»Wir haben wie viele hier im Kreis in Corona-Zeiten StäB eher erweitert als zurückgefahren – eine wichtige Versorgungsperspektive in diesen Zeiten für schwer Erkrankte!« (Prof. Dr. K. Stengler & T. Herzog, Helios Park-Klinikum Leipzig)

Zusammenfassend lässt sich festhalten, dass in der weit überwiegenden Mehrzahl der Kliniken StäB als eine gut geeignete Behandlungsform in der Pandemie betrachtet wurde. Erhöhte Risiken für eine Infektion wurden nicht erkennbar, im Gegenteil scheint StäB aus heutiger Sicht eine gute Möglichkeit, das Infektionsrisiko für den einzelnen Mitarbeitenden und für die Patientinnen zu senken und zugleich das Risiko einer Virusausbreitung im stationären Setting zu verringern.

7 Zusammenfassung und Ausblick

Das PsychVVG und die damit verbundenen Regelungen zu StäB bieten uns die Chance, die psychiatrische Behandlung akut erkrankter Menschen weiter zu entwickeln und sie im Sinne einer bedarfsorientierten Behandlung individueller und effektiver zu gestalten. Psychisch kranke Menschen zu Hause in ihrer Umgebung zu erleben bietet Einblicke in das Lebensumfeld und die Lebensgestaltung, die im stationären Setting so nicht möglich wären. Daraus können sich wichtige und hilfreiche Erkenntnisse für die Diagnostik sowie für die Gestaltung der Behandlung ergeben. Darüber hinaus können wir mit StäB einen weiteren Schritt auf die Patienten und ihre Bedürfnisse zugehen – und Menschen erreichen, die bislang nicht den Weg ins Hilfesystem gefunden haben.

In der aktuellen gesetzlichen Ausgestaltung sind den Möglichkeiten dennoch Grenzen gesetzt. Wie beschrieben ersetzt StäB ausschließlich eine vollstationäre Krankenhausbehandlung. Tägliche Therapiekontakte sind Voraussetzung für diese Behandlungsform. In den Behandlungen der letzten Jahre zeigte sich immer wieder, dass der Übergang von der StäB in ein ambulantes Setting für die Patientinnen nicht immer leicht ist. Ein Ausschleichen der Behandlung ist jedoch unter Berücksichtigung der derzeitigen gesetzlichen Vorgaben nicht möglich. Auch eine halbtägige StäB, wie sie im Zuge der Hometreatment-Debatten im Gespräch war, ist als Pendant zu einer tagesklinischen Behandlung gesetzlich nicht vorgesehen. Dies wäre eine wichtige und hilfreiche Möglichkeit, um den Übergang zwischen stationärem beziehungsweise stationsäquivalentem Setting und einer tagesklinischen oder ambulanten Weiterbehandlung möglichst lückenlos zu gestalten.

Mit anteilig leistungsabhängig gestalteten Vergütungsvereinbarungen kann aber auch innerhalb des gültigen Rahmens ein Teil der nötigen Flexibilität realisiert werden. Eine nach oben nicht gedeckelte leistungsabhängige PIA-Finanzierung, wie sie in manchen Bundesländern bereits realisiert ist, kann die Lücke zwischen der Intensität der StäB und einer anschließenden ambulanten Dauerbehandlung weitgehend schließen. Entsprechende Vereinbarungen erschienen derzeit bundesweit als denkbar, wurden aber in der Realisierung nicht zuletzt durch die Corona-Pandemie gebremst. Neue Impulse hierzu können eventuell von der gesetzlich vorgeschriebenen Evaluation von StäB durch die Partner der Selbstverwaltung, die bis Ende 2022 vorgelegt werden soll, ausgehen. Auch die Ergebnisse der in Kap. 6.4 (▶ Kap. 6.4) beschriebenen AKtiV-Studie werden zu dieser Diskussion eine neue Datenbasis liefern können. Parallel dazu werden die Erfahrungen der in der AG StäB der DGPPN zusammengeführten Kliniken auch unter diesem Blickwinkel zusammengetragen und ausgewertet.

Die bislang vereinbarten Anforderungen und Regelungen zu StäB sind alles in allem also ein wichtiger Schritt und ein guter Anfang. Dennoch dürfen wir sie nicht als abschließend betrachten, sondern sie bedürfen einer regelmäßigen Diskussion und kritischen Betrachtung. Im Zuge der kontinuierlich gesammelten Umsetzungerfahrungen seit 2018 konnten zahlreiche Fragestellungen, die sich im Alltag ergeben haben, bereits geklärt werden. Auf diesem Hintergrund können wir heute bereits festhalten, dass sich StäB in einigen Bundesländern fest etabliert hat und in vielen Bundesländern erste Erfahrungen mit dieser neuen Behandlungsform gesammelt wurden. Von Seiten der Patientinnen und der Mitarbeitenden sind diese überwiegend sehr positiv. Auf dieser Grundlage ist zu hoffen, dass sich in den nächsten Jahren viele weitere psychiatrische Kliniken der StäB öffnen und in einigen Jahren die Breite des stationsäquivalenten Behandlungsangebotes zumindest die der tagesklinischen Behandlung erreichen wird. Wir hoffen und sind zuversichtlich, dass hierfür nicht erneut 40 Jahre benötigt werden, bis sich diese Behandlungsform überall in Deutschland durchgesetzt hat, sondern dass spätestens bis zum Jahr 2030 eine flächendeckende Versorgung mit StäB existiert. Es wäre unseren Patientinnen von Herzen zu wünschen! Die Autorinnen wollen gerne alles ihnen Mögliche beitragen, um dieses Ziel zu erreichen.

Anhang

Anhang 1: Gemeinsames Eckpunktepapier zur stationsäquivalenten Behandlung (StäB)

Aus dem Downloadbereich der DGPPN; im Internet: https://www.dgppn.de/_Resources/Persistent/ee7cd3010fd2de4e9d144856cd436cb0f864d3e8/2018-06-18_Eckpunktepapier_St%C3%A4B_Verb%C3%A4nde_Logos_fin.pdf (Stand: 30.07.2021)

Anhang

Gemeinsames Eckpunktepapier zur Stationsäquivalenten Behandlung (StäB)

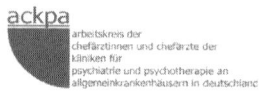
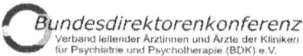
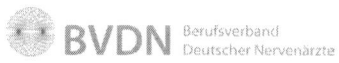

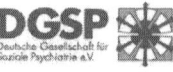
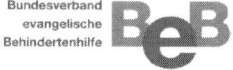
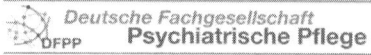
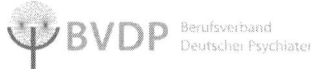
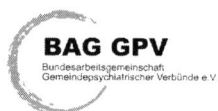
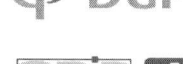
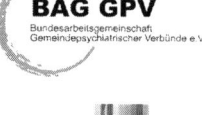
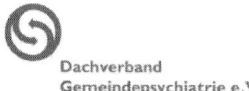
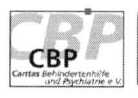

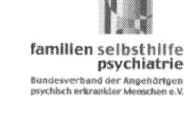

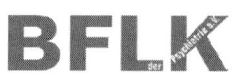
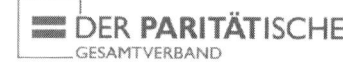
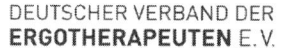

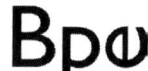
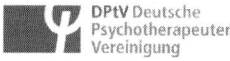
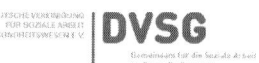
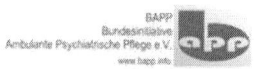

Gemeinsames Eckpunktepapier zur Stationsäquivalenten Behandlung (StäB)

Aufsuchende Angebote im Lebensumfeld durch ambulante Leistungserbringer reduzieren stationäre Behandlungen und erhöhen die Lebensqualität von psychisch erkrankten Menschen und ihren Angehörigen. Das neue Angebot der Stationsäquivalenten Behandlung (StäB) erlaubt es nun auch allen Krankenhäusern mit Pflichtversorgung, Behandlung im Lebensumfeld anzubieten. Für den effektiven Einsatz der neuen Möglichkeiten haben die unterzeichnenden Fachgesellschaften und Verbände Prinzipien einer strukturierten sektorenübergreifenden Zusammenarbeit konsentiert. Dabei steht der betroffene Mensch mit seinem individuellen Behandlungsbedarf und seinem familiären und sozialen Umfeld im Mittelpunkt.

Hintergrund

Internationale Studien belegen, dass Behandlungsformen im Lebensumfeld, wie Home Treatment oder ACT-Teams stationäre Behandlungen und Behandlungszeiten wirksam reduzieren und die Behandlungsbereitschaft und damit die Zufriedenheit bei Patienten und Angehörigen erhöhen können. Zugleich sollte Sorge dafür getragen werden, dass die häusliche Belastung auch der Angehörigen nicht noch weiter anwächst. Auch die S3-Leitlinie »Psychosoziale Therapien bei schweren psychischen Erkrankungen« gibt eine klare Empfehlung für eine gemeindepsychiatrisch teambasierte, multiprofessionelle ambulante Behandlung ab. Neben der Unterstützung durch die Familie bieten im deutschen Versorgungssystem ambulante Leistungserbringer seit Langem mit hohem Engagement und hoher Professionalität aufsuchende Angebote im Lebensumfeld an. Daran beteiligen sich Fachärzte für Psychiatrie und Psychotherapie, Fachärzte für Psychiatrie und Neurologie, Fachärzte für Nervenheilkunde, Fachärzte für Psychosomatik und Psychotherapie, ärztliche und psychologische Psychotherapeuten, Kinder- und Jugendlichenpsychotherapeuten, ambulante psychiatrische Pflege, Ergotherapeuten, ambulante Soziotherapie, Anbieter der Eingliederungshilfe und der Sozialpsychiatrischen Dienste sowie Experten aus Erfahrung (EX-IN).

Mit dem Gesetz zur Weiterentwicklung der Versorgung und Vergütung für psychiatrische und psychosomatische Leistungen (PsychVVG) hat der Gesetzgeber mit dem § 115d SGB V psychiatrischen Krankenhäusern mit regionaler Versorgungsverpflichtung sowie Allgemeinkrankenhäusern mit selbstständigen, fachärztlich geleiteten psychiatrischen Abteilungen mit regionaler Versorgungsverpflichtung eingeräumt, an Stelle der vollstationären Behandlung die stationsäquivalente psychiatrische Behandlung (StäB) im Lebensumfeld erbringen zu können. Insbesondere wenn es der Behandlungskontinuität dient oder aus Gründen der Wohnortnähe sachgerecht ist, können ambulante Leistungserbringer mit der Durchführung von Teilen der Behandlung beauftragt werden. Die Möglichkeit der Erbringung stationsäquivalenter Leistungen im Lebensumfeld des Patienten stellt eine Ergänzung der aktuell bestehenden Versorgung von Menschen mit psychischen Erkrankungen dar. Dabei ist diese Leistung wie die stationäre Behandlung durch einen definierten Beginn und ein definiertes Ende gekennzeichnet.

Die Bedingungen der Behandlung im Lebensumfeld, der Behandlungsteams, der Umfang der Patientenkontakte und die Anforderung an die Beauftragung von ambulanten Leistungserbringern sind in einer Vereinbarung zwischen GKV-Spitzenverband, dem Verband der privaten Krankenversicherungen und der Deutschen Krankenhausgesellschaft festgelegt (§ 10).

In vielen Regionen besteht bereits eine gemeindepsychiatrische Kultur der vernetzten Kooperation aller Leistungserbringer, die es ermöglicht, insbesondere Menschen mit schweren psychischen Erkrankungen und ihren Angehörigen eine wirksame lebensweltorientierte Behandlung und Unterstützung in ihrem gewohnten Lebensumfeld anzubieten. Im Interesse der Hilfesuchenden sollen dabei Doppelstrukturen und Aufspaltungen des Versorgungssystems so weit wie möglich vermieden bzw. abgebaut werden. Zudem ist es möglich bereits bestehende Leistungen von anderen Leistungserbringern in die stationsäquivalente Behandlung einzubinden. Bei der Implementierung der neuen Leistung StäB sollte deshalb die Integration dieses neuen Behandlungsangebots in die bereits bestehende psychiatrisch-psychosoziale Versorgungsstruktur unbedingt berücksichtigt werden.

Ziel dieses Eckpunktepapiers ist es – bei aller Diskussion über die Einführung eines neuen Behandlungselements und die mit den Krankenkassen zu verhandelnde Finanzierung – die eröffnete Chance zu einem solchen Schritt zu nutzen. Um eine gemeinsame Grundlage zur Verständigung jenseits von Leistungsanbietern und Berufsgruppen, über die Grenzen der Sektoren und Versorgungsbereiche hinweg zu ermöglichen, wird vom Bedarf der Patienten ausgegangen. An Stelle einer strukturellen tritt dadurch eine funktionale Beschreibung, die offen lässt, wie die Aufgaben regional bei sehr unterschiedlichen Versorgungsangeboten umgesetzt werden können.

Funktionale Beschreibung der Stationsäquivalenten Behandlung (StäB)

Die unterzeichnenden Verbände und Fachgesellschaften haben ausgehend vom Bedarf der Patienten und angelehnt an das Funktionale Basismodell von Steinhart und Wienberg, die verschiedenen Funktionen in Behandlung und Betreuung definiert. Ein entscheidender Vorteil dieses Modells ist die Orientierung an Funktionen ohne die explizite Festlegung, welche Berufsgruppe oder welcher Sektor diese übernehmen können. Die Versorgungsplanung nach diesem Modell wird konsequent aus Sicht des Betroffenen im Kontext seines sozialen Umfelds gedacht. Damit können regionale Versorgungsunterschiede bei den Überlegungen zunächst vernachlässigt werden. Der funktionsbezogene Ansatz ist zudem auch für Angehörige und Betroffene attraktiver, da institutionszentrierte Aspekte für sie nur eine untergeordnete Rolle spielen.

Die Stationsäquivalente Behandlung kann gut in die funktionale Beschreibung des Versorgungssystems als weitere Funktion eingefügt werden. Da sie aber eine andere Form der akuten Krankenhausbehandlung nach SGB V beschreibt sind hier andere Schwerpunkte zu setzen, als in der längerfristigen begleitenden Behandlung von Menschen mit schweren psychischen Störungen. Von der Feststellung einer akuten psychischen Störung bis zur Entlassung ist in einem vergleichsweise kurzen Zeitraum eine Vielzahl von Interventionen in hoher Intensität erforderlich.

Eine funktionale Beschreibung des zeitlichen Ablaufs einer stationsäquivalenten Behandlung ermöglicht auch die Einbeziehung von ambulanten Leistungserbringern. Dazu wurden Funktionen aus dem Basismodell durch weitere ergänzt.

1. Aufnahmemanagement
   - Die Initiative zur Klärung der Inanspruchnahme von StäB erfolgt durch den Betroffenen selbst oder das private und/oder (so vorhanden) professionelle Umfeld des Betroffenen (z. B. Angehörige und Freunde, Arzt, Psychotherapeut, Betreuer).
   - Einer Indikation zur stationsäquivalenten Behandlung liegen die gleichen Kriterien zu Grunde, die auch für die Indikation einer vollstationären Behandlung gelten (Kriterien nach Gouzoulis-Mayfrank, Längle, Koch-Stoecker 2016).
   - Die Einweisung mit Empfehlung zu StäB wird durch einen Facharzt oder Psychologischen Psychotherapeuten aus dem Vertragsärztebereich oder aus der Klinik gestellt. Die Indikation für die stationsäquivalente Behandlung wird durch einen Facharzt aus der Klinik gestellt.
   - Die Prüfung alternativer Behandlungsoptionen ist Teil der Indikationsprüfung und sollte immer unter Beteiligung bereits vorhandener ambulanter Ressourcen (z. B. Facharzt/Psychologischer Psychotherapeut, psychosoziale Dienste) erfolgen.
   - Das Aufnahmemanagement erfolgt ortsungebunden durch Mitglieder des StäB-Teams (z. B. in der Wohnung des Betroffenen).
   - Im Rahmen des Aufnahmemanagements muss stets geklärt werden, ob die Wohn- und Lebenssituation (z. B. in stationären Wohneinrichtungen, bei Obdachlosigkeit) des Betroffenen für eine StäB geeignet ist und ob mit ihm lebende Angehörige und andere mit ihm lebende Menschen mit einer solchen einverstanden sind.
   - Alternative Behandlungsräume, z. B. Krisenwohnungen, können eine StäB auch bei Ablehnung durch die mit dem Betroffenen wohnenden Angehörigen oder einer problematischen Wohnsituation des Betroffenen möglich machen.
2. Berücksichtigung des Umfelds
   - Der ressourcenorientierte Einbezug der Familie und des weiteren sozialen Umfelds (z. B. Offener Dialog oder andere systemische Ansätze) sollte ein Kernelement der StäB darstellen.
   - Kinder und Angehörige, die mit dem Betroffenen zusammenwohnen, bedürfen einer gesonderten Einschätzung und Berücksichtigung des Unterstützungs-/Hilfebedarfs.
   - Angehörige und/oder Freunde sind regelhaft in den therapeutischen Prozess einzubeziehen.

– Stabilisierungs- bzw. Belastungsfaktoren durch das soziale, familiäre Umfeld sind zu berücksichtigen.
3. Diagnostik
   – Die klinisch-psychiatrische, psychotherapeutische und somatische Diagnostik erfolgt soweit wie möglich im Lebensumfeld und unter Einbezug der Ressourcen des Krankenhauses (Bildgebung, Labordiagnostik, Elektrophysiologie, Neuropsychologie u. a.).
   – Ein somatisches Monitoring und ggf. eine Behandlung müssen sichergestellt werden.
   – Zur Verlaufsbeurteilung sollten möglichst auch psychometrische Testungen zum Einsatz kommen, die im stationären Setting erfolgt sind.
   – Das psychosoziale Assessment umfasst zunächst die Alltagsdiagnostik im Sinne der Funktionsbereiche des täglichen Lebens: Wohnen, Arbeit, Freizeit, Behandlung. Vorhandene Assessments, z. B. bei Klienten, die sich bereits in einer Maßnahme zur sozialen Teilhabe befinden, sollen berücksichtigt werden.
4. Therapie
   – Die gemeinsame Definition von Behandlungszielen liegt neben diagnostischen Erkenntnissen der Behandlungsplanung und Informationen vom Betroffenen und aus seinem Umfeld einer bedürfnisorientierten Therapie zu Grunde.
   – Die spezifische Behandlung erfolgt ressourcen- und defizitorientiert durch die Berufsgruppen, die in der OPS für die StäB beschrieben sind.
   – Die Therapie findet in enger Abstimmung zu anderen Behandlungs-, Pflege-, Rehabilitations- und Teilhabeleistungen statt.
   – Wichtige Elemente einer StäB sind die Stabilisierung des Patienten in seinem Lebensumfeld sowie die Förderung der Selbstversorgungs- und Arbeitsfähigkeit und der Teilhabe in der Gesellschaft.
   – Krisen, die in einer StäB auftreten, sollten durch eine Intensivierung der StäB aufgefangen werden. Bei akuter Eigen- oder Fremdgefährdung kann eine vollstationäre Aufnahme notwendig werden, möglichst unter Beibehaltung der Behandlungskontinuität des StäB-Teams.
5. Planung und Vorbereitung weiterführender Behandlungs-, Rehabilitations- und Teilhabeleistungen
   – Im Sinne einer modernen Rehabilitation ist, vom psychosozialen Assessment ausgehend eine frühzeitige Rehabilitations- und Teilhabeplanung wichtig für eine möglichst nahtlose Ein- oder Weiterführung bedarfsgerechter Hilfen oder Angebote der Rehabilitation.
   – Zentraler Bestandteil einer solchen Planung sollte eine Konferenz unter Beteiligung aller Versorger sein, die schon in die Behandlung und Betreuung eingebunden sind bzw. eingebunden werden sollen.
   – Betroffenen und Angehörigen bzw. Freunden sollte regelhaft die Teilnahme an der Planung ermöglicht werden, sofern dies vom Betroffenen gewünscht ist.

- Die Entlassplanung sollte wie bei der vollstationären Behandlung gestaffelt erfolgen, mit der Aufnahme beginnen und über den Verlauf angepasst werden.
- Bei eingetretener Stabilisierung ist eine Entlasskonferenz zur Überleitung in Anschlusstherapien/-hilfen indiziert, um einen möglichst direkten und verbindlichen Übergang in diese zu erreichen.

Zusammenfassung

Stationsäquivalente Behandlung ermöglicht nun auch Kliniken die Behandlung von Menschen mit akuten psychischen Störungen in ihrem Lebensumfeld und kann damit einen wichtigen Baustein auf dem Weg zur Versorgungsoptimierung darstellen. Dabei haben die unterzeichnenden Verbände Kriterien erarbeitet, welche eine bedarfsgerechte Versorgung des Patienten unabhängig vom Sektor beschreiben, in dem diese Leistung erbracht wird. Zusammenfassend lässt sich festhalten:

- Die Wirksamkeit von Behandlungsformen im Lebensumfeld ist international ausreichend belegt. Stationäre Behandlungszeiten können damit reduziert und Behandlungsbereitschaft und Patientenzufriedenheit erhöht werden.
- Kliniken haben nun die Möglichkeit, anstelle der vollstationären Behandlung die stationsäquivalente Behandlung im Lebensumfeld zu erbringen.
- Bisher erschweren Schwellen zwischen den Sektoren eine nahtlose Weiterbehandlung eines Patienten bei Änderung des Behandlungssettings.
- Erfolgt bei der Umsetzung von StäB eine Orientierung ausschließlich am Behandlungsbedarf des Patienten (Funktionen), können Versorgungsstrukturen sowohl aus dem stationären als auch aus dem ambulanten Sektor zum Einsatz kommen.
- Diese Funktionen werden anhand der Bereiche »Aufnahmemanagement«, »Berücksichtigung des Umfelds«, »Diagnostik«, »Therapie« sowie »Planung und Vorbereitung weiterführender Behandlungs-, Rehabilitations- und Teilhabeleistungen« beschrieben.
- Die Möglichkeiten aufsuchender Behandlung und Betreuung im Lebensumfeld in Kooperation mit den verschiedenen Sektoren müssen so definiert sein, dass durch StäB keine Doppelstrukturen entstehen, sondern die neuen Möglichkeiten effektiv genutzt werden können.
- Darüber hinaus gilt es die StäB weiterzuentwickeln, so dass bei der Planung und Steuerung der Einbezug aller an der Versorgung Beteiligten gewährleistet ist.

Quellen

DGPPN – Deutsche Gesellschaft für Psychiatrie und Psychotherapie, Psychosomatik und Nervenheilkunde (Hrsg.) (2013) S3-Leitlinie Psychosoziale Therapien bei schweren psychischen Erkrankungen. Berlin: Springer

Steinhart I, Wienberg G (Hrsg.) (2016) Rundum ambulant – Funktionales Basismodell psychiatrischer Versorgung in der Gemeinde. Köln: Psychiatrie Verlag

Gouzoulis-Mayfrank E, Koch-Stoecker S, Längle G (2016) Kriterien stationärer psychiatrischer Behandlung. Leitfaden für die klinische Praxis. Stuttgart: Kohlhammer

Gez.

Berufsverband Deutscher Nervenärzte e. V. (BVDN)
Berufsverband Deutscher Psychiater e. V. (BVDP)
Bundesarbeitsgemeinschaft Gemeindepsychiatrischer Verbünde e. V. (BAG GPV)
Bundesdirektorenkonferenz e. V. (BDK)
Bundesfachvereinigung Leitender Krankenpflegepersonen der Psychiatrie e. V. (BFLK)
Bundesinitiative Ambulante Psychiatrische Pflege e. V. (BAPP)
Bundesverband der Angehörigen psychisch erkrankter Menschen e. V. (BApK)
Bundesverband evangelische Behindertenhilfe e. V. (BeB)
Bundesverband Psychiatrie-Erfahrener e. V. (BPE)
Bundesweites Netzwerk Sozialpsychiatrischer Dienste
Caritas Behindertenhilfe und Psychiatrie e. V. (CBP)
ChefärzteInnen der Kliniken für Psychiatrie und Psychotherapie an Allgemeinkrankenhäusern (ackpa)
Dachverband Gemeindepsychiatrie e. V.
Deutscher Caritasverband e. V.
Deutsche Fachgesellschaft Psychiatrische Pflege e. V. (DFPP)
Deutsche Gesellschaft für Gerontopsychiatrie und -psychotherapie e. V. (DGGPP)
Deutsche Gesellschaft für Psychiatrie und Psychotherapie, Psychosomatik und Nervenheilkunde e. V. (DGPPN)
Deutsche Gesellschaft für Soziale Psychiatrie e. V. (DGSP)
Deutsche PsychotherapeutenVereinigung e. V. (DPtV)
Deutscher Verband der Ergotherapeuten e. V. (DVE)
Deutsche Vereinigung für Soziale Arbeit im Gesundheitswesen e. V. (DVSG)
Diakonie Deutschland e. V.
Lehrstuhlinhaber für Psychiatrie und Psychotherapie e. V. (LIPPs)
Deutscher Paritätischer Wohlfahrtsverband – Gesamtverband e. V.

Anhang 2: Kriterienkatalog

Aus Gouzoulis-Mayfrank E, Längle G, Koch-Stoecker S (2016) Kriterien stationärer psychiatrischer Behandlung. Leitfaden für die klinische Praxis. Kohlhammer: Stuttgart.

I Indikation aufgrund der medizinisch-psychiatrischen Symptomatik, die stationäre Überwachung/Schutz erforderlich macht

I.A. Absolute Aufnahmeindikation
Zwingende, sofortige Aufnahmeindikation unabhängig von psychosozialen Faktoren, im Zweifel auch gegen den Willen des/der Betroffenen.

- **I.A.1** somatisch kritischer Zustand, eine weitere Verschlechterung wäre ohne Therapie zeitnah zu erwarten mit dann auftretender vitaler Bedrohung (z. B. Delir, Katatonie, (Misch-)Intoxikationen) (Im Fall einer manifesten vitalen Bedrohung Indikation für internistische Intensivbehandlung; dies gilt z. B. auch für eine schwerste Anorexie.)
- **I.A.2** akute Eigengefährdung (z. B. akute Suizidalität, starker Druck sich selbst schwer zu verletzen, insbesondere bei anamnestisch bekannten schweren Selbstverletzungen und bei nicht verlässlicher Absprachefähigkeit, Erregungszustand mit dem Potenzial einer erheblichen Eigengefährdung)
- **I.A.3** akute Fremdgefährdung aufgrund psychischer Störung
- **I.A.4** starke Ausprägung der Symptomatik/Verhalten schwer voraussagbar/jederzeit krisenhaft kritische Verschlechterung zu erwarten mit der Gefahr, dass Patient(in) sich selbst tötet oder sich anderen erheblichen gesundheitlichen Schaden zufügt (insbes. bei anamnestisch bekannten ähnlichen Konstellationen)
- **I.A.5** Vorliegen der gesetzlichen Voraussetzungen für eine Unterbringung nach dem BGB oder den öffentlich-rechtlichen Unterbringungsbestimmungen (PsychKG)

I.S. Starke Aufnahmeindikation
Fast immer sofortige Aufnahmeindikation; von einer Aufnahme kann lediglich bei außergewöhnlich dichtem, einsatzbereitem und verlässlichem sozialen Netz abgesehen werden (enger Familienverbund, Hometreatment u. Ä.).

- **I.S.1** Hilflosigkeit durch *akute Symptomatik* (z. B. Verwirrtheit bei Demenz, Intoxikationen, dissoziativer Status, Absorbiertheit durch halluzinatorisches Erleben, stärkste Angstzustände)
- **I.S.2** starke Ausprägung der akuten Symptomatik/*Verhalten schwer voraussagbar/weitere kritische Verschlechterung mit der Gefahr weiterer erheblicher gesundheitlicher Schäden zeitnah möglich mit wahrscheinlicher akuter Eigen- und/oder Fremdgefährdung

I.M. Mittelstarke Aufnahmeindikation
Aufnahmeindikation regelhaft, insbes. wenn Unterstützung durch ein entsprechendes persönliches Umfeld fehlt (z. B. alleinstehende Patienten mit wenig oder dysfunktionalen sozialen Kontakten, keine Betreuung durch komplementäre Dienste) oder das soziale Gefüge des Patienten mittelfristig gefährdet ist. Aufnahme sofort oder elektiv nach (möglichst) kurzer Wartezeit

- **I.M.1** Wunsch/Hilfesuche/Überforderung des Patienten, z. B. aufgrund *akuter Symptomatik* (z. B. Panikattacken, ängstigendes psychotisches Erleben, depressive Erschöpfung)

Anhang 2: Kriterienkatalog

I Indikation aufgrund der medizinisch-psychiatrischen Symptomatik, die stationäre Überwachung/Schutz erforderlich macht

I.B. Bedingte Aufnahmeindikation
In der Regel müsste es möglich sein, bei guter Kooperation mit komplementären Diensten und/oder der Familie Probleme durch chronisch persistierende Symptomatik im ambulanten Setting zu lösen. Eine stationäre Aufnahme kann dennoch indiziert bzw. unumgänglich sein, z. B. wenn das soziale Umfeld und/oder ambulante Ressourcen erschöpft bzw. alternative niederschwelligere Behandlungssettings in der Realität nicht verfügbar sind. Aufnahme in der Regel elektiv.

- **I.B.1** Wunsch/Hilfesuche/Überforderung des Patienten *aufgrund längerdauernder, die Alltagsbewältigung stark beeinträchtigender Symptomatik* (z. B. starkes Negativsyndrom, Desorganisation, Verwahrlosung, starke Angstsymptomatik, dysfunktionale Problemlösestrategien, dissoziative Störungen, wenn der Alltag nicht mehr bewältigbar oder nur unter Einsatz symptomfixierender Hilfen bewältigbar ist)

II Indikation aufgrund der Diagnostik/Behandlung

II.A. Absolute Aufnahmeindikation
Zwingende Aufnahmeindikation unabhängig von psychosozialen Faktoren. Aufnahme sofort oder elektiv, in Abhängigkeit von der Konstellation.

- **II.A.1** komplexe psychiatrische Diagnostik mit Notwendigkeit der umfangreichen Verhaltensbeobachtung, auch nachts; akutes Krankheitsbild mit der Notwendigkeit täglicher oder gar mehrfach täglicher ärztlicher Interventionen mit Anpassung der Behandlungsanordnungen einschließlich der Pharmakotherapie mit engmaschiger Überwachung von Wirkung und Nebenwirkungen
- **II.A.2** Therapieresistenz trotz intensiver ambulanter/teilstationärer Behandlung (Aufnahme, um diagnostische Einschätzung durch intensivierte Beobachtung, auch nachts, zu reevaluieren, oder zur Durchführung spezieller Therapiemaßnahmen, z. B. EKT
- **II.A.3** somatische Begleiterkrankungen, die die Mobilität einschränken, so dass eine indizierte multimodale Behandlung im ambulanten/teilstationären Setting nicht wahrgenommen werden kann

II.S. Starke Aufnahmeindikation
Fast immer Aufnahmeindikation; von einer Aufnahme kann lediglich bei außergewöhnlich gut ausgebildeten ambulanten Versorgungsstrukturen (tgl. Behandlung in einem multiprofessionell besetzten PIA-Team, Hometreatment, mehrfach

- **II.S.1** Notwendigkeit umfangreicher medizinischer Untersuchungen und Kontrollen (z. B. schwierige medikamentöse Einstellung bei somatischen Komorbiditäten, körperlicher Entzug, Notwendigkeit des Monitorings von Flüssigkeits- und Nahrungsmittelzufuhr)
- **II.S.2** Notwendigkeit der Überwachung der Medikamenteneinnahme, z. B. bei Malcompliance bei ausgeprägter akuter Symptomatik

II Indikation aufgrund der Diagnostik/Behandlung
täglich ambulanter Pflegedienst u. Ä.) oder bei Verfügbarkeit und Erreichbarkeit teilstationärer multimodaler Programme (7-Tage-Tagesklinik) abgesehen werden. Aufnahme in der Regel elektiv.
• II.S.3 multimodale, multiprofessionelle störungsspezifische Behandlung erfolgversprechend (z. B. qualifizierte Entzugsbehandlung, DBT-Programme, Psychotherapieprogramme bei schweren Verläufen von depressiven, Angst-, Zwangsstörungen u. a.)
• II.S.4 primär körperliche Erkrankungen, die dringend stationär im somatischen Krankenhaus behandlungsbedürftig sind, wenn der/die Patient(in) wegen einer komorbiden psychischen Störung im somatischen Krankenhaus nicht behandelbar/führbar ist
II.M. Mittelstarke Aufnahmeindikation Aufnahmeindikation regelhaft, insbes. wenn ambulante psychiatrisch-psychotherapeutische Behandlung (z. B. bei Erstmanifestation) (noch) nicht in Anspruch genommen wird und/oder nicht zur Verfügung steht und/oder wenn Unterstützung durch ein entsprechendes persönliches Umfeld fehlt (z. B. alleinstehende Patienten mit wenig sozialen Kontakten, keine Betreuung durch komplementäre Dienste), oder wenn das soziale Gefüge des Patienten mittelfristig gefährdet ist. Aufnahme in der Regel elektiv.
• II.M.1 Gefahr eines kurzfristigen Rezidivs im ambulanten/teilstationären Setting hoch (z. B. Psychose- oder Suchtpatienten)
• II.M.2 spezielle Absprachen, z. B. niederschwellige Aufnahmen zur Vermeidung von Eskalationen, geplante stationäre Aufnahmen nach Therapiepausen zur Verstärkung/Erprobung des zuvor stationär Gelernten, »präventive« Aufnahmen bei aktueller psychosozialer Belastung zur Stabilisierung und Vermeidung einer Verschlechterung
• II.M.3 Erstmanifestation z. B. einer Psychose oder einer Panikstörung: intensive supportive Arbeit und Psychoedukation, ggf. auch Familieninterventionen
• II.M.4 Notwendigkeit einer Krisenintervention bei krisenhafter Verschlechterung im Rahmen einer akuten psychosozialen Belastung (intensive Gespräche, ggf. Klärung akuter sozialer Problemlagen unter Einbeziehung des sozialen Umfeldes)
II.B. Bedingte Aufnahmeindikation In der Regel dürfte es möglich sein bei guter Kooperation mit komplementären Diensten und/oder der Familie die beschriebenen Situationen im ambulanten Setting zu lösen. Eine stationäre Aufnahme kann dennoch indiziert bzw. unumgänglich sein, z. B. wenn ambulante Ressourcen erschöpft bzw. alternative niederschwelligere Behandlungssettings in der Realität nicht verfügbar sind. Aufnahme in der Regel elektiv.
• II.B.1 engerer stationärer Rahmen für die Diagnostik erfolgversprechend (z. B. Notwendigkeit mehrerer diagnostischer Untersuchungen bei fraglicher Compliance oder bei alleinstehenden älteren Personen)
• II.B.2 engerer stationärer Therapierahmen erfolgversprechend bei deutlicher Tendenz zur Verschlechterung der Symptomatik und/oder der Compliance (z. B. Rückzug, Unzuverlässigkeit bei der Wahrnehmung ambulanter Termine, Nachlassen der Absprachefähigkeit, Verschlechterung der Symptomatik trotz Anpassung der Medikation, plötzliche krankheitsbedingte Ablehnung der Behandlung) oder bei Wunsch nach Entgiftung/konsumfreier Zeit bei Abhängigkeitserkrankung

Anhang 2: Kriterienkatalog

Modulierende psychosoziale Faktoren, die für eine stationäre Aufnahme sprechen

Mod.1: Unzureichende Unterstützung oder Belastung durch Umfeld

- **Mod.1.a:** negative Einflüsse durch ungünstiges häusliches oder soziales Milieu (z. B. klinische Verschlechterung bei angespannt-feindlichem familiären Klima, »high expressed emotion«, Substanzkonsum in der Familie und/oder im präferierten sozialen Milieu von Suchtkranken, Misshandlungen/Missbrauch in der Familie u. a.)
- **Mod.1.b:** Fehlen eines unterstützenden privaten/sozialen Umfeldes (z. B. alleinstehend, wenig soziale Kontakte, arbeitslos, keine Tagesstruktur)
- **Mod.1.c:** Wegfall eines unterstützenden Umfeldes (z. B. durch Umzug, eigene Krankheit, Katastrophenereignisse)

Mod.2: Belastung des Umfeldes

- **Mod.2.a:** Gefährdung des familiären oder nachbarschaftlichen sozialen Friedens oder der bestehenden sozialen Rollen z. B. durch
  - Unruhe, Tag-Nacht-Verschiebung
  - mangelnde krankheitsbedingte Impulskontrolle, Aggressivität (unterhalb der Schwelle einer erheblichen, manifesten Fremdgefährdung)
  - unangemessenes, distanzgemindertes Kontaktverhalten
  - dadurch mittel-/langfristige Gefährdung des sozialen Gefüges des Patienten
- **Mod.2.b:** erhebliche psychische Belastung des familiären Umfeldes durch Krankheitssymptome (z. B. kleine Kinder)
- **Mod.2.c:** Überforderung/Erschöpfung des privaten Umfeldes, das um stationäre Aufnahme bittet
- **Mod.2.d:** Überforderung der ambulanten Dienste (Komplementärbereich, Kriseninterventionsdienste, SPZ bitten um stationäre Aufnahme)

Mod.3: Gefährdung der sozialen Existenz

- Gefährdung der beruflichen/finanziellen Existenz
- Gefährdung des eigenen Ansehens und Rufes (Selbststigmatisierung)

Mod.4: Räumliche Entfernung zwischen Wohnort und Behandlungsstätte

- Fehlen geeigneter alternativer, wohnortnaher ambulanter/teilstationärer Behandlungsmöglichkeiten (Unzumutbarkeit eines täglichen/häufigen Anreiseweges

Anhang 3: Fragebogen zur Patientenzufriedenheit in StäB

Aus Götz (2021)

Inwieweit können Sie den folgenden Aussagen zustimmen?	Stimme uneingeschränkt zu	Stimme eher zu	Bin unentschieden	Stimme eher nicht zu	Stimme überhaupt nicht zu
1) Meine Ziele und Wünsche zum Verlauf der stationsäquivalenten Behandlung wurden berücksichtigt	○	○	○	○	○
2) Die Vorbereitung meiner stationsäquivalenten Behandlung war gut organisiert	○	○	○	○	○
3) Ich habe genug Informationen bekommen, um meine Erkrankung zu verstehen	○	○	○	○	○
4) Ich habe genug Informationen über Wirkung und Nebenwirkung der Medikamente bekommen *Falls keine Medikamente: hier ankreuzen:* ○	○	○	○	○	○
5) Die Medikamente haben zum Erfolg der Behandlung beigetragen *Falls keine Medikamente: hier ankreuzen:* ○	○	○	○	○	○
6) Das mich behandelnde Personal machte einen kompetenten	○	○	○	○	○

Anhang 3: Fragebogen zur Patientenzufriedenheit in StäB

Inwieweit können Sie den folgenden Aussagen zustimmen?	Stimme uneingeschränkt zu	Stimme eher zu	Bin unentschieden	Stimme eher nicht zu	Stimme überhaupt nicht zu
und fachkundigen Eindruck					
7) Die Zusammenarbeit des Personals im Behandlungsteam war gut	○	○	○	○	○
8) Die Mitarbeitenden waren für mich im erforderlichen Umfang zu sprechen	○	○	○	○	○
9) Das Personal hat meine Privat- und Intimsphäre respektiert	○	○	○	○	○
10) Die Behandlung erfolgte nach einem auf mich zugeschnittenen Behandlungsplan	○	○	○	○	○
11) Ich wünsche mir mehr Einflussmöglichkeiten auf meinen Behandlungsplan	○	○	○	○	○
12) In den Einzelgesprächen habe ich mich angenommen gefühlt1)	○	○	○	○	○
13) Mir geht es nach der stationsäquivalenten Behandlung besser	○	○	○	○	○
14) Ich bin zuversichtlich, im Alltag jetzt besser zurechtzukommen	○	○	○	○	○
15) Die Fortsetzung meiner Behandlung wurde rechtzeitig eingeleitet	○	○	○	○	○
16) Über die verschiedenen Arten der Behandlung und Betreuung nach meinem Klinikaufenthalt (z. B. Selbsthilfegruppen,	○	○	○	○	○

Anhang

Inwieweit können Sie den folgenden Aussagen zustimmen?	Stimme uneinge-schränkt zu	Stimme eher zu	Bin unent-schieden	Stimme eher nicht zu	Stimme überhaupt nicht zu
sonstige Einrichtungen) wurde ich ausreichend informiert					
17) In der Behandlung wurde gut auf meine Wünsche und Bedürfnisse eingegangen	○	○	○	○	○
18) Ich würde die stationsäquivalente Behandlung erneut in Anspruch nehmen	○	○	○	○	○

Die folgenden Fragen können Sie beantworten, wenn Sie uns noch etwas mitteilen möchten.

Was war für Sie während der Behandlung besonders wichtig?

Was hat Ihnen im Vergleich zur stationären Behandlung besonders gut gefallen?

Was hat Ihnen im Vergleich zur stationären Behandlung nicht so gut gefallen?

Welche Verbesserungsvorschläge haben Sie?

Vielen Dank!